Markus Schimpl / Closeprotection.at

Ich schütze mich

stv

Markus Schimpl
Closeprotection.at

ICH SCHÜTZE MICH

Selbstverteidigung und Prävention für JUNG & ALT

Leopold Stocker Verlag
Graz – Stuttgart

Umschlaggestaltung: Werbeagentur Rypka GmbH. A-8143 Dobl
Titelbilder: Vorderseite: istock.com/Heiko119
Rückseite: Swen Gruber
Bildnachweis: Den Bildnachweis finden Sie jeweils direkt beim einzelnen Bild.

Bibliographische Information der Deutschen Nationalbibliothek
Die Deutsche Nationalbibliothek verzeichnet diese Publikation in der Deutschen Nationalbibliographie; detaillierte bibliographische Daten sind im Internet über http://dnb.d-nb.de abrufbar.

Hinweis:
Dieses Buch wurde auf chlorfrei gebleichtem Papier gedruckt. Die zum Schutz vor Verschmutzung verwendete Einschweißfolie ist aus Polyethylen chlor- und schwefelfrei hergestellt. Diese umweltfreundliche Folie verhält sich grundwasserneutral, ist voll recyclingfähig und verbrennt in Müllverbrennungsanlagen völlig ungiftig.

Auf Wunsch senden wir Ihnen gerne *kostenlos* unser Verlagsverzeichnis zu:
Leopold Stocker Verlag GmbH
Hofgasse 5 / Postfach 438
A-8011 Graz
Tel.: +43 (0)316/82 16 36
Fax: +43 (0)316/83 56 12
E-Mail: stocker-verlag@stocker-verlag.com
www.stocker-verlag.com

ISBN 978-3-7020-2063-7

Layout: Werbeagentur Rypka GmbH, A-8143 Dobl

INHALT

LIEBE LESERIN, LIEBER LESER!

Ich bin Sicherheitsexperte und Autor, als Sohn des ehemaligen Polizisten Heinz Schimpl bin ich mittlerweile seit 1991 im staatlichen und zivilen Sicherheitswesen tätig. Vor allem als Sicherheitsberater und Personenschutzexperte kann ich auf eine umfangreiche nationale und internationale Einsatz- und Berufserfahrung zurückgreifen. Dazu zählen Einsätze in über 30 Ländern weltweit, überwiegend in Krisen- und Kriegsgebieten.

Zudem war ich ein Jahrzehnt als Ausbilder beim österreichischen Jagdkommando SOF (Austrian Special Operation Forces) tätig.

Ein sensibler Umgang mit Menschen und eine überdurchschnittliche Stressresistenz sehe ich als Voraussetzung für eine erfolgreiche Geschäfts- und Arbeitstätigkeit im Sicherheitsbereich.

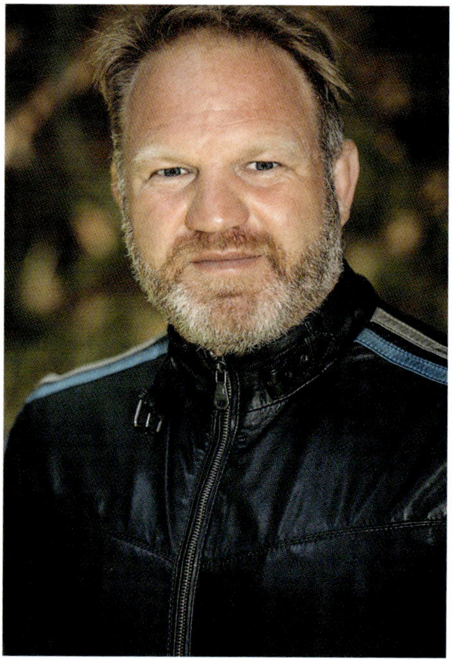

Markus Schimpl, Sicherheitsexperte und Autor (© Swen Gruber)

Erstellung von Konzepten, Taktiken, Training, Erarbeitung von Bedrohungs- und Risikoanalysen, Durchführung von Einsatzbesprechungen, Auswahl und Einteilung von Teams, Einsatzleitung, Kontrolle von Zutritts- und Alarmsystemen zählen schon seit Jahrzehnten zu meinen Themengebieten. Zu meinen gegenwärtigen Kernaufgaben gehören die Erarbeitung und Umsetzung von Leitfäden, Richtlinien und Sicherheitsstandards. Zu meinen Kernfähigkeiten gehören Führungsmethodik, Zeitmanagement und Präsentationstechniken.

Wichtige persönliche Entwicklungshilfe ergab sich für mich in meiner Laufbahn auch durch zahlreiche Fort- und Weiterbildungen. Seit 1999 biete ich Selbstverteidigungskurse für Schüler in Unterstufen, AHS, Polytechnischen Schulen, Oberstufen und für Erwachsene an (anfangs nebenberuflich und nunmehr hauptberuflich). 2012 entstand ein bis dato einzigartiger Selbstbehauptungskurs für Grundschüler zum sicheren Verhalten am Schulweg. Über diesen Kurs gibt es eine Bachelorarbeit des Volksschullehramtes.

Mittlerweile sind meine Kurse in über 400 Schulen in ganz Österreich präsent. Momentan nehmen jährlich 3.000–4.000 Schülerinnen und Schüler an meinen Kursen teil, Tendenz steigend. Schon im Jahr 2015 hatte ich bereits eine dreistellige Zahl von Schülerinnen und Schülern aller Altersgruppen, die von den von mir erlernten Techniken und/oder Praktiken in einer Notsituation profitierten.

Mein beruflicher Werdegang im Sicherheitsbereich als Ausbildner beim Jagdkommando, wo ich unter anderem im Personenschutz und auch als Überlebensausbildner über mehrere Jahre tätig war, prägten mich. Darüber hinaus bin ich staatlich geprüfter Trainer für Allgemeinkondition, Rettungsschwimmlehrer und Schilehrwart, wodurch ich bereits sehr früh Erfahrungen mit der Arbeit mit Kindern sammeln konnte. Judo übte ich mehr als zwei Jahrzehnte leistungssportlich aus (Danträger, Nationalligakämpfer, Judo-Trainingslager in Japan). Mit damals zarten 15 Jahren war ich einer der jüngsten Danträger in Österreich. Bereits seit 1991 beschäftige ich mich mit präventiven Sicherheitsmaßnahmen, unter anderem seit 1999 mit Kindersicherheit. Seit mittlerweile 2007 besitze ich nun den Gewerbeschein für das Sicherheitsgewerbe (Bewachungsgewerbe und Personenschutz) und seit 2014 bin ich Internationaler diplomierter Sicherheitsmanager (FdSc, Security and Management Consultant). Außerdem hatte ich die Ehre, mit den Shaolin in Wien zu trainieren, was für mich eine außergewöhnliche Erfahrung war.

Bei all meinen selbst entwickelten Kursen nehme ich besonders Bedacht, dass sie dem Alter, der kognitiven und körperlichen Einschränkung der Teilnehmerinnen und Teilnehmer (Grundschule, Unterstufe, Oberstufe und Erwachsenen) entsprechen. Bei Erarbeitung von individuellen Konzepten und Kursen lege ich immer sehr großen Wert auf Gespräche mit Lehrpersonen, Eltern und Psychologen. Darüber hinaus lege ich ein großes Augenmerk auf die Auswahl von Trainern und Ausbildungspersonal. Das Ausbildungspersonal wird von mir selbst trainiert und je nach Auftrag ausgewählt. Entscheidend für die Auswahl ist vor allem ein sehr guter Umgang mit der auszubildenden Altersschicht. Für Spezialaufgaben sind darüber hinaus noch ein dementsprechendes Backgroundwissen und die notwendige Einsatzerfahrung erforderlich.

Seit Anbeginn meines Wirkens im Jahr 1991 hatte ich bereits über 300 Opfer als Teilnehmer bei meinen speziellen Trainings. Schreitraining war und wird nie in meinem Programm einen Platz finden. WARUM? Weil die Stimme in einer Stresssituation leider meistens versagt. 90 % dieser Opfer haben in der An- und Übergriffssituation keinen Pieps herausgebracht. Manuell zu reagieren, ist dagegen möglich, um z. B. eine Technik zur Verteidigung einzusetzen oder ein Selbstverteidigungshilfsmittel zu benützen. Das Bauchgefühl sagt Ihnen genau, wann und wo mögliche Gefahren lauern, und vor allem hilft es, meist unbeschadet aus einer gefährlichen Situation zu entkommen. 85 % der teilnehmenden Opfer verließen sich nicht auf ihr Bauchgefühl.

Darüber hinaus bin ich seit mittlerweile 2018 auf Basis meines ersten Buches ICH RETTE MICH in der Lehrerfortbildung an der Pädagogischen Hochschule zum Thema Selbstschutz und Deeskalation präsent. Man findet von mir über die letzten Jahre immer wieder Fachkommentare zum Thema Selbstschutz, z. B. im Magazin SICHERHEIT des österreichischen Innenministeriums, in Printmedien, etc.

Tauchen Sie nun ein in die Welt des Selbstschutzes, das Hören und Verlassen auf eigene Instinkte ist noch immer das Non-plus-Ultra zum Schutz der eigenen Sicherheit. In diesem Buch wird jeder das finden, was er sucht, um angstfrei und sicherer durchs Leben zu kommen.

Nach meinem Motto: „Sensibilisieren, ohne Angst zu machen."

Ich bitte um Verständnis, dass ich aus Gründen der besseren Lesbarkeit das Gendern größtenteils unterlassen habe.

VORWORT

Der Einzige, der mir in Wahrheit hilft, bin ich selbst, da ist es egal, ob ich jetzt gerade einmal 6 Jahre oder schon 99 Jahre alt bin!

Jeder ist für seine eigene Sicherheit selbst verantwortlich („Ich schütze mich"), da sämtliche Entscheidungen selbst getroffen werden müssen und Sie sich nicht auf jemanden verlassen können, der vielleicht in der Nähe ist. Aus diesem Grund können Sie auch keinem die Schuld geben, wenn Sie z. B. von einem Auto überfahren worden sind, weil Sie beim Überqueren der Straße vergessen haben, vorher links-rechts-links zu schauen. Selbst bei der Zivilcourage sind Sie für Ihr Handeln selbst verantwortlich. Völlig egal, in welchem Land der Erde Sie sich gerade befinden, an der Verantwortung für die eigene Sicherheit ändert sich grundsätzlich nichts. Nur die Verhaltensweise im Bereich der Prävention sollte an die dementsprechende aktuelle Sicherheitslage angepasst werden.

Auf das Bauchgefühl zu hören, ohne übermäßig Angst zu bekommen, ist meist der Schlüssel zum Selbstschutz.

In diesem Buch werden wir uns mit praktischen Tipps und Tricks für Prävention, Selbstbehauptung und Selbstverteidigung, individuell aufgeteilt in Altersgruppen für Kinder vom 6. Lebensjahr bis zum Erwachsenen im 99. Lebensjahr, auseinandersetzen.

Ich unterteile in folgende Personen- bzw. Altersgruppen:

- Kinder vom 6. bis zum 10. Lebensjahr: In diesem Alter ist noch keine realistische Selbstverteidigung möglich! Sehr wohl aber ein grobes Einschätzen von Gefahren im Zusammenhang mit Vertrauen auf das eigene Bauchgefühl, ohne übertriebene Angst vor jedem haben zu müssen. *Der sichere Abstand* spielt für diese Altersgruppe eine wesentliche Rolle. Diese Altersgruppe kann zwar gewisse Techniken erlernen, aber sie ist aufgrund der körperlichen Unterlegenheit nur selten in der Lage, diese als Abwehr einzusetzen.
- Kinder und Jugendliche vom 11. bis zum 14. Lebensjahr: In dieser Altersgruppe besteht meist schon die Möglichkeit, sich *unter Einsatz von Hilfsmitteln und Anwendung von Verteidigungstechniken bei Angriffen am Stand vom Angreifer zu lösen, um die Flucht zu ergreifen.*

- Alle Personen vom 15. bis zum 99. Lebensjahr: Im Erwachsenenalter besteht die Möglichkeit, sich *unter Einsatz von Hilfsmitteln und Anwendung von Verteidigungstechniken bei Angriffen am Stand (siehe 11.–14. Lebensjahr) und am Boden vom Angreifer zu lösen, um die Flucht zu ergreifen.*

Es gibt keine 100%ige Sicherheit, aber mit den im Buch beschriebenen Techniken und Praktiken sind Sie relativ gut ausgerüstet!

Gefahren können grundsätzlich überall lauern! Ob in einer dunklen Nebenstraße, im Treppenhaus oder in der Tiefgarage. Diebe und Gewalttäter überfallen bevorzugt ängstliche Opfer. Die Tipps und Tricks sollen dazu beitragen, durch ein richtiges präventives Verhalten erst gar nicht in gefährliche Situationen zu geraten.

Bei überraschend auftretenden Vorfällen oder Ereignissen gibt es oft zwei Möglichkeiten, unverletzt zu bleiben und eine realistische Chance zur Flucht zu haben: Ablenkung oder/und die Anwendung einer gezielten Abwehrtechnik.

Zivilcourage ist immer ein heikles Thema, deshalb sollte es immer unter dem Motto *Zivilcourage mit Köpfchen* gesehen werden. Bevor Sie unterstützend und helfend eingreifen, haben Sie oft nur 1–2 Sekunden Zeit, um Entscheidungen zu treffen. Diese Zeit sollten Sie sich nehmen, um die beste und ungefährlichste Lösung für sich und den zu Helfenden zu finden! Ich habe versucht, das Ganze darüber hinaus noch mit realen Vorkommnissen zu untermalen, um durch praktische Beispiele gewisse Praktiken, Verhaltensweisen oder Techniken besser verständlich zu machen.

Genannte und beschriebene Techniken rufen schwerste Verletzungen hervor und sollten nur im Ernstfall eingesetzt werden. Der Autor und der Verlag übernehmen keine Haftung!

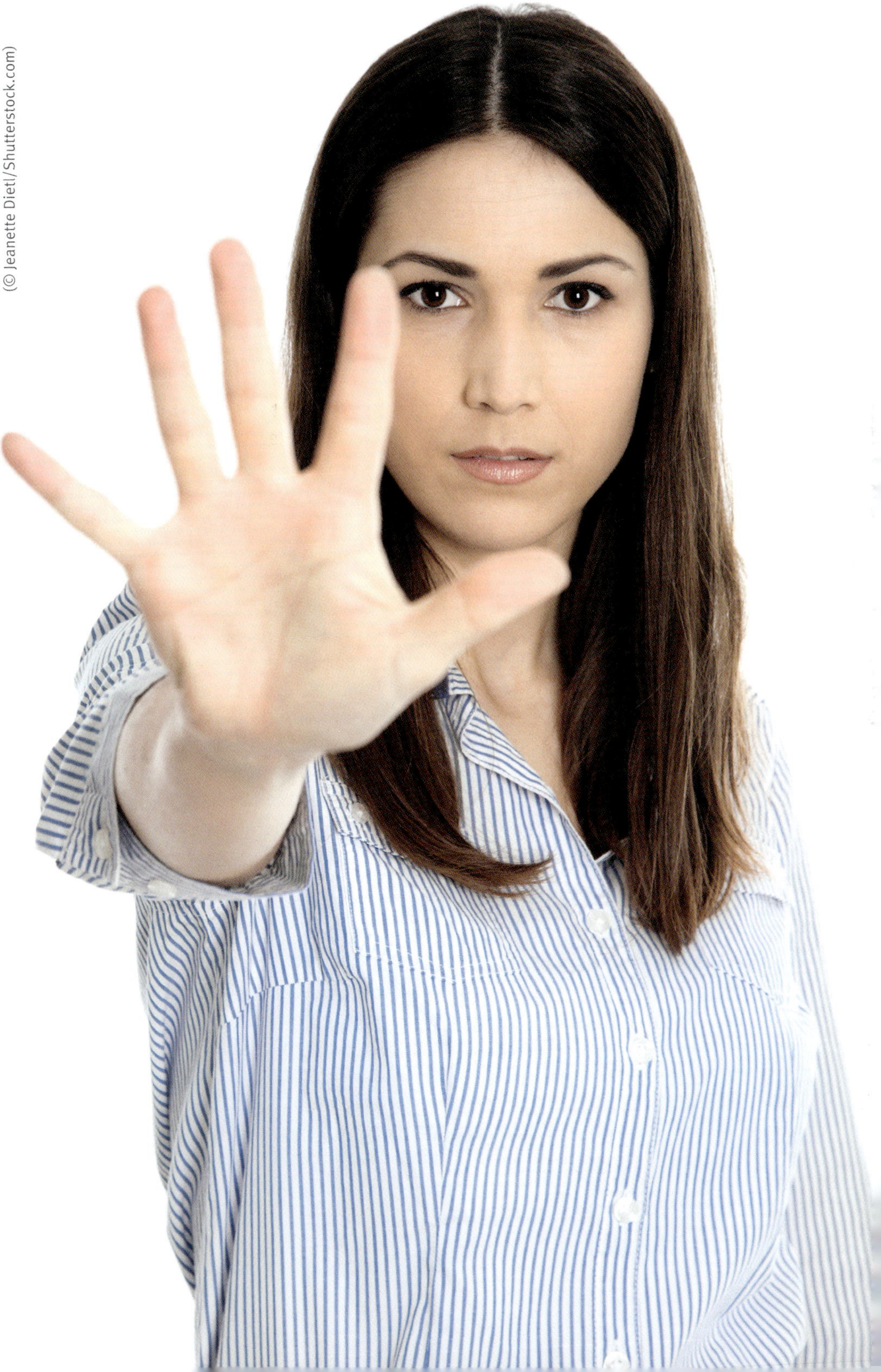

ALLGEMEINE DEFINITIONEN UND RECHTLICHE GRUNDLAGEN

DEFINITION: PRÄVENTION, SELBSTBEHAUPTUNG UND SELBSTVERTEIDIGUNG

Definition: Prävention (Vorbeugung)

Prävention ist die Bezeichnung für Maßnahmen zur Abwendung oder Minderung von unerwünschten Ereignissen oder Zuständen, die mit gewisser Wahrscheinlichkeit eintreffen können.

Prävention setzt aber auch voraus, dass geeignete Maßnahmen zur Verfügung stehen und diese es ermöglichen, den Beginn dieser Ereignisse für die gefährdete Person positiv zu beeinflussen. Prävention stellt meistens eine Form von Intervention dar. Die Arbeit im professionellen Personenschutz stützt sich zu 75 % auf präventive Tätigkeiten und Maßnahmen, um ein Angriffsrisiko zu minimieren oder im Idealfall überhaupt zu vermeiden. Prävention ist vor allem gekennzeichnet durch vorzeitiges Erkennen von Gefahren und richtiges Handeln, um möglichen Risiken rechtzeitig aus dem Weg gehen zu können.

Definition: Selbstbehauptung

Selbstbehauptung ist die Fähigkeit, sich in grenzüberschreitenden Situationen der eigenen Grenzen bewusst zu sein und diese deutlich machen zu können. Das Einsetzen von Selbstbehauptungstechniken, ein selbstbewusstes Auftreten und ein frühzeitiges Wahrnehmen von Gefahrensituationen sind notwendig, um den Einsatz körperlicher Abwehrtechniken zu vermeiden.

Selbstbehauptung wird über die Arbeit an häufig auftretenden, teilweise sogar alltäglich stattfindenden Konfliktsituationen trainiert und kann im Alltag kontinuierlich weiter eingeübt werden. Selbstbehauptung ist auch gekennzeichnet durch ein dementsprechendes Auftreten, meistens in Form der eigenen aufrechten und selbstbewussten Körperhaltung (nonverbales Signal).

Definition: Selbstverteidigung

Als Selbstverteidigung werden die Vermeidung und die Abwehr von Angriffen auf die seelische oder körperliche Unversehrtheit eines Menschen bezeichnet.

Selbstverteidigung ist die Fähigkeit, sich oder andere in Notwehr/Nothilfesituationen mit und ohne Hilfsmittel körperlich zu verteidigen.

Selbstverteidigung ist ein Kampf zum Selbst- und Fremdschutz ohne Regeln, um einen seelischen und körperlichen Angriff abzuwehren und im Idealfall unverletzt flüchten zu können.

Die Spannweite solcher Angriffe beginnt bei Nichtbeachtung, unbedachten Äußerungen, Einnehmen von Gemeinschaftsraum und setzt sich fort über Beleidigungen, Mobbing und Körperverletzung bis hin zu schwersten Gewaltverbrechen. Dabei ist jedoch immer die Ausübung von Macht das Ziel des Täters. Die weit überwiegende Anzahl solcher Angriffe wird nicht von Fremden, sondern von Bekannten, Schulkameraden, Verwandten, Ehepartnern usw. verübt. Bei der Verteidigung gegen nicht-körperliche Angriffe spricht man heute auch von Selbstbehauptung.

In der Selbstverteidigung wird die Technik situationsbezogen ausgewählt und die Taktik während des Kampfes festgelegt. Das Selbstverteidigungsrecht ist auch im Völkerrecht (Genfer Konventionen) verankert. In bestimmten Fällen, zum Beispiel beim „Krieg gegen den Terror", ist die Berufung darauf jedoch sehr umstritten.

Selbstverteidigung sollte durch ein blitzschnelles Handeln und das Nutzen des Überraschungseffektes gekennzeichnet sein.

DEFINITION: ADRENALIN UND AUSWIRKUNG BEI EINER ABWEHRSITUATION

Adrenalin oder Epinephrin ist ein im Nebennierenmark gebildetes und ins Blut ausgeschüttetes Stresshormon. Als solches vermittelt Adrenalin eine Herzfrequenzsteigerung, einen Blutdruckanstieg, eine Bronchienerweiterung, eine schnelle Energiebereitstellung durch Fettabbau (Lipolyse) sowie die Freisetzung und Biosynthese von Glucose und reguliert die Durchblutung (Zentralisierung).

Mobilisierung von Energiereserven

Jeder intelligente Mensch verspürt bei Bedrohung instinktiv Angst. Adrenalin kann ein positiver oder auch negativer Faktor sein. Das hängt unmittelbar mit der Persönlichkeit eines Menschen zusammen. Die größten Angstfaktoren sind Angst vor Schmerz und Angst vor Verletzungen. Eine offensive Geisteshaltung ist, Angst zu erkennen, mit ihr umzugehen und sie zu überwinden.

Das Akzeptieren, Erkennen und Überwinden der Angst ist ein wesentlicher Faktor in all meinen Kursen. Dadurch wird die Wahrscheinlichkeit einer Abwehrreaktion vervielfacht.

Der Sympathikus oder das sympathische Nervensystem ist neben dem Parasympathikus und dem enterischen Nervensystem (Darmnervensystem) ein Teil des vegetativen Nervensystems. Die meisten Organe werden von den ersten beiden Systemen gesteuert, die als Gegenspieler einander ergänzen und dadurch eine äußerst feine Regulation der Organtätigkeit ermöglichen. Der Sympathikus hat im Rahmen dieser Gesamtsteuerung meist eine ergotrope Wirkung, das heißt, er erhöht die nach außen gerichtete Aktionsfähigkeit bei tatsächlicher oder gefühlter Belastung (*Fight or flight*).

Der US-amerikanische Physiologe Walter Cannon prägte ab 1915 den Begriff *fight or flight* (Kampf oder Flucht). Durch die Pioniere der Stressforschung Cannon und Hans Selyein wurde dieser Begriff im deutschen Sprachraum bekannt. Die Fight-or-flight-Reaktion beschreibt die rasche körperliche und seelische Anpassung von Lebewesen in Gefahrensituationen als Stressreaktion. Die zugehörigen neurobiologischen Abläufe erforschte Cannon an der Reaktion von Tieren auf Bedrohung. Ausgang seiner wissenschaftlichen Arbeit war sein Interesse an den Hintergründen der häufig auftretenden posttraumatischen Belastungsstörungen bei Soldaten des Ersten Weltkrieges. Während der Fight-or-flight-Reaktion veranlasst das Gehirn die schlagartige Freisetzung von Adrenalin, das Herzschlag, Körperkraft (Muskelspannung) und Atemfrequenz erhöht. Bei Dauerbelastung werden zusätzlich stoffwechselanregende Hormone, wie Cortisol, von der Nebennierenrinde gebildet, da das Adrenalin zwar sofort, aber nur kurz wirksam ist. All das liefert die Energie für überlebenssicherndes Verhalten, das der Stresssituation angemessen ist: Kampf oder Flucht. Zu lang andauernder Stress kann zu Schäden oder sogar zum Zusammenbruch des Organismus führen.

Im Jahr 1988 erweiterte Jeffrey Alan Gray die Sequenz durch die *freeze*-Phase, die sich durch erhöhte Aufmerksamkeit und Bewegungslosigkeit kennzeichnet. Der Grund für das Erstarren ist die Hoffnung, vom Raubtier übersehen zu werden. Die Sequenz *flight-or-fight* hat Gray gegenüber Cannon umgedreht, da dieses eher dem Verhaltensmuster entspricht, wenn weder Flucht noch Kampf eine realistische Option ist. Dann kann die Phase *freeze*, also Festfrieren, mit einer Muskellähmung und der Intention, sich tot zu stellen, eintreten.

In der Selbstverteidigung können zwei Reaktionen hervorgerufen werden: Durch eine entsprechende Reaktion auf einen Angriff oder Übergriff mit nahezu übermenschlichen Kräften entgegenzuwirken oder das Erstarren durch Furcht. Durch ein praxisnahes, einsatzbezogenes und wiederholtes Training wird versucht, die Wahrscheinlichkeit des Erstarrens auf ein Minimum zu senken. Dies erfordert jedoch ein ständiges Training, vergleichbar mit einer Erste-Hilfe-Ausbildung. Nach zu langer Nichtanwendung von Erste-Hilfe-Techniken und respektiven Selbstverteidigungstechniken wird die effektive Umsetzung im Ernstfall nur schwer bzw. gar nicht mehr möglich sein.

DEFINITION: GLEICHGEWICHTSSINN, GLEICHGEWICHT

Der Gleichgewichtssinn dient zur Feststellung der Körperhaltung und Orientierung im Raum.

Das Gleichgewicht ist elementar für alles, was wir tun, und für jede Technik, die wir ausführen. Verliert man im Kampf oder auf der Flucht in unmittelbarer Nähe des Angriffsortes das Gleichgewicht, kann das für den weiteren Ausgang des Kampfes fatale Folgen haben. Mit einem stabilen Stand kann man größtenteils Stürze, die eine schlechtere Position hervorrufen, sowie unnötige Verletzungen vermeiden. Als Laie muss ein Bodenkampf unbedingt vermieden werden. Sehr viele der hier im Buch angeführten Techniken beruhen auf Basis des Gleichgewichtsbruchs, vor allem die der Bodentechniken.

DEFINITION: SICHERER ABSTAND, DISTANZEN, EMOTIONALER FAKTOR, MENTALE VORGEHENSWEISE IN DER SELBSTVERTEIDIGUNG

Sicherer Abstand

> Der sichere Abstand ist die sichere Entfernung zu einem möglichen Täter, sodass dieser keinen Handlungsspielraum für An- und Übergriffe bekommt und man dadurch die Möglichkeit für eine Flucht wahrnehmen kann.

Diese Entfernung hängt von mehreren Faktoren ab: vom eigenen Gemütszustand, der eigenen körperlichen Verfassung, dem Standort, der unmittelbaren Gefährdung, die vom möglichen Täter ausgeht, der Bewaffnung des möglichen Täters, der Witterung etc. Wenn Sie auf den sicheren Abstand achten, sind Sie auch mental schon in einer ganz anderen, gefassteren Geisteshaltung und können dadurch, wenn es notwendig ist, auch viel schneller reagieren und agieren.

Reichweiten

Bei Schlag- und Trittdistanz sollten die Vor- und Nachteile bekannt sein, um die eigene Effektivität der Anwendung optimal steigern zu können.

Emotionaler Faktor

Bei einer Selbstverteidigungssituation verläuft jeder Vorfall anders. Daher wird im Training immer realitätsnah trainiert, um die Wahrscheinlichkeit einer Umsetzung in Ausnahmesituationen zu erhöhen.

Mentale Vorgehensweise

Wenn Sie Ihre Entschlossenheit nie getestet haben, werden Sie auch nie genau wissen, wann, ob und vor allem wie Sie in bestimmten Situationen oder speziell in Ausnahmesituationen reagieren werden!

Dies gilt auch für den Angreifer, egal wie selbstbewusst er auch auftritt. Ist man zu selbstbewusst, schlägt das oft in Selbstüberschätzung um, was sehr gefährlich werden kann! Die meisten Menschen sind eingeschüchtert, wenn sie alleine mit einem Problem bzw. mit einem physischen Angriff konfrontiert werden. Diese Personengruppen zeichnen sich dadurch aus, dass sie die Hilfe von Freunden suchen, um ein Problem zu beseitigen. Sie prüfen genau, wie weit sie gehen können, ohne kämpfen zu müssen. Dies führt meist über verbale Beschimpfungen, Einschüchterungsversuche durch Drohung, körperliche Drohgebärden ... nicht hinaus.

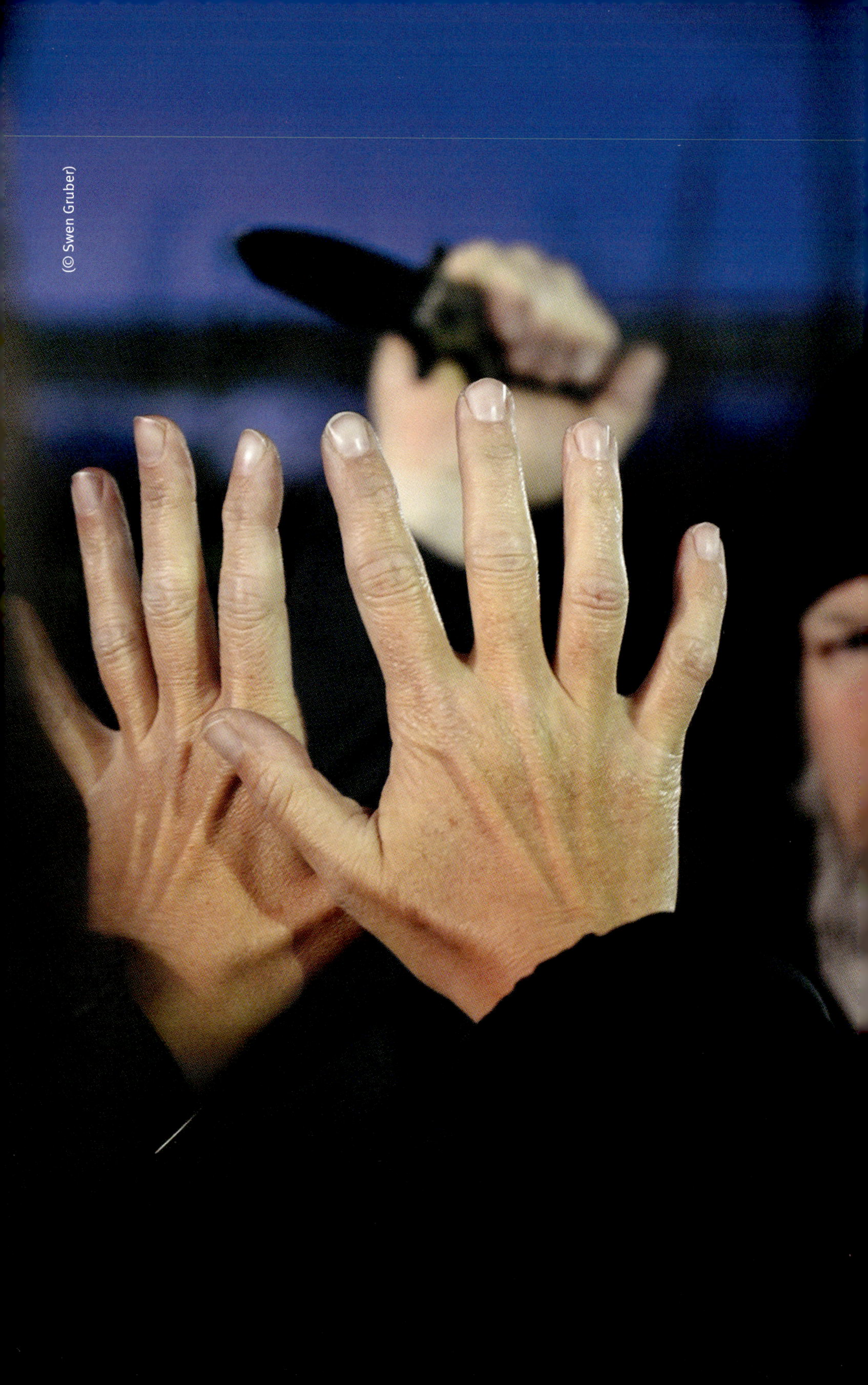

(© Swen Gruber)

> Man sollte selbstbewusst und entschlossen, mitunter ruhig und direkt den jeweiligen Standpunkt gegenüber einer Problemperson erklären. Situationen brauchen meist unterschiedliche Strategien. Die einen eine druckvollere und die anderen eine etwas unterwürfigere, um so die Gegeninitiative ergreifen zu können.

Bei den meisten Situationen handelt es sich nicht um sofortige An- oder Übergriffe, sondern um Grundsatzstreitigkeiten, die dann eskalieren und in gewalttätige Auseinandersetzungen übergehen. Deshalb sind verbale Angriffs- und Verteidigungsstrategien und eine einzigartige Denkweise, wie die offensive Geisteshaltung, oft das Mittel der Wahl, um solche Konflikte zu lösen.

Die offensive Geisteshaltung ist ein gelernter proaktiver Denkprozess, der Angst überwindet und so zur vorzeigbaren physischen Verbesserung bei der Anwendung führt. Eine Person, die eine offensive Geisteshaltung aufweist, wird agieren anstatt zu reagieren, führen anstatt zu folgen, angreifen anstatt zu verteidigen. So eine Person denkt positiv, offensiv und bejaht eine fortlaufende absolute Handlung. Dieser Denkprozess ist bei allen menschlichen Vorhaben anwendbar und nützlich, vom Sport über das Geschäftsleben bis hin zur Bekämpfung von Angreifern.

DEFINITION VON TÄTER BZW. OPFER

Täter

> In der Rechtssprache wird als Täter bezeichnet, wer eine rechtswidrige Tat begeht.

Täter kann man grundsätzlich in vier Kategorien einteilen.

1. Täter, die aufgrund unkontrollierbarer Triebe und Impulse handeln.
2. Täter, die aufgrund einer Geisteskrankheit, Psycho- oder Soziopathie handeln.
3. Täter, die vorübergehend durch Alkohol, Drogenkonsum etc. die Kontrolle über sich verlieren.
4. Täter, die auf „Opferveranlassung“ hin gehandelt haben.

Tätern der ersten und zweiten Gruppe kann schlecht ausgewichen werden. Ihnen ist ihre Abnormität nicht anzusehen. Unter den Tätern mit psychischen und sozialen Störungen ist derjenige anzutreffen, der das Opfer bei der Tat nicht als Menschen sieht, sondern als Objekt (Entpersonalisierung). Es wird von Fällen berichtet, in dem ein Opfer dem Täter klarmachen konnte, dass es eben kein Objekt ist. Dann kann der Täter das Interesse verlieren.

Der dritten Gruppe kann in der Regel leicht ausgewichen werden. Zu bestimmten Zeiten sollten bestimmte Orte gemieden werden. Wenn deutlich wird, dass Anwesende zu unkontrollierten Handlungen wie Pöbeln oder Herumbrüllen neigen, sollte man einfach umgehend diesen Ort verlassen.

Die Risiken aus der vierten Gruppe können eventuell dadurch minimiert werden, indem alles unterlassen wird, was einen potentiellen Täter in irgendeiner Weise reizen könnte. Das kann schon damit anfangen, die langen Haare unter einer Kopfbedeckung zu verbergen. Die Wahl der Kleidung spielt eine Rolle, möglicherweise auch die Mentalität bestimmter Bevölkerungsgruppen, dies ist vor allem im Urlaub zu beachten.

Durch diese Tipps sollten natürlich Frauen nicht von Anfang an psychisch in eine Opferrolle gedrängt werden, doch eine gesunde Vorsicht kann nicht schaden, das hat nichts mit „Schüren von Angst" oder gar Schuldzuweisungen zu tun.

Opfer

Als Opfer bezeichnet man jemanden, der einen körperlichen und/oder seelischen Schaden aus einem An- oder Übergriff erleidet.

Wer Opfer einer Straftat wird, hat oft lange mit den Folgen zu kämpfen. Körperliche Verletzungen, aber auch psychische Probleme, wie etwa posttraumatische Belastungsstörungen, können die Betroffenen stark beeinträchtigen. Gleichzeitig müssen sich die Geschädigten um einen Anwalt kümmern, als Zeuge zur Verfügung stehen oder Gutachten und Atteste einholen.

Nach einer Straftat stehen einem Geschädigten zahlreiche Rechte zu, die sich ab dem Zeitpunkt der Tat bis über die rechtskräftige Verurteilung des Täters hinaus erstrecken, wie etwa, wenn sich im Nachhinein Spätfolgen zeigen sollten. Schon bei der Vernehmung durch die Polizei hat man das Recht, dass man von einer Vertrauensperson begleitet wird, zum Beispiel von einem Familienangehörigen oder aber auch von einer Freundin oder einem Freund. Eine Videovernehmung macht in manchen Fällen Sinn, vor allem bei Sexualdelikten an Kindern. Diese hat den Zweck, dass das Opfer nur einmal aussagen und sich nicht wiederholt Befragungen aussetzen muss.

Wichtig ist, dass die Videovernehmung nicht nur durch Polizisten erfolgt, sondern dabei auch ein Ermittlungsrichter anwesend ist. Sonst hat die Aufzeichnung später vor Gericht nur eingeschränkten Bestand.

DEFINITION: POSTTRAUMATISCHES BELASTUNGSSYNDROM

Dieses tritt auf, wenn Menschen ein extrem belastendes Ereignis oder eine Situation außergewöhnlicher Bedrohung oder einen sehr belastenden medizinischen Eingriff erleben. Solche Ereignisse rufen bei manchen Menschen meist eine tiefe Störung hervor. Bei vielen Betroffenen bleibt es bei einer vorübergehenden Störung, die man als normale Reaktion auf eine „abnormale Situation" bezeichnen kann. Bei einem Teil der Traumatisierten kann es allerdings zu Spätfolgen kommen. Dann spricht man von einer posttraumatischen Belastungsstörung.

RECHTLICHE GRUNDLAGEN ZUR NOTWEHR BZW. NOTHILFE, WAFFENGESETZ IN ÖSTERREICH

§ 3 Notwehr[1]

1. *Nicht rechtswidrig handelt, wer sich nur der Verteidigung bedient, die notwendig ist, um einen gegenwärtigen oder unmittelbar drohenden rechtswidrigen Angriff auf Leben, Gesundheit, körperliche Unversehrtheit, Freiheit oder Vermögen von sich oder einem anderen abzuwehren.*

2. *Wer das gerechtfertigte Maß der Verteidigung überschreitet oder sich einer offensichtlichen, unangemessenen Maßnahme bedient, ist, wenn dies lediglich aus Bestürzung, Furcht oder Schrecken geschieht, nur strafbar, wenn die Überschreitung auf Fahrlässigkeit beruht und die fahrlässige Handlung mit Strafe bedroht ist.*

§ 1 Waffengesetz: Waffen[2]

Waffen sind Gegenstände, die ihrem Wesen nach dazu bestimmt sind:

1. *Angriffs- oder Abwehrfähigkeit von Menschen durch unmittelbare Einwirkung zu beseitigen oder herabzusetzen oder*
2. *bei der Jagd oder beim Schießsport zur Abgabe von Schüssen verwendet zu werden.*

§ 8 Waffengesetz: Verlässlichkeit

(1) Ein Mensch ist verlässlich, wenn er voraussichtlich mit Waffen sachgemäß umgehen wird und keine Tatsachen die Annahme rechtfertigen, dass er

1. *Waffen missbräuchlich oder leichtfertig verwenden wird,*
2. *mit Waffen unvorsichtig umgehen oder diese nicht sorgfältig verwahren wird,*
3. *Waffen Menschen überlassen wird, die zum Besitz solcher Waffen nicht berechtigt sind.*

(2) Ein Mensch ist keinesfalls verlässlich, wenn er

1. *alkohol- oder suchtkrank ist oder*
2. *psychisch krank oder geistesschwach ist oder*
3. *durch ein körperliches Gebrechen nicht in der Lage ist, mit Waffen sachgemäß umzugehen.*

(3) Als nicht verlässlich gilt ein Mensch im Falle einer Verurteilung.

1. *wegen § 278b bis § 278g oder § 282a Strafgesetzbuch (StGB), BGBl. Nr. 60/1974, oder wegen anderer unter Anwendung oder Androhung von Gewalt begangenen oder mit Gemeingefahr verbundenen vorsätzlichen strafbaren Handlungen, wegen eines Angriffes gegen den Staat oder den öffentlichen Frieden oder wegen Zuhälterei, Menschenhandels, Schlepperei oder Tierquälerei zu einer Freiheitsstrafe von mehr als zwei Monaten oder einer Geldstrafe von mehr als 120 Tagessätzen oder*

---

1 https://www.ris.bka.gv.at/GeltendeFassung.wxe?Abfrage=Bundesnormen&Gesetzesnummer=10006016
2 https://www.ris.bka.gv.at/GeltendeFassung.wxe?Abfrage=Bundesnormen&Gesetzesnummer=10002296

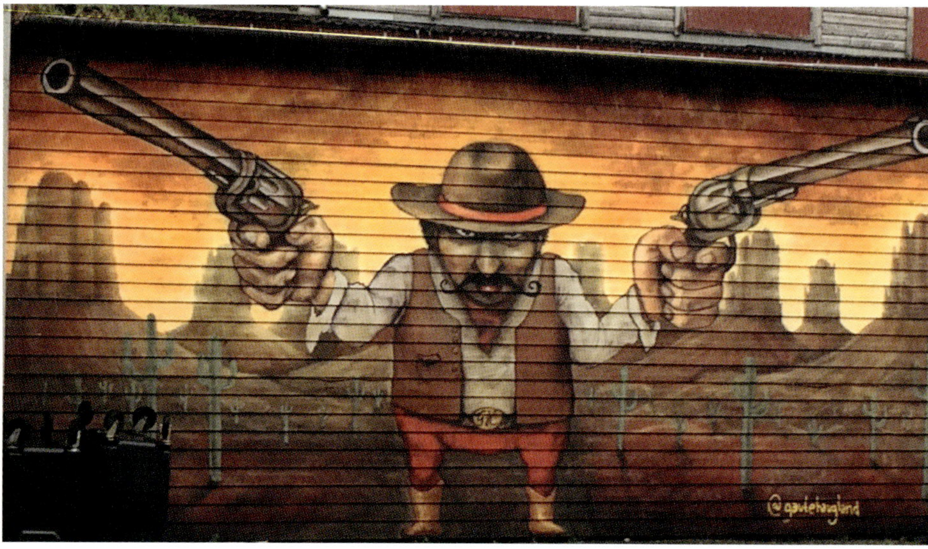

(© Closeprotection.at)

2. wegen gewerbsmäßigen, bandenmäßigen oder bewaffneten Schmuggels oder
3. wegen einer durch fahrlässigen Gebrauch von Waffen erfolgten Verletzung oder Gefährdung von Menschen oder
4. wegen einer in Z 1 genannten strafbaren Handlung, sofern er bereits zweimal wegen einer solchen verurteilt worden ist oder
5. nach dem Verbotsgesetz 1947, StGBl. Nr. 13/1945.

(4) Eine gemäß Abs. 3 maßgebliche Verurteilung liegt nicht vor, wenn sie bereits getilgt ist. Trotz einer nicht getilgten Verurteilung im Sinne des Abs. 3 kann ein Mensch verlässlich sein, wenn das ordentliche Gericht vom Ausspruch der Strafe abgesehen hat (§ 12 des Jugendgerichtsgesetzes 1988 – JGG, BGBl. Nr. 599); gleiches gilt, wenn das ordentliche Gericht sich den Ausspruch der Strafe vorbehalten hat (§ 13 JGG) oder die Strafe – außer bei Freiheitsstrafen von mehr als sechs Monaten – ganz oder teilweise bedingt nachgesehen hat, sofern kein nachträglicher Strafausspruch oder kein Widerruf der bedingten Strafnachsicht erfolgte.

(5) Weiters gilt ein Mensch als nicht verlässlich, der
1. öfter als zweimal wegen einer im Zustand der Trunkenheit begangenen schwerwiegenden Verwaltungsübertretung oder
2. wegen einer Verwaltungsübertretung nach dem Symbole-Gesetz, BGBl. I Nr. 103/2014, dem Abzeichengesetz 1960, BGBl. Nr. 84/1960, oder nach Art. III Abs. 1 Z 4 des Einführungsgesetzes zu den Verwaltungsverfahrensgesetzen 2008 (EGVG), BGBl. I Nr. 87/2008, bestraft wurde, sofern sämtliche dieser Bestrafungen nicht getilgt sind.

(6) Schließlich gilt ein Mensch als nicht verlässlich, wenn aus Gründen, die in seiner Person liegen, die Feststellung des für die Verlässlichkeit maßgeblichen Sachverhaltes

nicht möglich war. Als solcher Grund gilt jedenfalls, wenn der Betroffene sich anlässlich der Überprüfung seiner Verlässlichkeit weigert, der Behörde

1. *Waffen, die er nur auf Grund der nach diesem Bundesgesetz ausgestellten Urkunde besitzen darf, samt den zugehörigen Urkunden, vorzuweisen;*
2. *die sichere Verwahrung der in Z 1 genannten Waffen nachzuweisen, obwohl auf Grund bestimmter Tatsachen Zweifel daran bestehen, dass er die Waffen sicher verwahrt.*

(7) Bei erstmaliger Prüfung der Verlässlichkeit hat sich die Behörde davon zu überzeugen, ob Tatsachen die Annahme mangelnder waffenrechtlicher Verlässlichkeit des Betroffenen aus einem der in Abs. 2 genannten Gründe rechtfertigen. Antragsteller, die nicht Inhaber einer Jagdkarte sind, haben ein Gutachten darüber beizubringen, ob sie dazu neigen, insbesondere unter psychischer Belastung mit Waffen unvorsichtig umzugehen oder sie leichtfertig zu verwenden. Der Bundesminister für Inneres hat durch Verordnung geeignete Personen oder Einrichtungen zu bezeichnen, die in der Lage sind, dem jeweiligen Stand der psychologischen Wissenschaft entsprechende Gutachten zu erstellen sowie die anzuwendenden Testverfahren und die dabei einzuhaltende Vorgangsweise festzulegen. Ergibt ein Gutachten, dass der Betroffene dazu neigt, mit Waffen unvorsichtig umzugehen oder sie leichtfertig zu verwenden, haben die zur Erstellung eines Gutachtens ermächtigten Personen oder Einrichtungen der Behörde den Vor- und Familiennamen, das Geburtsdatum des Betroffenen, das Ergebnis sowie das Datum des erstellten Gutachtens zu melden. Wird innerhalb von sechs Monaten ab Erstellung eines solchen Gutachtens ein weiteres Gutachten erstellt, darf dieses die Behörde in einem Verfahren zur Überprüfung der Verlässlichkeit nicht verwerten. Wurden der Behörde drei Gutachten im Sinne des zweiten Satzes gemeldet, ist die Ausstellung einer Waffenbesitzkarte oder eines Waffenpasses zehn Jahre ab Erstellung des dritten Gutachtens unzulässig.

§ 9 Waffengesetz: EWR-Bürger, Schweiz und Liechtenstein

1. *EWR-Bürger sind Staatsangehörige einer Vertragspartei des Abkommens über den Europäischen Wirtschaftsraum (EWR-Abkommen).*
2. *Soweit dieses Bundesgesetz auf Mitgliedsstaaten der Europäischen Union Bezug nimmt, gelten diese Bestimmungen auch für die Schweiz und Liechtenstein.*
3. *Soweit dieses Bundesgesetz auf Drittstaatsangehörige Bezug nimmt, gilt § 2 Abs. 4 Z 10 des Fremdenpolizeigesetzes 2005 (FPG), BGBl. I Nr. 100/2005.*

§ 37 Waffengesetz: Verbringen von Schusswaffen und Munition innerhalb der Europäischen Union

1. *Für das Verbringen von Schusswaffen oder Munition aus dem Bundesgebiet in einen anderen Mitgliedsstaat der Europäischen Union stellt die Behörde auf Antrag einen Erlaubnisschein aus. Sofern der Betroffene im Bundesgebiet keinen Wohnsitz hat, stellt den Erlaubnisschein die nach seinem Aufenthalt zuständige Behörde aus. Er darf nur ausgestellt werden, wenn der Inhaber der Schusswaffen oder Munition zu deren Besitz im Bundesgebiet berechtigt ist und wenn eine allenfalls erforderliche vorherige Einwilligung des Empfängermitgliedsstaates für das Verbringen vorliegt.*

2. *Die Behörde kann auf Antrag einschlägiger Gewerbetreibender das Verbringen von Schusswaffen und Munition zu einem Gewerbetreibenden, der in einem anderen Mitgliedsstaat der Europäischen Union ansässig ist, genehmigen. Diese Genehmigung kann mit einer Gültigkeitsdauer von bis zu drei Jahren ausgestellt werden. Der Inhaber einer solchen Genehmigung hat der Behörde jeden Transport mit einem Formular spätestens zwei Tage vorher anzuzeigen.*
3. *Für das Verbringen von Schusswaffen oder Munition aus einem Mitgliedsstaat der Europäischen Union in das Bundesgebiet stellt die Behörde oder – sofern der Betroffene keinen Wohnsitz im Bundesgebiet hat – die nach dem beabsichtigten Verbringungsort zuständige Behörde, auf Antrag eine allenfalls notwendige Einwilligungserklärung aus, wenn der Inhaber zum Besitz dieser Waffen oder Munition im Bundesgebiet berechtigt ist.*
4. *Der Bundesminister für Inneres ist ermächtigt, durch Verordnung festzulegen, welche Schusswaffen und welche Munition ohne Einwilligungserklärung der zuständigen Behörde entweder nur von einschlägigen Gewerbetreibenden oder von jedermann aus einem anderen Mitgliedsstaat der Europäischen Union in das Bundesgebiet verbracht werden dürfen. Er hat hierbei mit Rücksicht auf den jeweiligen berechtigten Kreis und auf die mit den verschiedenen Waffen und Munitionsarten verbundene Gefährlichkeit Bedacht zu nehmen. Insoweit das Verbringen von Schusswaffen oder Munition nach Österreich in den Geltungsbereich einer solchen Verordnung fällt, bedarf es keiner Einwilligung gemäß Abs. 3.*
5. *Ein auf die erteilte Erlaubnis oder Einwilligung nach den Abs. 1 und 3 bezugnehmendes Dokument sowie eine Gleichschrift (Ablichtung) der Anzeige an die Behörde gemäß Abs. 2 haben die Waffen oder die Munition bis zu ihrem Bestimmungsort zu begleiten und sind den Organen der öffentlichen Aufsicht auf Verlangen zur Überprüfung auszuhändigen.*
6. *Die Behörde darf einen Erlaubnisschein gemäß Abs. 1 nur ausstellen oder die vorherige Einwilligungserklärung gemäß Abs. 3 nur erteilen, wenn keine Tatsachen befürchten lassen, dass durch das Verbringen oder den jeweiligen Inhaber der Waffen oder Munition die öffentliche Ruhe, Ordnung und Sicherheit gefährdet werden könnte.*
7. *In den Fällen des Abs. 2 letzter Satz ist die Behörde ermächtigt, sich von der Richtigkeit der Anzeigen an Ort und Stelle zu überzeugen. Hierzu ist sie befugt, jene Orte und Räumlichkeiten zu betreten, in denen die für den Transport vorgesehenen Waffen gelagert werden, und vom Gewerbetreibenden und seinen Beschäftigten die erforderlichen Auskünfte zu verlangen. Überdies ist sie ermächtigt, den Behörden des Empfängermitgliedsstaates Informationen über den beabsichtigten Transport zu übermitteln.*
8. *Die nähere Gestaltung des Erlaubnisscheines gemäß Abs. 1, der Anzeige eines Transportes gemäß Abs. 2 und der Einwilligungserklärung gemäß Abs. 3 wird durch Verordnung des Bundesministers für Inneres bestimmt.*

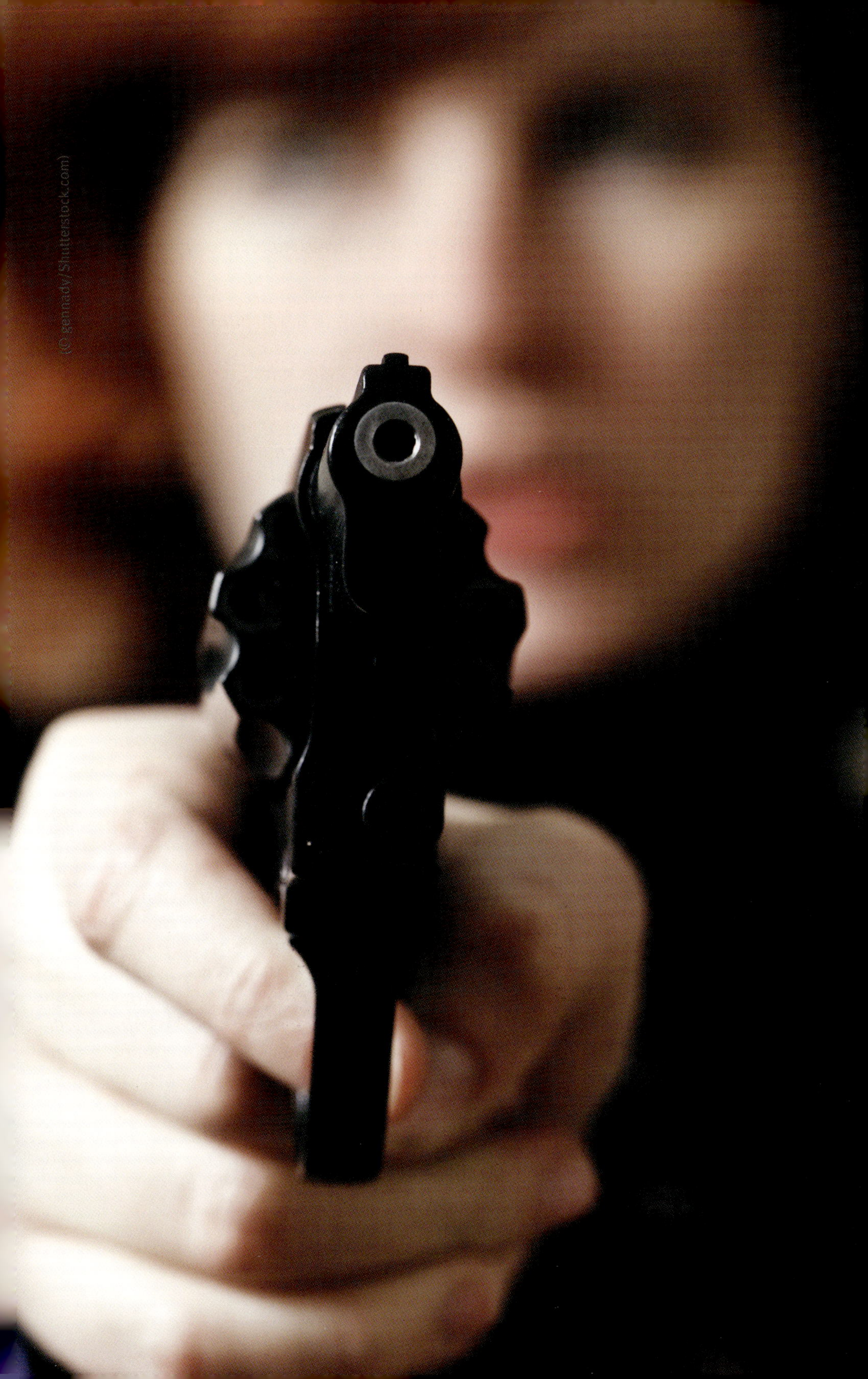

(© gennady/Shutterstock.com)

RECHTLICHE GRUNDLAGEN ZUR NOTWEHR BZW. NOTHILFE, WAFFENGESETZ IN DEUTSCHLAND

§ 32 Notwehr[3]

(1) Wer eine Tat begeht, die durch Notwehr geboten ist, handelt nicht rechtswidrig.

(2) Notwehr ist die Verteidigung, die erforderlich ist, um einen gegenwärtigen rechtswidrigen Angriff von sich oder einem anderen abzuwenden.

§ 1 Waffengesetz (WaffG): Gegenstand und Zweck des Gesetzes, Begriffsbestimmungen[4]

(1) Dieses Gesetz regelt den Umgang mit Waffen oder Munition unter Berücksichtigung der Belange der öffentlichen Sicherheit und Ordnung.

(2) Waffen sind

1. *Schusswaffen oder ihnen gleichgestellte Gegenstände und*
2. *tragbare Gegenstände,*
   a) die ihrem Wesen nach dazu bestimmt sind, die Angriffs- oder Abwehrfähigkeit von Menschen zu beseitigen oder herabzusetzen, insbesondere Hieb- und Stoßwaffen;
   b) die, ohne dazu bestimmt zu sein, insbesondere wegen ihrer Beschaffenheit, Handhabung oder Wirkungsweise geeignet sind, die Angriffs- oder Abwehrfähigkeit von Menschen zu beseitigen oder herabzusetzen, und die in diesem Gesetz genannt sind.

(3) Umgang mit einer Waffe oder Munition hat, wer diese erwirbt, besitzt, überlässt, führt, verbringt, mitnimmt, damit schießt, herstellt, bearbeitet, instand setzt oder damit Handel treibt. Umgang mit einer Schusswaffe hat auch, wer diese unbrauchbar macht.

(4) Die Begriffe der Waffen und Munition sowie die Einstufung von Gegenständen nach Absatz 2 Nr. 2 Buchstabe b als Waffen, die Begriffe der Arten des Umgangs und sonstige waffenrechtliche Begriffe sind in der Anlage 1 (Begriffsbestimmungen) zu diesem Gesetz näher geregelt.

§ 2 Waffengesetz (WaffG): Grundsätze des Umgangs mit Waffen oder Munition, Waffenliste

(1) Der Umgang mit Waffen oder Munition ist nur Personen gestattet, die das 18. Lebensjahr vollendet haben.

(2) Der Umgang mit Waffen oder Munition, die in der Anlage 2 (Waffenliste) Abschnitt 2 zu diesem Gesetz genannt sind, bedarf der Erlaubnis.

---

3 https://www.gesetze-im-internet.de/stgb/__32.html
4 http://www.gesetze-im-internet.de/waffg_2002/

(3) Der Umgang mit Waffen oder Munition, die in der Anlage 2 Abschnitt 1 zu diesem Gesetz genannt sind, ist verboten.

(4) Waffen oder Munition, mit denen der Umgang ganz oder teilweise von der Erlaubnispflicht oder von einem Verbot ausgenommen ist, sind in der Anlage 2 Abschnitt 1 und 2 genannt. Ferner sind in der Anlage 2 Abschnitt 3 die Waffen und Munition genannt, auf die dieses Gesetz ganz oder teilweise nicht anzuwenden ist.

(5) Bestehen Zweifel darüber, ob ein Gegenstand von diesem Gesetz erfasst wird oder wie er nach Maßgabe der Begriffsbestimmungen in Anlage 1 Abschnitt 1 und 3 und der Anlage 2 einzustufen ist, so entscheidet auf Antrag die zuständige Behörde. Antragsberechtigt sind

1. *Hersteller, Importeure, Erwerber oder Besitzer des Gegenstandes, soweit sie ein berechtigtes Interesse an der Entscheidung nach Satz 1 glaubhaft machen können,*
2. *die zuständigen Behörden des Bundes und der Länder.*

Die nach Landesrecht zuständigen Behörden sind vor der Entscheidung zu hören. Die Entscheidung ist für den Geltungsbereich dieses Gesetzes allgemein verbindlich. Sie ist im Bundesanzeiger bekannt zu machen.

§ 5 Waffengesetz (WaffG): Zuverlässigkeit

(1) Die erforderliche Zuverlässigkeit besitzen Personen nicht,

1. *die rechtskräftig verurteilt worden sind*
   a) wegen eines Verbrechens oder
   b) wegen sonstiger vorsätzlicher Straftaten zu einer Freiheitsstrafe von mindestens einem Jahr,

wenn seit dem Eintritt der Rechtskraft der letzten Verurteilung zehn Jahre noch nicht verstrichen sind,

2. *bei denen Tatsachen die Annahme rechtfertigen, dass sie*
   a) Waffen oder Munition missbräuchlich oder leichtfertig verwenden werden,
   b) mit Waffen oder Munition nicht vorsichtig oder sachgemäß umgehen oder diese Gegenstände nicht sorgfältig verwahren werden,
   c) Waffen oder Munition Personen überlassen werden, die zur Ausübung der tatsächlichen Gewalt über diese Gegenstände nicht berechtigt sind.

(2) Die erforderliche Zuverlässigkeit besitzen in der Regel Personen nicht,

1. *a) die wegen einer vorsätzlichen Straftat,*
   b) die wegen einer fahrlässigen Straftat im Zusammenhang mit dem Umgang mit Waffen, Munition oder explosionsgefährlichen Stoffen oder wegen einer fahrlässigen gemeingefährlichen Straftat,
   c) die wegen einer Straftat nach dem Waffengesetz, dem Gesetz über die Kontrolle von Kriegswaffen, dem Sprengstoffgesetz oder dem Bundesjagdgesetz

zu einer Freiheitsstrafe, Jugendstrafe, Geldstrafe von mindestens 60 Tagessätzen oder mindestens zweimal zu einer geringeren Geldstrafe rechtskräftig verurteilt worden sind oder bei denen die Verhängung von Jugendstrafe ausgesetzt worden ist, wenn seit dem Eintritt der Rechtskraft der letzten Verurteilung fünf Jahre noch nicht verstrichen sind,

2. *die Mitglied*
   a) *in einem Verein, der nach dem Vereinsgesetz als Organisation unanfechtbar verboten wurde oder der einem unanfechtbaren Betätigungsverbot nach dem Vereinsgesetz unterliegt, oder*
   b) *in einer Partei, deren Verfassungswidrigkeit das Bundesverfassungsgericht nach § 46 des Bundesverfassungsgerichtsgesetzes festgestellt hat,*

   waren, wenn seit der Beendigung der Mitgliedschaft zehn Jahre noch nicht verstrichen sind,
3. *Bei denen Tatsachen die Annahme rechtfertigen, dass sie in den letzten fünf Jahren*
   a) *Bestrebungen einzeln verfolgt haben, die*
   aa) *gegen die verfassungsmäßige Ordnung gerichtet sind,*
   bb) *gegen den Gedanken der Völkerverständigung, insbesondere gegen das friedliche Zusammenleben der Völker, gerichtet sind oder*
   cc) *durch Anwendung von Gewalt oder darauf gerichtete Vorbereitungshandlungen auswärtige Belange der Bundesrepublik Deutschland gefährden,*
   b) *Mitglied in einer Vereinigung waren, die solche Bestrebungen verfolgt oder verfolgt hat, oder*
   c) *eine solche Vereinigung unterstützt haben,*
4. *die innerhalb der letzten fünf Jahre mehr als einmal wegen Gewalttätigkeit mit richterlicher Genehmigung in polizeilichem Präventivgewahrsam waren,*
5. *die wiederholt oder gröblich gegen die Vorschriften eines der in Nummer 1 Buchstabe c genannten Gesetze verstoßen haben.*

(3) In die Frist nach Absatz 1 Nr. 1 oder Absatz 2 Nr. 1 nicht eingerechnet wird die Zeit, in welcher die betroffene Person auf behördliche oder richterliche Anordnung in einer Anstalt verwahrt worden ist.

(4) Ist ein Verfahren wegen Straftaten im Sinne des Absatzes 1 Nr. 1 oder des Absatzes 2 Nr. 1 noch nicht abgeschlossen, so kann die zuständige Behörde die Entscheidung über den Antrag auf Erteilung einer waffenrechtlichen Erlaubnis bis zum rechtskräftigen Abschluss des Verfahrens aussetzen.

(5) Die zuständige Behörde hat im Rahmen der Zuverlässigkeitsprüfung folgende Erkundigungen einzuholen:

1. *die unbeschränkte Auskunft aus dem Bundeszentralregister;*
2. *die Auskunft aus dem zentralen staatsanwaltschaftlichen Verfahrensregister hinsichtlich der in Absatz 2 Nummer 1 genannten Straftaten;*
3. *die Stellungnahme der örtlichen Polizeidienststelle, ob Tatsachen bekannt sind, die Bedenken gegen die Zuverlässigkeit begründen; die örtliche Polizeidienststelle schließt in ihre Stellungnahme das Ergebnis der von ihr vorzunehmenden Prüfung nach Absatz 2 Nummer 4 ein;*
4. *die Auskunft der für den Wohnsitz der betroffenen Person zuständigen Verfassungsschutzbehörde, ob Tatsachen bekannt sind, die Bedenken gegen die Zuverlässigkeit*

nach Absatz 2 Nummer 2 und 3 begründen; liegt der Wohnsitz der betroffenen Person außerhalb des Geltungsbereichs dieses Gesetzes, ist das Bundesamt für Verfassungsschutz für die Erteilung der Auskunft zuständig.

Die nach Satz 1 Nummer 2 erhobenen personenbezogenen Daten dürfen nur für den Zweck der waffenrechtlichen Zuverlässigkeitsprüfung verwendet werden. Erlangt die für die Auskunft nach Satz 1 Nummer 4 zuständige Verfassungsschutzbehörde im Nachhinein für die Beurteilung der Zuverlässigkeit nach Absatz 2 Nummer 2 und 3 bedeutsame Erkenntnisse, teilt sie dies der zuständigen Behörde unverzüglich mit (Nachbericht). Zu diesem Zweck speichert sie Name, Vorname, Geburtsdatum, Geburtsname, Geburtsort, Wohnort und Staatsangehörigkeit der betroffenen Person sowie Aktenfundstelle in den gemeinsamen Dateien nach § 6 des Bundesverfassungsschutzgesetzes. Lehnt die zuständige Behörde einen Antrag ab oder nimmt sie eine erteilte Erlaubnis zurück oder widerruft diese, so hat sie die zum Nachbericht verpflichtete Verfassungsschutzbehörde hiervon unverzüglich in Kenntnis zu setzen. Die zum Nachbericht verpflichtete Verfassungsschutzbehörde hat in den Fällen des Satzes 5 die nach Satz 4 gespeicherten Daten unverzüglich zu löschen.

§ 6 Waffengesetz (WaffG): Persönliche Eignung

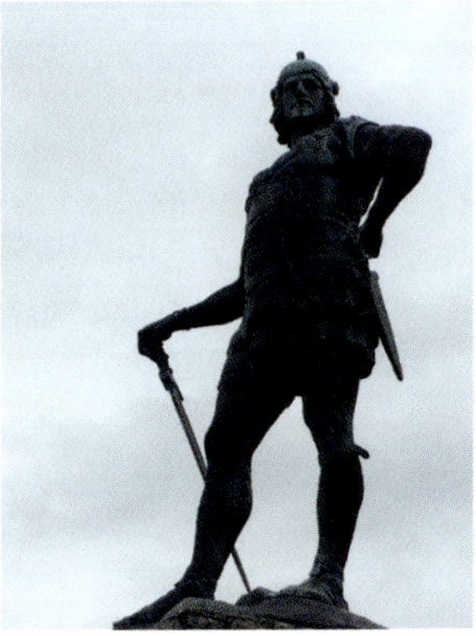

(© Closeprotection.at)

(1) Die erforderliche persönliche Eignung besitzen Personen nicht, wenn Tatsachen die Annahme rechtfertigen, dass sie

1. *geschäftsunfähig sind,*
2. *abhängig von Alkohol oder anderen berauschenden Mitteln, psychisch krank oder debil sind oder*
3. *auf Grund in der Person liegender Umstände mit Waffen oder Munition nicht vorsichtig oder sachgemäß umgehen oder diese Gegenstände nicht sorgfältig verwahren können oder dass die konkrete Gefahr einer Fremd- oder Selbstgefährdung besteht.*

Die erforderliche persönliche Eignung besitzen in der Regel Personen nicht, wenn Tatsachen die Annahme rechtfertigen, dass sie in ihrer Geschäftsfähigkeit beschränkt sind. Die zuständige Behörde soll die Stellungnahme der örtlichen Polizeidienststelle einholen. Der persönlichen Eignung können auch im Erziehungsregister eingetragene Entscheidungen oder Anordnungen nach § 60 Abs. 1 Nr. 1 bis 7 des Bundeszentralregistergesetzes entgegenstehen.

(2) Sind Tatsachen bekannt, die Bedenken gegen die persönliche Eignung nach Absatz 1 begründen, oder bestehen begründete Zweifel an vom Antragsteller beigebrachten Bescheinigungen, so hat die zuständige Behörde der betroffenen Person auf Kosten der betroffenen Person die Vorlage eines amts- oder fachärztlichen oder fachpsychologischen Zeugnisses über die geistige oder körperliche Eignung aufzugeben.

(3) Personen, die noch nicht das 25. Lebensjahr vollendet haben, haben für die erstmalige Erteilung einer Erlaubnis zum Erwerb und Besitz einer Schusswaffe auf eigene

Kosten ein amts- oder fachärztliches oder fachpsychologisches Zeugnis über die geistige Eignung vorzulegen. Satz 1 gilt nicht für den Erwerb und Besitz von Schusswaffen im Sinne von § 14 Abs. 1 Satz 2.
(4) Das Bundesministerium des Innern, für Bau und Heimat wird ermächtigt, durch Rechtsverordnung mit Zustimmung des Bundesrates Vorschriften über das Verfahren zur Erstellung, über die Vorlage und die Anerkennung der in den Absätzen 2 und 3 genannten Gutachten bei den zuständigen Behörden zu erlassen.

§ 7 Waffengesetz (WaffG): Sachkunde

(1) Den Nachweis der Sachkunde hat erbracht, wer eine Prüfung vor der dafür bestimmten Stelle bestanden hat oder seine Sachkunde durch eine Tätigkeit oder Ausbildung nachweist.

(2) Das Bundesministerium des Innern, für Bau und Heimat wird ermächtigt, durch Rechtsverordnung mit Zustimmung des Bundesrates Vorschriften über die Anforderungen an die waffentechnischen und waffenrechtlichen Kenntnisse, über die Prüfung und das Prüfungsverfahren einschließlich der Errichtung von Prüfungsausschüssen sowie über den anderweitigen Nachweis der Sachkunde zu erlassen.

§ 8 Waffengesetz (WaffG): Bedürfnis, allgemeine Grundsätze

Der Nachweis eines Bedürfnisses ist erbracht, wenn gegenüber den Belangen der öffentlichen Sicherheit oder Ordnung

1. *besonders anzuerkennende persönliche oder wirtschaftliche Interessen, vor allem als Jäger, Sportschütze, Brauchtumsschütze, Waffen- oder Munitionssammler, Waffen- oder Munitionssachverständiger, gefährdete Person, als Waffenhersteller oder -händler oder als Bewachungsunternehmer, und*
2. *die Geeignetheit und Erforderlichkeit der Waffen oder Munition für den beantragten Zweck*

glaubhaft gemacht sind.

§ 9 Waffengesetz (WaffG): Inhaltliche Beschränkungen, Nebenbestimmungen und Anordnungen

(1) Eine Erlaubnis nach diesem Gesetz kann zur Abwehr von Gefahren für die öffentliche Sicherheit oder Ordnung inhaltlich beschränkt werden, insbesondere um Leben und Gesundheit von Menschen gegen die aus dem Umgang mit Schusswaffen oder Munition entstehenden Gefahren und erheblichen Nachteile zu schützen.

(2) Zu den in Absatz 1 genannten Zwecken können Erlaubnisse befristet oder mit Auflagen verbunden werden. Auflagen können nachträglich aufgenommen, geändert und ergänzt werden.

(3) Gegenüber Personen, die die Waffenherstellung oder den Waffenhandel nach Anlage 2 Abschnitt 2 Unterabschnitt 2 Nr. 4 bis 6 oder eine Schießstätte nach § 27 Abs. 2 ohne Erlaubnis betreiben dürfen, können Anordnungen zu den in Absatz 1 genannten Zwecken getroffen werden.

§ 10 Waffengesetz (WaffG): Erteilung von Erlaubnissen zum Erwerb, Besitz, Führen und Schießen

(1) Die Erlaubnis zum Erwerb und Besitz von Waffen wird durch eine Waffenbesitzkarte oder durch Eintragung in eine bereits vorhandene Waffenbesitzkarte erteilt. Für die Erteilung einer Erlaubnis für Schusswaffen sind Art, Anzahl und Kaliber der Schusswaffen anzugeben. Die Erlaubnis zum Erwerb einer Waffe gilt für die Dauer eines Jahres, die Erlaubnis zum Besitz wird in der Regel unbefristet erteilt.

(2) Eine Waffenbesitzkarte über Schusswaffen, die mehrere Personen besitzen, kann auf diese Personen ausgestellt werden. Eine Waffenbesitzkarte kann auch einem schießsportlichen Verein oder einer jagdlichen Vereinigung als juristischer Person erteilt werden. Sie ist mit der Auflage zu verbinden, dass der Verein der Behörde vor Inbesitznahme von Vereinswaffen unbeschadet des Vorliegens der Voraussetzung des § 4 Abs. 1 Nr. 5 eine verantwortliche Person zu benennen hat, für die die Voraussetzungen nach § 4 Abs. 1 Nr. 1 bis 3 nachgewiesen sind; diese benannte Person muss nicht vertretungsberechtigtes Organ des Vereins sein. Scheidet die benannte verantwortliche Person aus dem Verein aus oder liegen in ihrer Person nicht mehr alle Voraussetzungen nach § 4 Abs. 1 Nr. 1 bis 3 vor, so ist der Verein verpflichtet, dies unverzüglich der zuständigen Behörde mitzuteilen. Benennt der Verein nicht innerhalb von zwei Wochen eine neue verantwortliche Person, für die die Voraussetzungen nach § 4 Abs. 1 Nr. 1 bis 3 nachgewiesen werden, so ist die dem Verein erteilte Waffenbesitzerlaubnis zu widerrufen und die Waffenbesitzkarte zurückzugeben.

(3) Die Erlaubnis zum Erwerb und Besitz von Munition wird durch Eintragung in eine Waffenbesitzkarte für die darin eingetragenen Schusswaffen erteilt. In den übrigen Fällen wird die Erlaubnis durch einen Munitionserwerbsschein für eine bestimmte Munitionsart erteilt; sie ist für den Erwerb der Munition auf die Dauer von sechs Jahren zu befristen und gilt für den Besitz der Munition unbefristet. Die Erlaubnis zum nicht gewerblichen Laden von Munition im Sinne des Sprengstoffgesetzes gilt auch als Erlaubnis zum Erwerb und Besitz dieser Munition. Nach Ablauf der Gültigkeit des Erlaubnisdokuments gilt die Erlaubnis für den Besitz dieser Munition für die Dauer von sechs Monaten fort.

(4) Die Erlaubnis zum Führen einer Waffe wird durch einen Waffenschein erteilt. Eine Erlaubnis nach Satz 1 zum Führen von Schusswaffen wird für bestimmte Schusswaffen auf höchstens drei Jahre erteilt; die Geltungsdauer kann zweimal um höchstens je drei Jahre verlängert werden, sie ist kürzer zu bemessen, wenn nur ein vorübergehendes Bedürfnis nachgewiesen wird. Der Geltungsbereich des Waffenscheins ist auf bestimmte Anlässe oder Gebiete zu beschränken, wenn ein darüber hinausgehendes Bedürfnis nicht nachgewiesen wird. Die Voraussetzungen für die Erteilung einer Erlaubnis zum Führen von Schreckschuss-, Reizstoff- und Signalwaffen sind in der Anlage 2 Abschnitt 2 Unterabschnitt 3 Nr. 2 und 2.1 genannt (Kleiner Waffenschein).

(5) Die Erlaubnis zum Schießen mit einer Schusswaffe wird durch einen Erlaubnisschein erteilt.

§ 19 Waffengesetz (WaffG): Erwerb und Besitz von Schusswaffen und Munition, Führen von Schusswaffen durch gefährdete Personen

(1) Ein Bedürfnis zum Erwerb und Besitz einer Schusswaffe und der dafür bestimmten Munition wird bei einer Person anerkannt, die glaubhaft macht,

1. *wesentlich mehr als die Allgemeinheit durch Angriffe auf Leib oder Leben gefährdet zu sein und*
2. *dass der Erwerb der Schusswaffe und der Munition geeignet und erforderlich ist, diese Gefährdung zu mindern.*

(2) Ein Bedürfnis zum Führen einer Schusswaffe wird anerkannt, wenn glaubhaft gemacht ist, dass die Voraussetzungen nach Absatz 1 auch außerhalb der eigenen Wohnung, Geschäftsräume oder des eigenen befriedeten Besitztums vorliegen.

DEFINITION: INTERLIMB-REFLEX

Interlimb-Reflexe sind Verschaltungsmechanismen im menschlichen Körper, die durch eine unfreiwillige Muskelkontraktion ohne Beteiligung des Gehirns als Antwort des Körpers auf ein unerwartetes Ereignis einhergehen. Sie werden ausgelöst durch einen Balanceverlust (Ausgleichsbewegungen, Klammerreflex, Schadensbegrenzung), durch Erschrecken (körperliche Starre, Zurückweichen, Abwehrmaßnahmen, Schreien, unkoordinierte Bewegungen) oder durch maximalen Krafteinsatz (Ausgleichsbewegungen, Muskelanspannungen, Verschieben des Schwerpunktes).

Interlimb-Reflexe sind unbewusst (reflektorisch) ausgeführte Wechselbewegungen zwischen den einzelnen Extremitäten, um die Koordination der einzelnen Gliedmaßen zu unterstützen.

Dieses Wissen ist entscheidend für das Sicherheitspersonal bei einem möglichen Einsatz von z. B. Schusswaffen (unbeabsichtigter Schusswaffengebrauch) oder Pfeffersprays, um nicht ungewollt jemanden schwer zu verletzen oder gar zu töten.

DEFINITION TECHNIK, AUTOMATISIERUNG UND METHODIK

Technik

Die Technik ist ein Idealbild eines Bewegungsablaufes, das auf wissenschaftlichen Erkenntnissen, theoretischen Überlegungen und praktischen Erfahrungen beruht, in dem der Durchführende versucht, die Abstimmung der inneren und äußeren Kräfte anzustreben.

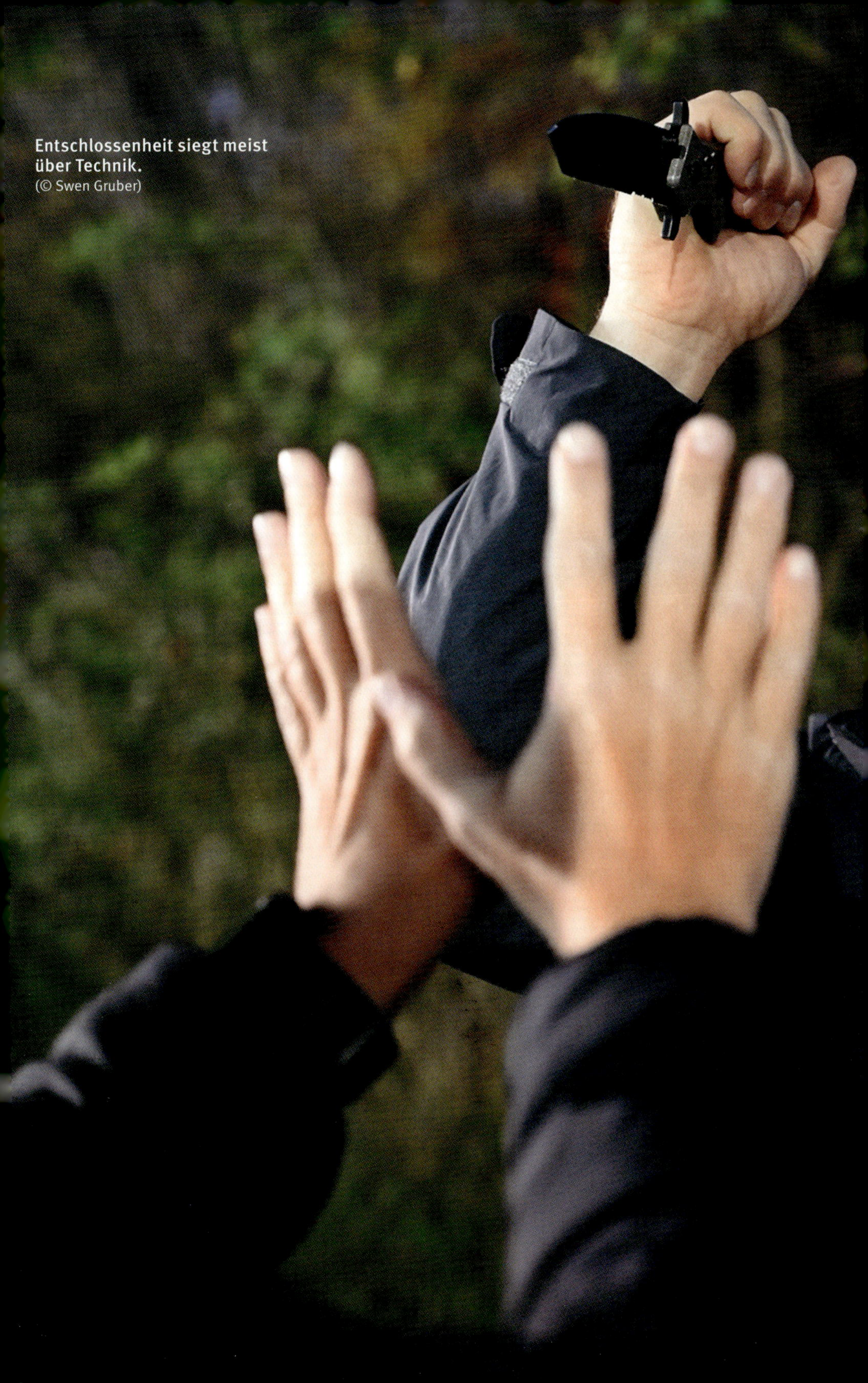

Entschlossenheit siegt meist über Technik.
(© Swen Gruber)

In den von mir abgehaltenen Kursen geht es nicht um die optimale Ausführung einer Technik, sondern um die Umsetzung eines Fragments einer gezeigten und geübten Technik, die individuell von jedem Kursteilnehmer an sein Können angepasst, aber dennoch so effektiv und effizient ist, um einen Angriff abzuwehren.

Deshalb ist einer meiner Leitsätze: *Eine Technik ist dann gut, wenn sie funktioniert, egal wie auch immer sie aussieht.*

Nur die Einfachheit einer Technik wirkt! Je mehr Technik, Komplexität oder innere Ruhe eine Technik voraussetzt, desto geringer ist die Wahrscheinlichkeit, dass sie bei einem realen Angriff funktioniert. Rücksichtslose Entschlossenheit siegt meistens über die Technik.

Automatisierung

Ein Bewegungsablauf gilt dann als automatisiert, wenn er gleichsam von selbst, automatisch und unbewusst abläuft, sodass man seine Aufmerksamkeit auf andere Dinge richten kann.

Man braucht ca. 20.000–40.000 Wiederholungen, damit eine Technik wie von selbst abläuft. Deshalb sollte eine militärnahe Drillausbildung zur Automatisierung einer Technik angestrebt werden. Aufgrund meiner jahrelangen Erfahrung in der Ausbildung wurde folgende Erkenntnis bestätigt:

Wenn man eine Automatisierung einer Technik oder Fertigkeit erreicht hat, hält diese leider ohne Auffrischungstraining meist nur einige Wochen bis maximal einige Monate an.

Deshalb sind in diesem Buch Techniken angeführt, welche nicht sehr übungsintensiv (es reicht ein mehrmaliges Üben), aber sehr effektiv in der Wirkung sind.

Methodik

Methodik ist die Lehre planmäßigen Vorgehens beim praktischen Unterrichten und diese befasst sich vor allem mit dem *Wie*!

Methodik einer Technikschulung

- Was soll erreicht werden?
  - Zielsetzung
- Welche Übungen sind dazu nötig?
- Welchen Könnens- und Leistungsstand haben Lernende?
  - konditionell?
  - motorisch?
- Womit sollen die Ziele erreicht werden?
- Welche Übungen und Übungsreihen sollen angewandt werden?
- Wie soll dabei vorgegangen werden?
  - Anwendung verschiedener Hilfsmittel und Verfahren

Stufenweiser Aufbau von Übungen:

- Vom Leichten zum Schweren
- Vom Gefahrlosen zum Gefährlichen
- Vom Bekannten zum Neuen
- Zielübung unter
  - erleichterten Bedingungen
  - normalen Bedingungen
  - erschwerten Bedingungen

Methodische Hilfsmittel:

- Sprachlich: Beschreibung, Erklärung, Korrektur
- Optisch: durch Vorzeigen, Demonstration
- Akustisch: durch Zählen, Klatschen, Rhythmus, Musik
- Bewegungshilfen: Unterstützen der Bewegung

Die Methodik (das Wie) ist ein wesentlicher Faktor zum Aufbau eines Trainings jeglicher Art.

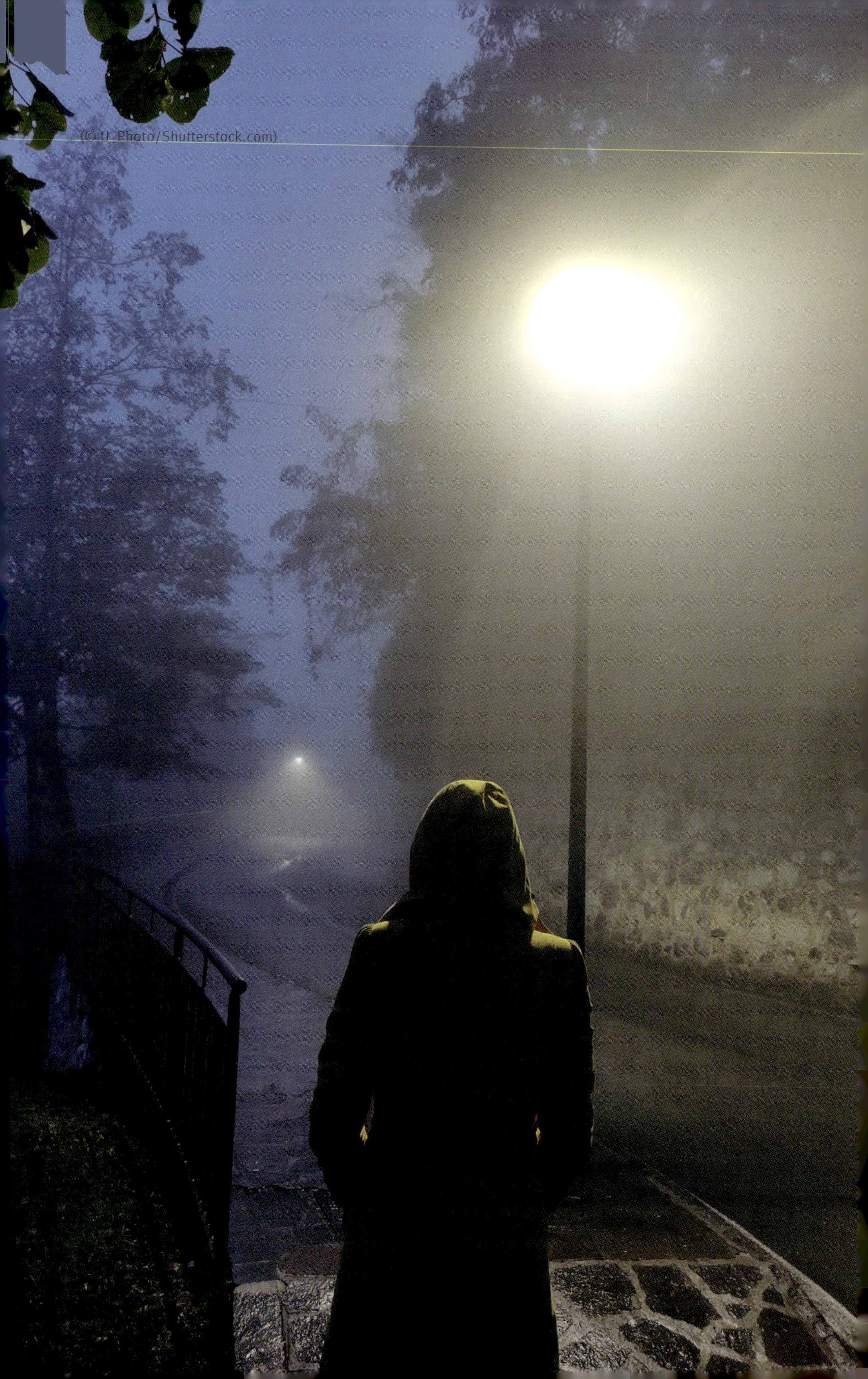

(© U_Photo/Shutterstock.com)

ALLGEMEINE TIPPS FÜR ALLE VON 6–99

WER HILFT MIR, WENN ICH EIN PROBLEM BEKOMME?

Grundsätzlich können Sie nicht davon ausgehen, dass gerade eine Person in der Nähe ist, wenn Sie in Gefahr sind. Weiters können Sie auch nicht damit rechnen, dass eine zufällig anwesende fremde Person eingreift und hilft.

Darum gibt es in Wahrheit nur eine Person, die Entscheidungen trifft und Ihnen helfen kann – und das sind Sie selbst.

EINSCHÄTZEN VON PERSONEN & WICHTIGE VERHALTENSREGELN ZUM SELBSTSCHUTZ FÜR ALLE ALTERSGRUPPEN

Seit mittlerweile 1991 befasse ich mich jetzt mit dem Thema Sicherheit und dennoch kann nicht einmal ich einschätzen, ob Personen böse Absichten haben. Wie sollen dann erst Kinder oder andere Menschen Personen einschätzen können, die nur wenig oder überhaupt keine Erfahrung im Sicherheitsbereich haben. Was man sehr wohl machen kann: Sich einer möglichen Gefahr entgegenzustellen, mit den Erfahrungen und dem Wissen von realen Vorfällen, gepaart mit dem Bauchgefühl, indem man eine gezielte präventive Verhaltensweise und Maßnahme anwendet. Dadurch kann man einen möglichen Angriff oder Übergriff auf sich oder Dritte verhindern.

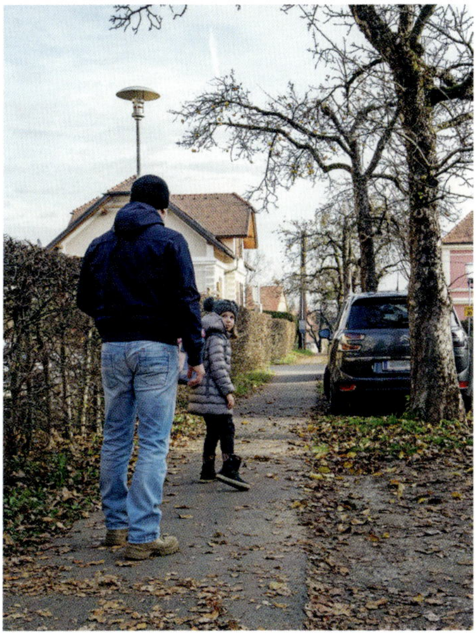

(© Swen Gruber)

Ein einfaches Beispiel wäre: Ein Kind bekommt im Umkreis der Schule von einem Mann oder einer Frau eine Süßigkeit angeboten. Das Beste wäre, einen sicheren Abstand zu dieser Person zu halten und zu vermeiden, sich dieser Person zu nähern, geschweige denn die Süßigkeit anzunehmen.

Wissen und Erfahrung: *Nimm nie etwas von fremden Personen und halte einen sicheren Abstand zu ihnen!*

Die 8 wichtigsten Verhaltensregeln für alle Altersgruppen:

1. Eine aufrechte Körperhaltung signalisiert Stärke und Selbstbewusstsein. Sie nehmen auch mehr von Ihrer unmittelbaren Umgebung wahr.
2. Hören Sie auf Ihr Bauchgefühl, denn es gibt Ihnen intuitiv meistens rechtzeitig Bescheid, um gefährliche Situationen abzuwenden oder zu vermeiden!
3. Erkennen Sie die mögliche Gefahr und meiden Sie sie!
4. Halten Sie Abstand zu einem möglichen Täter oder Angreifer. Wechseln Sie gegebenenfalls die Straßenseite oder drehen Sie um.
5. Nehmen Sie, wenn möglich, ein Selbstverteidigungs-Hilfsmittel einsatzbereit in die Hand (Taschenlampe, Pfefferspray, Alarmpieps ...).
6. Hilfe zu holen, heißt auch zu helfen, spielen Sie nicht den Helden (Zivilcourage mit Köpfchen)!
7. Nur ein nicht stattgefundener Kampf ist ein gewonnener Kampf (Leitspruch der Shaolin-Mönche)!
8. Informieren Sie in sicherer Umgebung umgehend die Polizei (wenn möglich), melden Sie detailliert (Wer? Was? Wann? Wie? Wo? Wie viele?).

Jedem Interessierten lege ich schließlich den Besuch eines Selbstverteidigungskurses wirklich ans Herz. Es werden die eigenen Fähigkeiten und Fertigkeiten verbessert, das Selbstbewusstsein gestärkt und vorhandene Hemmschwellen abgebaut.

KÖRPERLOSE VERTEIDIGUNG

Durch vorzeitiges Erkennen eines möglichen An- oder Übergriffes können Sie den aktuellen Ort meiden oder umgehend verlassen. Am effektivsten sind zwei schnelle Beine, um so schnell wie möglich zu flüchten. Ist die Distanz für eine Flucht zu kurz, können Sie immer noch zu einem Selbstverteidigungshilfsmittel greifen. In nur 5 von 100 An- und Übergriffen treten diese so überraschend auf, dass Sie nur noch die Möglichkeit haben, sich mit gezielten, effektiven Techniken vom Täter erfolgreich zu lösen, um umgehend die Flucht zu ergreifen.

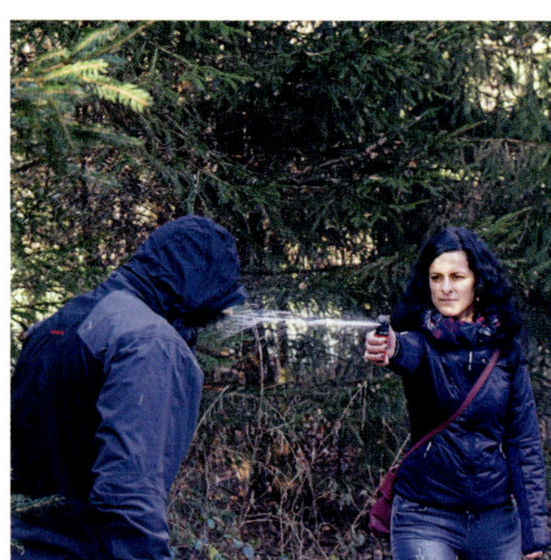

(© Swen Gruber)

GESCHLECHTSSPEZIFISCHE SELBSTVERTEIDIGUNG, SEXUELLE AN- UND ÜBERGRIFFE & ANATOMISCHES BASISWISSEN DER SELBSTVERTEIDIGUNG

Genderspezifische Selbstverteidigung

Selbstverteidigungstechniken sind für beide Geschlechter gleichermaßen umzusetzen, in einigen Gebieten sind Frauen den Männern sogar überlegen. Frauen sind oftmals beweglicher und ausdauernder als Männer, vielfach kommt noch ein besser entwickeltes Gleichgewichtsgefühl hinzu. Allerdings sind sie bei kraftspezifischen Techniken den Männern wieder unterlegen, was aber durch gezieltes Krafttraining einigermaßen ausgeglichen werden kann.

Für beide Geschlechter ist die Psyche wichtig, da man die meisten Kämpfe im Kopf gewinnt oder verliert. Eine aufrechte Körperhaltung hat oberste Priorität. Darüber hinaus sollte man nicht verschreckt auf jedes laute Geräusch reagieren. Hektische Bewegungen oder gar im Dunkeln zu laufen, wäre eine kontraproduktive Verhaltensweise.

> In der Ruhe liegt die Kraft.

Eher Ruhe bewahren, die Umgebung beachten, auch Blicke von anderen erwidern, wodurch man unbewusst eine „aufrechte Körperhaltung“ und damit einhergehend ein selbstbewusstes Auftreten zeigt. Sich im Idealfall durch eine ruhige Atmung und durch ruhige und bedachte Schritte fortbewegen. Sich nicht als Opfer fühlen, sondern sich auf Gelerntes und Erfahrenes im Bereich der Prävention und Selbstverteidigung besinnen und bedenken, dass kein Angreifer unbesiegbar ist.

Ein Beispiel zur Prävention: Schlecht beleuchtete Gebiete sollten Sie meiden und lieber den längeren sicheren Weg nehmen. Speziell wenn Sie alleine unterwegs sind, sollten Sie Ablenkungen durch ein Handy, andere akustische Geräte oder Sonstiges vermeiden, um durch diese Beeinflussung der eigenen Wahrnehmung dem möglichen Täter nicht den Überraschungseffekt zu überlassen.

> Sie sollten sich auf alle Fälle zur Wehr setzen, wenn Sie unverhofft angegriffen werden.

Die überwiegende Mehrheit von Statistiken zeigt, dass bei Angriffen mit massiver Gegenwehr fast 90 % der Täter vom Opfer ablassen, gegenüber leichter Gegenwehr nur etwa 50 % (egal ob Mann oder Frau).

Sexuelle An- und Übergriffe

Viele Mädchen und Frauen aller Altersstufen waren schon einmal Angriffen oder Bedrohungen ausgesetzt. Diese reichen von „einfachen“ Belästigungen bis hin zu Vergewaltigungen. Wichtige Faktoren sind hierbei der Aufbau eines gesunden Selbstbewusstseins, Angstbewältigung, ein gewisses Sicherheitsgefühl sowie ein Stück Lebensqualität. Viele Frauen lassen sich in ihrem Lebensumfeld aufgrund des Fehlens dieser Faktoren einschränken. Hinzu kommt, dass auch offiziell Widerstand gegen sexuelle Übergriffe und Tätlichkeiten mittlerweile von der Kriminalpolizei erwünscht und unterstützt wird. Die früher häufig vertretene Meinung: Gegenwehr schaukelt die Gewalt hoch, gilt in dieser Form nicht mehr.

Ein Querschnitt durch Statistiken der Exekutive in Österreich und Deutschland zeigt

Statistiken und Analysen

Situationen und Beziehungen, in denen es zu sexuellen Ein- bzw. Übergriffen und Gewalttätigkeiten kommt: Gegen die allgemeine Meinung, der Täter sei meistens ein Unbekannter, der eine Frau, ein Mädchen überfällt, spiegeln polizeiliche Statistiken andere Tatsachen wider! Mehr als 60 % der Täter waren dem Opfer bekannt. Dies bedeutet, dass gerade dort, wo mögliche Opfer sich sicher und geborgen fühlen, also im Familien- und Bekanntenkreis, die meisten Übergriffe erfolgen.

> Die größte Gefahr droht somit im eigenen persönlichen Schutzraum.

Erschütternd ist, dass mit steigendem Verwandtschaftsverhältnis und Bekanntheitsgrad die Dauer, die Intensität, der Aggressionsgrad und somit die Brutalität zunehmen! Gerade im Familien- und Bekanntenkreis liegt die geschätzte Dunkelziffer mindestens fünfmal so hoch wie die offiziell angezeigten Übergriffe. Legt man diese Zahlen zugrunde, sind nur 6 bis 7 % der Täter völlig fremde Per-

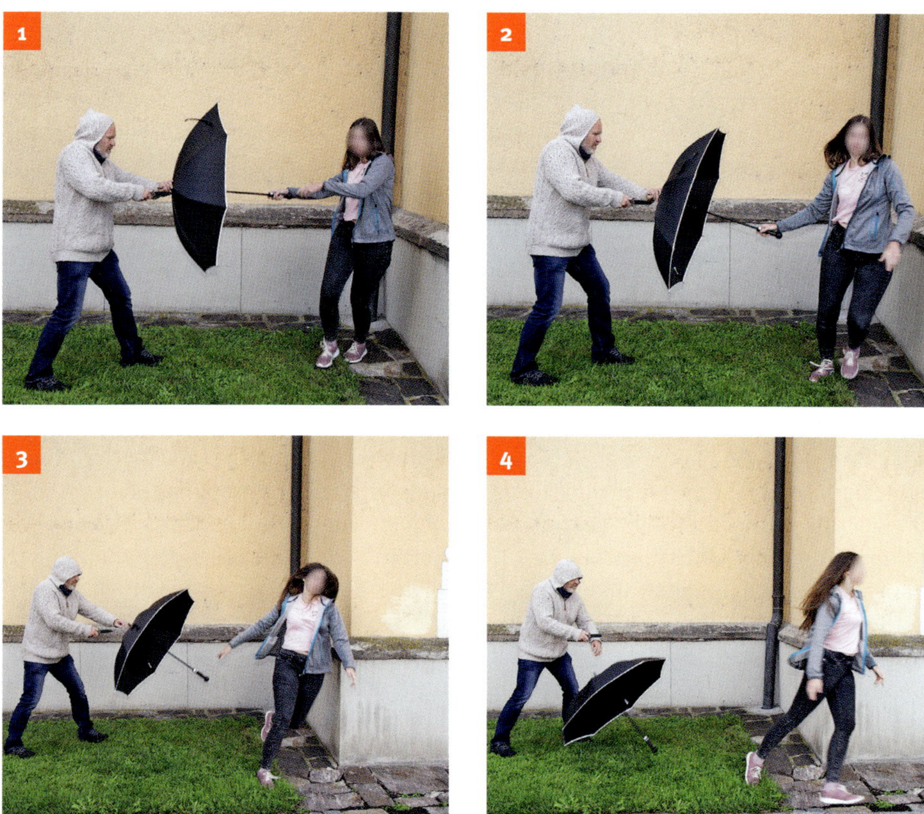

sonen. Übrigens sind ca. 30 % der Frauen Mehrfachopfer sexueller Gewalt.

Tatorte von sexueller Gewalt

Häufige Tatorte sind dunkle Parks, Parkhäuser, einsame Straßen etc. In diesem Punkt wird ganz deutlich, wie sehr sich viele Frauen und Kinder in ihrer Bewegungsfreiheit einschränken lassen müssen. Befragungen meinerseits ergaben: Viele Mädchen und Frauen gehen abends im Dunkeln nicht oder nur in Begleitung aus. Schnell- und U-Bahnen, Parkhäuser, abgelegene Seitenstraßen, Parks, schlecht beleuchtete Straßen, Tiefgaragen, Aufzüge, Telefonzellen und einsame Bushaltestellen werden gemieden. Auf jeden Fall gilt als weit verbreitete Meinung, dass in oder an öffentlichen Einrichtungen und Räumen die größte Gefahr besteht.

Die polizeiliche Statistik zeigt aber, dass der höchste Anteil bei Tatorten auf den absoluten sozialen Nahbereich entfällt. Natürlich können auch an anderen Orten Überfälle passieren. Die Angst steht oft in keinem Verhältnis zur tatsächlichen Gefährdung. Die meisten Fälle von sexuellen Übergriffen, nämlich 55 %, passierten im Nahbereich (Wohnung, Arbeitsplatz, Auto ...), ca. 20 % in Parks sowie an Straßen. Der restliche Prozentsatz verteilt sich auf andere Orte.

Provokation durch aufreizende Kleidung oder nonverbales Verhalten

Relativ viele Frauen sind davon überzeugt, dass aufreizende Kleidung mögliche Täter provoziert. Polizeiliche Erfahrungen bestätigen jedoch, dass Frauen und Mädchen in allen Lebensbereichen und Situationen vergewaltigt wurden, relativ unabhängig von ihrer jeweiligen Kleidung oder ihrem Verhalten.

Potentielle Täter suchen gezielt Opfer aus, bei denen sie sicher sein können, kaum auf Gegenwehr zu treffen.

Sie achten dabei besonders auf deren Auftreten, Körperhaltung und das Verhalten. Das Hauptziel eines möglichen Täters ist immer das Ausüben von Macht und Dominanz. Dies geschieht unabhängig von der Kleidung, wohl aber spielt die Ausstrahlung eines gesunden Selbstbewusstseins eine maßgebliche Rolle. Bei den meisten Opfern von Gewalttaten handelt es sich um „einfache graue Mäuschen“, also Frauen, die ganz normal gekleidet waren (Jeans, T-Shirt, Pullover etc.), aber einen unsicheren, gehemmten Eindruck vermitteln. Frauen, die sich besonders schick machen, strahlen meist ein dementsprechendes Selbstbewusstsein aus, sodass ein möglicher Täter eher von ihnen absieht.

Verschiedene Formen der Gegenwehr und ihre Erfolgsaussichten

Grundsätzlich sollte bei sexuellen An- und Übergriffen immer eine Gegenwehr erfolgen!

1. Ein gesetzlich entscheidender Aspekt ist erfahrungsgemäß, dass vor Gericht einem Opfer, welches sich nicht zur Wehr setzte oder es nicht zumindest versucht hatte, nicht geglaubt wird. Dabei spielt es kaum eine Rolle, ob das Opfer aus Panik oder im Schockzustand nicht dazu in der Lage war oder einfach Angst um sein Leben hatte. Dies führt meist zum Freispruch des Täters, weil er behaupten kann, dass sie es wollte.

2. Ein Querschnitt von Statistiken in Österreich und Deutschland zeigt auch, dass bei Angriffen mit massiver Gegenwehr ca. 80 % der Täter, bei leichter Gegenwehr ca. 65 % von ihrem Opfer ablassen. In nur etwa 1 % der Fälle eskaliert die Tätergewalt nach Gegenwehr. Leichte Gegenwehr bedeutet: zögerlicher, eher passiver Einsatz von Stimme, Armen, Beinen, Werkzeugen oder dem gesamten Körper. Massive Gegenwehr bedeutet: energischer Einsatz der Stimme, Schlagen, Beißen, Kratzen und Treten. Bei sexuellen Angriffen im öffentlichen Leben können sich ca. 85 % der Frauen erfolgreich zur Wehr setzen. Fremde Täter haben in der Regel keine Tötungsabsichten. Tötungsdelikte sind überwiegend Beziehungstaten.

Prävention

Es ist sehr wichtig, Frauen, Jugendliche und Kinder in Bezug auf die genannten Themen zu sensibilisieren. Das Gefährdungspotential wird häufig falsch eingeschätzt, sollte aber mit Nachdruck deutlich gemacht werden. In Selbstverteidigungs- bzw. Selbstbehauptungskursen soll vor allem das selbstbewusste Auftreten vermittelt werden. Die Kursteilnehmer lernen, ihre Meinung klarer zu vertreten und sich verbal abzugrenzen. Die Hemmschwelle, sich in einer Notwehrsituation physisch entschlossen zur Wehr zu setzen, wird daher neu definiert. Damit wird es einer Frau ermöglicht, ihr im Grundgesetz verbürgtes Recht auf freie Selbstentfaltung und körperliche Unversehrtheit aktiv wahrzunehmen. Gerade bei Überfällen kommt es oftmals zu Panikreaktionen, welche eine überlegte Handlungsweise unmöglich machen. Aber nichtsdestotrotz stehen immer noch die Reflexe zur Verfügung, die einen effektiven Schutz ermöglichen.

Anatomisches Basiswissen der Selbstverteidigung

Jede Technik birgt natürlich auch Gefahren für den Angreifer, denn niemand ist unverletzbar. Grundsätzlich will man den Angriff so schnell wie möglich und, so gut es geht, unverletzt beenden, um die Flucht zu ergreifen. Es macht natürlich schon einen Unterschied, rein rechtlich gesehen, ob man sich mit Händen und Füßen oder mit einem Selbstverteidigungshilfsmittel wehrt. Das soll nun nicht bedeuten, dass der Angreifer behutsam angefasst werden soll.

> Ziel ist es, ihn nicht kampfunfähig zu machen, sondern nur zu schocken, abzulenken oder ihn für 1–2 Sekunden zu binden, damit man die Flucht ergreifen kann.

Im Idealfall sollte, wie es der Gesetzestext verlangt, die Verhältnismäßigkeit der Mittel in Betracht gezogen werden. Angeführt sind nur spezifisch die im Buch behandelten Techniken und Praktiken und deren relevante anatomische Trefferstellen.

Auch ein Angreifer weiß wahrscheinlich, welche empfindlichen Stellen es gibt, deshalb sollte eine geeignete Deckung stets berücksichtigt werden. Der Einsatz der Techniken gegen die entsprechenden männlichen oder weiblichen Körperteile unterscheidet sich in seiner Wirkung nur peripher.

Körperstellen, die besonders geeignet sind, um effiziente Wirkungstreffer anzubringen:

- **Schädel:** Gefahr durch wuchtige Stöße und Schläge aller Art. Gefährlich sind Techniken, welche die Schläfe treffen. Dies kann zu einer Gehirnerschütterung, einer Schädelfraktur sowie lebensbedrohlichen Blutungen führen. Letztere sind meist innerlich und daher zuerst nicht offensichtlich.

- **Augen:** Gefahr durch Schläge und bei Ansetzen eines Fingerstiches. Dadurch können starke Deformationen des Auges, Frakturen der den Augapfel umgebenen, dünnen Orbitalknochen mit Abriss von Nerven und Blutgefäßen oder Schäden an der Netzhaut mit dauerhaften Sehschäden entstehen.

- **Nasenwurzel:** Ein Schlag zur Nasenspitze oder Nasenwurzel kann einen Bruch oder eine Zersplitterung von Knochen verursachen. Es muss mit Rückstauprellungen, die sich bis in den Schädel fortsetzen können, gerechnet werden. Hieraus können wiederum Blutungen im Schädelinneren entstehen, die nicht sofort erkennbar sein müssen, aber lebensbedrohliche Folgen nach sich ziehen können.

- **Kehlkopf:** Durch Schläge auf den Kehlkopf kann es zu Verletzungen mit akuter Erstickungsgefahr und zum Tod kommen. Im Falle einer akuten Atemnot kann als Erste-Hilfe-Maßnahme eine Beatmung versucht werden, es ist auf jeden Fall ein Notarzt zu rufen.

- **Genick/Halswirbelsäule:** Durch eine Überlastung besteht Bruchgefahr von knöchernen Anteilen der Wirbelsäule, womit mit schweren, ja sogar tödlichen Verletzungsfolgen des Rückenmarks zu rechnen ist. Diese Gefahr sollte bei Abwehraktionen mit den hier beschriebenen Techniken nicht auftreten.

- **Sinusknoten:** Durch Handtechniken zur Halsseite kann es zu einer Minderdurchblutung des Gehirns mit Bewusstlosigkeit kommen. Begleitverletzungen, z. B. des Schädels, durch einen anschließenden Sturz auf den Boden sind nicht auszuschließen.

- **Herzspitze:** Durch einen heftigen Pressschlag kann es zu Herzfunktionsstörungen kommen.

- **Solarplexus:** Durch einen harten Faustst0ß oder Tritt zur Körpermitte kann es zu einem Kreislaufkollaps, einer Ohnmacht oder zu Schäden an inneren Organen kommen.

- **Hoden:** Durch Tritte, Schläge und Griffe kann es zu bleibender Unfruchtbarkeit, zu Lähmungserscheinungen oder zum Riss versorgender Blutgefäße mit anschließenden inneren Blutungen kommen.

- **Schienbein:** Tritte sind aufgrund der reichlich vorhandenen Nervenversorgung des Schienbeins sehr schmerzhaft und es besteht auch die Möglichkeit eines Knochenbruches.

- **Viele innere Organe**, vor allem Leber, Milz, aber auch Nieren, sind stark durchblutet. Werden diese hart getroffen, so besteht die Gefahr von Rissen und inneren Blutungen, welche nicht sofort ersichtlich sind und lebensgefährlich sein können. Symptome sind Druckschmerzen, Übelkeit, eine fahle,

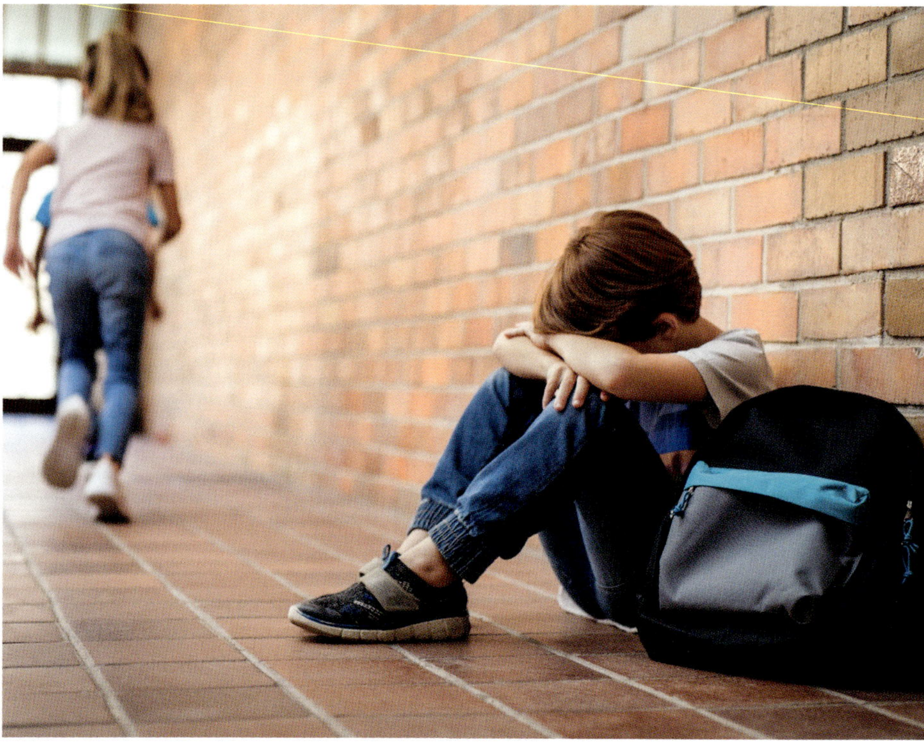

Ca. die Hälfte der Kinder in Österreich ist irgendwann einmal von Mobbing betroffen.
(© Ground Picture/Shutterstock.com)

blasse Gesichtsfarbe, Schwindel, Erbrechen, Blut im Urin. In weiterer Folge kann dies bis hin zum Schock und zum Tod führen. Auch eine Schädigung der Blutgefäße ohne sofortige Zerreißung ist möglich und erst bei neuerlicher Belastung bzw. Gewalteinwirkung auf die Strukturen entstehen Blutungen mit den oben beschriebenen Folgen.

INFORMATION ZUM THEMA MOBBING

Mobbing, der Psychoterror am Arbeitsplatz, in Schulen ... ist ein Phänomen, dem erst seit einigen Jahren vermehrte Aufmerksamkeit geschenkt wird. Mobbing ist mit Sicherheit keine Erfindung der Neuzeit, sondern die Tatsache, dass Menschen auf Grund verschiedenster Umstände aus sozialen Gruppen mit mehr oder weniger brutalen Methoden hinausgedrängt werden. Auch im Tierreich ist dieses Verhalten zu beobachten.

Nach einer Untersuchung des Sozialwissenschaftlers Heinz Leymann läuft „jede vierte Person Gefahr, zumindest einmal während ihres Berufslebens ein halbes Jahr lang Mobbingopfer zu sein“[5].

5 Heinz Leymann: Mobbing. Psychoterror am Arbeitsplatz und wie man sich dagegen wehren kann. Rowohlt 1993, S. 84

Die Folgen sind hierbei sowohl für das Individuum als auch für den Betrieb gravierend.

Die Hälfte der Kinder und Jugendlichen in Österreich fühlen sich in ihrer Schulklasse unwohl. Das hat eine Studie der Beratungs-Hotline „Rat auf Draht“ und SOS-Kinderdorf ergeben. Vor allem männliche Jugendliche sind betroffen. 46 % der Schüler haben mit Mobbing zu kämpfen. Bei den 9- bis 14-jährigen sind es sogar 71,7 %. Von Cyber-Mobbing sind eher ältere und weibliche Jugendliche betroffen.

Die betroffenen Kinder und Jugendlichen wünschen sich klare Konsequenzen von der Schule, sagte „Rat auf Draht“-Psychologin Elke Prochaszka im ORF (Österreichischer Rundfunk), etwa das Gespräch in der Direktion bis hin zum Schulverweis. Aber auch Opferschutz wird gewünscht. Die Folgen sind hierbei sowohl für das Individuum als auch für das Umfeld gravierend.

Mobbing ist ein Geschehen, das für die Betroffenen häufig sehr dramatische Folgewirkungen in allen Bereichen ihres Lebens zeigt, sie psychisch und physisch erkranken lässt und in schweren Fällen bis zur lang andauernden Arbeitsunfähigkeit führt. Gerade das wird aber von vielen Außenstehenden nicht verstanden. Von außen scheinen die Situationen oft nicht so schlimm zu sein. „Warum wehrst du dich nicht? Ignorier das einfach! Sei nicht so empfindlich! Das ist doch wirklich nicht so schlimm! Nimm das nicht ernst!“, lauten die gut gemeinten Ratschläge von Angehörigen, Freunden und Bekannten. Aus ihrer Sicht würden sie es so und so machen. Sie übersehen dabei völlig, wie es ist, in solch einer Situation zu stecken. Und es bleibt ihnen unerklärbar, warum sich ein Betroffener dann plötzlich zu verändern beginnt („man erkennt dich gar nicht wieder”). Allzu leicht gerät man in den Ruf zu „spinnen“, ein Sensibelchen, psychisch labil oder einfach nur arbeitsunwillig zu sein.

Aber nicht nur Außenstehende, auch die Betroffenen selbst kämpfen sehr oft mit dem Unverständnis über das, was ihnen widerfahren ist und warum sie darauf in einer auch für sie selbst oft nicht verständlichen Weise reagieren. Selbstanklagen und Selbstwertverlust sind weit verbreitete Begleiterscheinungen. Die Betroffenen haben es schwer, wieder in das Arbeitsleben zurückzufinden, da sie psychisch und physisch geschädigt sind. Es kommt bei länger andauernden Mobbingverläufen zum posttraumatischen Stresssyndrom, welches eine längerfristige psychotherapeutische und/oder psychiatrische Behandlung notwendig macht. Wenn der Prozess nicht frühzeitig durch professionelle Mobbingberatung beendet wird, bedarf es einer enormen Regenerationszeit und damit verbundenen hohen Rehabilitationskosten. Die Betroffenen geraten somit womöglich in eine langfristige Arbeitslosigkeit, die zum dauerhaften Ausschluss aus dem Arbeitsleben führen kann. In vielen Fällen ist Unterstützung von außen notwendig, um die Situation möglichst gut zu bewältigen.

Auch die Erfahrung, mit seinem Problem nicht allein zu sein, kann eine wichtige Entlastung darstellen und bei der Bewältigung des erlittenen Traumas unterstützen. Gemeinsam gilt es, konstruktive Strategien und Möglichkeiten für ein wieder als sinnvoll erlebtes Leben zu

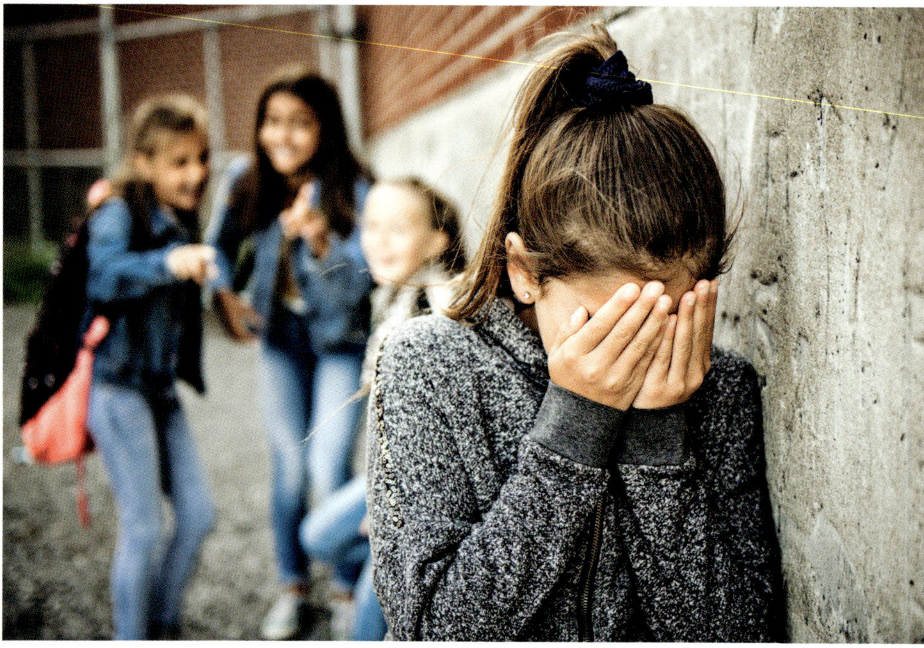

Mobbing ist dadurch gekennzeichnet, dass es wiederholt, systematisch und über einen längeren Zeitraum betrieben wird. (© Lopolo/Shutterstock.com)

erarbeiten, in dem im Bedarfsfall auch ein beruflicher Neubeginn erfolgreich geschafft werden kann.

Beispiele für Mobbing in der Schule finden sich im Magazin SICHERHEIT BMI Ausgabe vom 05.–06.2022, verfasst von Julia Brunhofer & Herbert Zwickl.

Fanny ist 13 Jahre, geht in die 3. Klasse AHS und ist seit der 1. Klasse mit Anna befreundet gewesen, so lange, bis diese Benjamin kennen lernte. Er hat eine WhatsApp-Gruppe gegründet und alle, die ihn nicht cool finden, davon ausgeschlossen. Fanny findet ihn nicht cool. Benjamin hat das Sagen in der Klasse und ist sehr beliebt. Durch den sozialen Druck, den er ausübt, wenden sich viele der Klassenkolleginnen und -kollegen von Fanny ab. Sie wird immer wieder in dieser WhatsApp-Gruppe beschimpft, es werden Unwahrheiten über sie und ihre Familie verbreitet. In der Klasse wird sie von Benjamin mit Kreide beschossen, ihre Schulsachen werden versteckt und teilweise zerstört, ihre Jacke in den Mistkübel geworfen. Sie bekommt Zettel zugesteckt, worauf steht: „Du hast hier keine Freunde.“ Benjamin genießt die Aufmerksamkeit, die er in der Klasse bekommt, wenn er auf Fanny losgeht. Einige bejubeln und bestärken ihn.

Alex ist 15 Jahre alt und geht ins Gymnasium. Er interessiert sich für Makeup und Styling und möchte Visagist werden. Vor etwa zwei Monaten wurde Alex von vier Klassenkollegen beim Fortgehen geschminkt gesehen. Sofort wurde ein Foto gemacht und in die Klassen-WhatsApp-Grup-

pe gestellt – mit abwertenden Bemerkungen: „Schaut mal, unsere Alexandra. Geile Fuffy!“ Danach ist Alex sofort aus der Gruppe ausgestiegen. Seitdem ist er nur mehr „die Tunte“ in der Klasse. Es werden Witze und abwertende Bemerkungen gemacht (Schwuchtel, schwule Sau ...). Alex wurde auch von anderen Burschen gedroht: Wenn sie ihn noch einmal so sehen würden, bekäme er „eine aufs Maul“. Es macht ihnen Spaß, Alex Tränen in die Augen zu treiben, wenn sie auf dem Pausenhof auf sein Gesäß greifen und homophobe Witze reißen.

Stefan ist 16 Jahre alt und wird, vor allem von seinem einst besten Freund, immer wieder aufgrund seiner momentan arbeitslosen Eltern öffentlich verspottet. Es kam schon beinahe zu Handgreiflichkeiten.[6]

Was all diese Kinder und Jugendlichen verbindet – sie werden gemobbt. Mobbing in der Schule hat unterschiedliche Erscheinungsformen. Es kann sowohl direkt als auch indirekt ausgeführt werden, die Handlungen können darauf abzielen, das Opfer physisch sowie psychisch zu verletzen, es kann um das Zerstören sozialer Beziehungen gehen, geschlechtsbezogen sein oder sich im Internet abspielen. Und es kommt in allen Altersstufen vor.

Mobbing oder Mobben, im englischen auch als Bulling bekannt, beschreibt psychische Gewalt, die durch das wiederholte und regelmäßige Schikanieren, Quälen und Verletzen eines einzelnen Menschen durch eine beliebige Art von Gruppe oder Einzelperson definiert ist, sagt Christina Gabriel von der Kriminalprävention des Landeskriminalamtes Wien, die mit Nadine Baar und Jörg Kohlhofer Präventionsarbeit zu Mobbing betreibt.

Zu den typischen Mobbinghandlungen gehören Demütigungen, Verbreitung falscher Tatsachenbehauptungen, Zuweisung sinnloser Aufgaben und anderweitiger Machtmissbrauch, Gewaltandrohung, soziale Exklusion oder eine fortgesetzte, unangemessene Kritik an der Person oder ihrem Tun, die einer Tyrannei gleichkommt.

Im Unterschied zu den „normalen“ Konflikten in der Schule ist Mobbing dadurch gekennzeichnet, dass es wiederholt, systematisch und über einen längeren Zeitraum betrieben wird sowie ein Machtungleichgewicht zwischen Tätern und dem Opfer besteht. Ziel ist es, eine oder mehrere Personen zu isolieren, zu schwächen oder auszugrenzen bzw. gar von der Schule zu vertreiben. Für Dr. Josef Zollneritsch von der Bildungsdirektion Steiermark, Abteilungsleiter Schulpsychologie und schulärztlicher Dienst, müssen folgende fünf Kriterien erfüllt sein, um vom Tatbestand Mobbing zu sprechen:

Wiederholungsaspekt, verletzende Intention, Kräfte- und Machtasymmetrie, Hilflosigkeit und Vertreibungsstreben.

Mobbing ist ein ernstzunehmendes Gruppenphänomen. Laut dem Leitfaden für die Schulgemeinschaft im Umgang

6 Julia Brunhofer & Herbert Zwickl: Wenn die Schule zur Qual wird. In: SICHERHEIT BMI 05.–06.2022, S. 33–35.

mit Mobbing vom Bundesministerium für Bildung, Wissenschaft und Forschung zeigen aktuelle Daten, dass trotz intensiver Bemühungen Österreich im internationalen Vergleich noch aufzuholen hat. Über ein Drittel (35 %) der Schülerinnern und Schüler gibt an, an Mobbing von Mitschülerinnen und Mitschülern beteiligt gewesen zu sein. Fast ein Drittel (32 %) berichtet, Opfer von Mobbing geworden zu sein. Genaue Zahlen kennt man nicht. Die Dunkelziffer dürfte früher allerdings noch höher gewesen sein, heißt es von der Kriminalprävention.

> *Heute werden durch die Medienaufklärung sowie Präventionsveranstaltungen der Kriminalprävention sowohl Opfer als auch Zeugen sowie deren Rechts(un)empfinden gestärkt. Ebenso wird hier die Zivilcourage wieder in Erinnerung gerufen und viele Personen dazu motiviert wieder hinzuschauen, anstatt wegzuschauen. Denn Mobbing ist kein Kavaliersdelikt,* sagt Christina Gabriel.

Laut Experten der Kriminalprävention ist Mobbing strafbar, wenn bei der Mobbinghandlung ein strafrechtliches Delikt begangen wird. Es ist möglich, bei Mobbing Anzeige zu erstatten, wenn etwa Tatbestände, wie Körperverletzung, Beleidigung, Nötigung, Verleumdung, üble Nachrede oder Datenbeschädigung, vorliegen. Im Regelfall geht das Opfer zur Polizei, erstattet dort eine Anzeige und wird niederschriftlich einvernommen bzw. befragt. Eventuell werden hier bereits Beweismittel mitgenommen und sichergestellt. Danach beginnt das Ermittlungsverfahren, wie z. B. Einvernahmen bzw. Befragung der Beschuldigten, Zeugen und anderen Auskunftspersonen.

Seit dem 1. Jänner 2016 ist auch „Cybermobbing" strafbar – das Mobben via Internet. Der im Strafgesetzbuch (§ 107 c StGB) verwendete Titel des Delikts lautet „Fortdauernde Belästigung im Wege einer Telekommunikation oder eines Computersystems". Bei Verstoß gegen die Strafbestimmung Cyber-Mobbing ist mit einer Freiheitsstrafe von bis zu einem Jahr oder mit einer Geldstrafe von bis zu 720 Tagessätzen zu rechnen. Die Besonderheiten von Cybermobbing: Es kann rund um die Uhr erfolgen, ohne physischen Kontakt zum Opfer, erreicht ein großes Publikum und die Täter fühlen sich zumeist anonym.

> *Gerade in der Zeit der Pandemie hat Cybermobbing stark zugenommen, viele Schüler/-innen wurden aus den Klassen-WhatsApp-Gruppen ausgeschlossen und hatten keine Möglichkeit, sich mit der Klasse auszutauschen oder Unterstützung zu bekommen,* sagt Psychologin Elke Prochazka von „Rat auf Draht". *Schülerinnern und Schüler wurden in Fake-Profilen lächerlich gemacht, es wurden Hass-Gruppen gegen einzelne Schülerinnen und Schüler gegründet. Auch Drohungen werden zunehmend über Messenger-Dienste verschickt.*

Ob im Netz oder im realen Leben – die Opfer leiden.

> *Mobbing ist ein massiver Angriff auf den Selbstwert von Betroffenen,* sagt Prochazka. *Sie fühlen sich hilflos ausgeliefert und empfinden oft eine tiefe Scham. Sie entwickeln Ängste, verschlechtern sich in der Schule. Auch psychosomatische Beschwer-*

den, wie Bauch-, Kopfschmerzen oder Schlafprobleme kommen häufig als Folge vor. Die Auswirkungen können bis ins Erwachsenenalter andauern. Auch Depressionen, Alkohol- und Suchtmittelmissbrauch, bis hin zu Suizidgedanken und Suizid sind Folgen von Mobbing.

Jeder Mobbing-Fall ist unterschiedlich, die Beweggründe vielschichtig.

Wir kennen lediglich Motive, die bei Mobbing zum Tragen kommen, sagt die Psychologin. *So geht es oft um die eigene Status-Erhöhung in der Gruppe, um das Ausüben von Macht, doch auch Langeweile, Spaß und Rache werden als Motive beobachtet. Mobbing kann auch diskriminierende Hintergründe haben. Zwischen Täter und Opfer gibt es bei Mobbing ein Machtungleichgewicht. Das kann körperlich sein, dass eine Person stärker oder größer als die andere ist, aber auch im Sinne von einer unterschiedlichen Wortgewandtheit, einer unterschiedlichen Unterstützung durch andere.*

Genauso wenig gibt es eine typische Persönlichkeit von Betroffenen.

Jede oder jeder kann Opfer von Mobbing werden. Mobbing hängt mehr davon ab, in welcher Gruppensituation man sich befindet. Es kommt auch vor, dass Personen in einem Setting Opfer und in einem anderen Täter sind.

Wie kann man Betroffenen helfen?

Zuallererst, dass ihnen geglaubt wird und sie ernst genommen werden, sagt Prochazka. *Nicht selten wird Mobbing von Bezugspersonen verharmlost. Wenn sie sich in der*

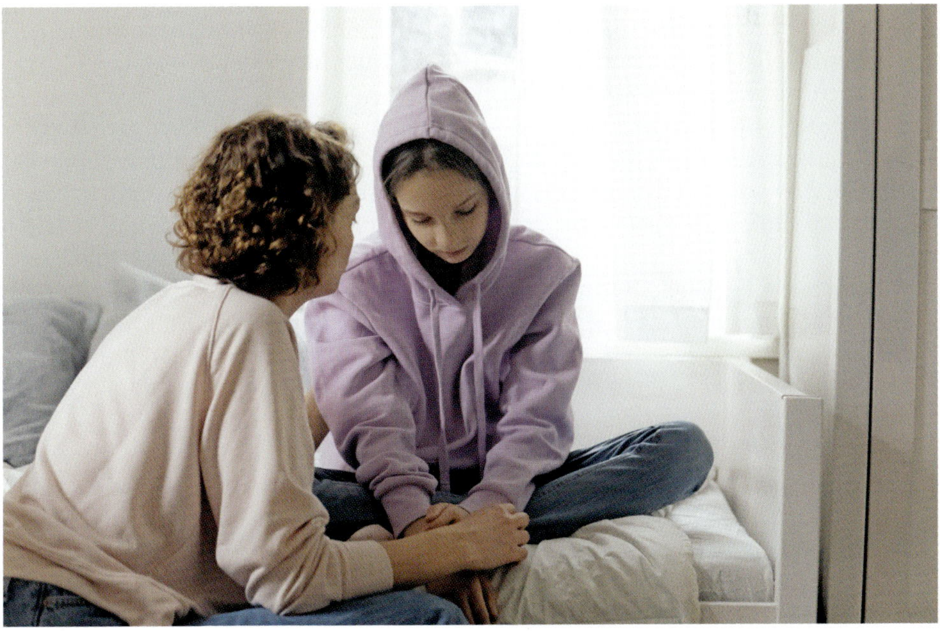

Bezugspersonen kommt eine Schlüsselrolle bei Mobbing zu. (© fizkes/Shutterstock.com)

Schule anvertrauen, erleben sie oft, dass sich die Situation noch verschlimmert. Rat auf Draht hat in Fokusgruppen mit Kindern und Jugendlichen zum Thema Mobbing gearbeitet. Schülerinnen und Schüler haben dabei angegeben, dass oft nur geschaut wird, dass Täter bestraft werden, aber nicht darauf geachtet wird, dass Opfer direkt geschützt werden.

Kinder sind straffrei, doch laut Kriminalprävention gibt es polizeilich die Möglichkeit des Bewusstmachens von möglichen Konsequenzen. Bei weiteren strafbaren Handlungen kann das Kind den Eltern abgenommen und die Erziehung dem Amt für Jugend und Familie vom Pflegschaftsgericht übertragen werden. Dr. Zollneritsch kennt Risiko- bzw. Schutzfaktoren für Opfer wie Täter aus dem Schulalltag:

Es sind meist Erkrankungen und psychische Störungen, wie z. B. Störung des Sozialverhaltens oder mangelnde psychosoziale Kompetenzen, die das Risiko erhöhen, zu Tätern zu werden. Ähnliches gilt für die Opferrolle, hier stehen etwa Autismus-Spektrum-Störungen weit vorne.

Eine Schlüsselrolle kommt Bezugspersonen zu – für Opfer wie Täter.

Indem Kinder immer wieder merken, dass ihre Gefühle ernst genommen werden und dass sie Bedeutung haben, dass sie Unterstützung bekommen, wenn es ihnen nicht gut geht, erhöht sich die Wahrscheinlichkeit, dass sich Betroffene trauen, sich Hilfe zu holen, erklärt Prochazka. *Oftmals wollen Kinder ihre Eltern nicht zusätzlich belasten, auch das ist ein Thema, das in der Familie besprochen werden sollte. Egal, wie viel bei mir gerade zu tun ist, du kannst trotzdem immer zu mir kommen. Im Fall der Täter: Eltern sollten klar Grenzen setzen und mit Kindern auch an Empathie arbeiten. Es braucht auch das ehrliche Hinschauen, wenn das eigene Kind gewalthaltiges Verhalten anderen gegenüber zeigt, sowohl körperlich als auch psychisch. Nur so ist es möglich, das Kind bestmöglich zu unterstützen. Die Botschaft, die es braucht: „Ich habe dich lieb und schätze dich, aber dieses Verhalten akzeptiere ich nicht."*

Auch die Kriminalprävention empfiehlt Eltern, Kontakt mit der Schule bzw. den Lehrerinnen und Lehrern oder dem Schulpsychologischen Dienst zu suchen, Kontakt mit den anderen Eltern aufzunehmen und miteinander zu reden, eventuell den Elternverein als „neutrale Stelle" einzuschalten. Diese können als Vermittler fungieren.

Zudem haben Eltern auch die Möglichkeit, sich bei der Kriminalprävention der Landeskriminalämter Beratung und Auskunft zu holen. Unterstützung erhalten sie aber auch bei Beratungsstellen, wie zum Beispiel dem „Kompetenzzentrum. MOBBING" des Jugendrotkreuzes, „saferinternet.at" oder anderen Institutionen. Bei Mobbing brauchen alle Unterstützung.

Opfer müssen erfahren, dass sie selbst nicht am Mobbing schuld sind, und es muss verstärkt am Selbstwert gearbeitet werden, sagt Psychologin Prochazka. *Täter brauchen vor allem Unterstützung, ihr Verhalten zu än-*

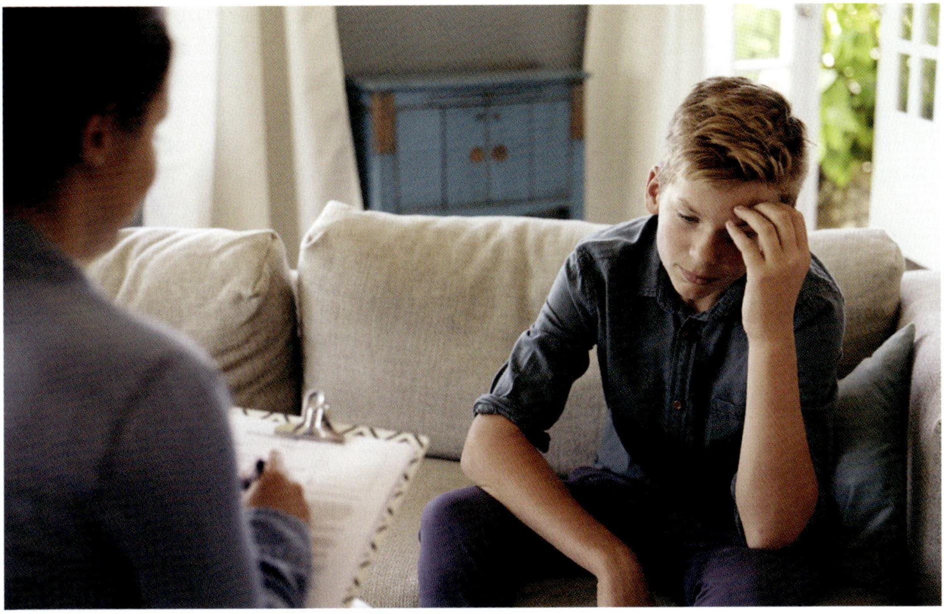

Bei Mobbing ist es wichtig und richtig, sich Hilfe zu holen. (© Monkey Business Images/Shutterstock.com)

dern. Es geht darum, die Motive herauszufinden und andere Verhaltensweisen zu erlernen. Wichtig ist, sich die Situation sachlich schildern zu lassen, bis man ein Bild davon hat, und dann am besten mit Experten gemeinsam die nächsten Schritte zu überlegen.

Schulpsychologe Josef Zollneritsch empfiehlt:

Reden statt Strafen. Mit Wiedergutmachungen arbeiten; bei wertschätzend konfrontierender Gesprächsführung erhöht sich die Wahrscheinlichkeit, dass man Akteurinnen und Akteure in die Kooperation bringt, und somit auch die Wahrscheinlichkeit, Mobbing nachhaltig zu stoppen.

Anlaufstellen für Mobbing-Prävention gibt es inzwischen viele. Zudem gibt es mehrere Gewaltpräventionsprogramme des Bundeskriminalamtes, wie „All Right – Alles, was Recht ist", „Click & check" sowie „Look@your.Life". Von Präventionsbeamten in den einzelnen Bezirken werden diese Programme in Form von Workshops für die Schulen sowie weitere Präventionsmaßnahmen, wie Informationsveranstaltungen, Interventionen etc., angeboten. Zivilgesellschaftliche Vereine und Institutionen bieten ebenfalls präventive Angebote, wie z. B. das „No Blame Approach"-Programm, zum Thema Mobbing an. In der Steiermark gibt es das Projekt „FAIR 2gether" – zum Aufbau von Mobbingpräventionsteams direkt an Schulen. Und auch das „Buddy-System", bei dem speziell geschulte Schüler andere unterstützen, zeigt Wirkung.

Um aus einer Mobbingdynamik aussteigen zu können, braucht man laut Kriminalprävention Hilfe: Es hilft sehr zu wissen, dass es jede oder jeden treffen kann. Das Führen eines so genannten „Mobbingtagebuchs“, in dem alle Vorfälle notiert werden, dient als Erklärungsgrundlage. Für Betroffene von Cybermobbing ist es wichtig, Beweise zu sichern, z. B. durch Screenshots von unangenehmen Nachrichten, Bildern oder Chats. Zudem können sie Nutzer, die sie in sozialen Netzwerken belästigen, blockieren, sperren oder den Betreibern der Website melden.

Das empfiehlt auch Schulpsychologe Zollneritsch: *Nur nicht schweigen!* Und der Rat der Psychologin: *Hol dir so früh als möglich Unterstützung und gib nicht auf, bis dir geglaubt und geholfen wird.*

Mobbing-Beratung

Anlaufstellen, Präventionsprogramme:

- Kompetenzzentrum.Mobbing – Wiener Jugendrotkreuz – Tel.: 01/79 580-8207, 8200, E-Mail: komo@wrk.at
- saferinternet.at – unterstützt vor allem Kinder, Jugendliche, Eltern und Lehrende bei der sicheren Nutzung des Internets.
- Rat auf Draht – die kostenlose und anonyme Notrufnummer 147 Rat auf Draht ist in Österreich eine wichtige Anlaufstelle bei Problemen, Fragen und in Krisensituationen für Kinder, Jugendliche und ihre Angehörigen.
- All Right – Alles was Recht ist! Das Gewaltpräventionsprogramm befasst sich mit der präventiven Rechtsinformation, im Speziellen mit dem Verwaltungs-, Straf- und Zivilrecht, da Jugendliche in ihren unterschiedlichsten Lebenswelten mit verschiedenen gesetzlichen Bestimmungen konfrontiert werden. Dabei steht ein straffreies Heranwachsen der Jugendlichen im Vordergrund. Darüber hinaus wird ein besonderes Augenmerk auf die Förderung des Bewusstseins für zivilcouragiertes Verhalten und die Erarbeitung von Handlungsstrategien in Bezug auf eine gewaltfreie Konfliktlösung gelegt.
- Click & check – dieses Gewaltpräventionsprogramm befasst sich mit der Förderung eines verantwortungsvollen Umganges mit digitalen Medien.
- Look@your.Life – das Präventionsprogramm setzt sich sensibel mit der Lebenswelt von Jugendlichen ab der 7. Schulstufe auseinander. Ziel ist es, Jugendliche bei den verschiedenen Herausforderungen, die das Miteinander sowie die Konsum- und Medienwelt an sie stellen, zu unterstützen und tiefergehende Maßnahmen anzuregen.
- FAIR 2gether Steiermark – zum Aufbau von Mobbingpräventionsteams direkt an Schulen. www.teamfrei.webnode.at.

SELBSTVERTEIDIGUNG FÜR MENSCHEN MIT KOGNITIVER UND KÖRPERLICHER BEEINTRÄCHTIGUNG

Menschen, die nicht den gültigen „Normalitätskriterien" entsprechen, neigen durch die Behandlung der Gesellschaft dazu, sich minderwertig zu fühlen. Für sie gelten grundsätzlich die gleichen Grundprinzipien der Prävention, Selbstbehauptung und Selbstverteidigung. Umso schwerer fällt es beeinträchtigten Menschen, einem möglichen Angreifer entschlossen entgegenzutreten und ihm deutliche Grenzen aufzuzeigen. Aus diesem Grund sind viele Nichtbehinderte der Meinung, dass sich ein Mensch mit Behinderung eh alles gefallen lasse und ein leichtes Opfer sei. Ein Angreifer wird mit einem Fluchtversuch oder zumindest mit einer Rückwärtsbewegung rechnen. Durch ein sicheres, entschlossenes Verhalten sollte dem Angreifer seine Grenze vermittelt werden.

Stopp, bis hierher und nicht weiter!

Genau diese Entschlossenheit ist es, die viele Angreifer von einem Menschen mit Behinderung nicht erwarten. In diesem Moment ist der Überraschungseffekt das beste Mittel, wenn gerade der Mensch trotz offensichtlicher Behinderung die Initiative ergreift und sich mit einer gezielten Technik wehrt, unter dem Motto *Angriff ist die beste Verteidigung*. Die Anwendung von Verteidigungstechniken sollte individuell an die Behinderung angepasst werden.

Die im Buch beschriebenen Techniken sind auch alle für beeinträchtigte Personen gedacht. Es ist aber wirklich wichtig, die einzelnen Techniken auch auszuprobieren, um zu sehen, welche Auswirkungen sie auf den jeweiligen Körper haben. Der Besuch eines speziell auf die Bedürfnisse von Menschen mit Beeinträchtigung ausgerichteten Selbstverteidigungskurses wäre zu empfehlen.

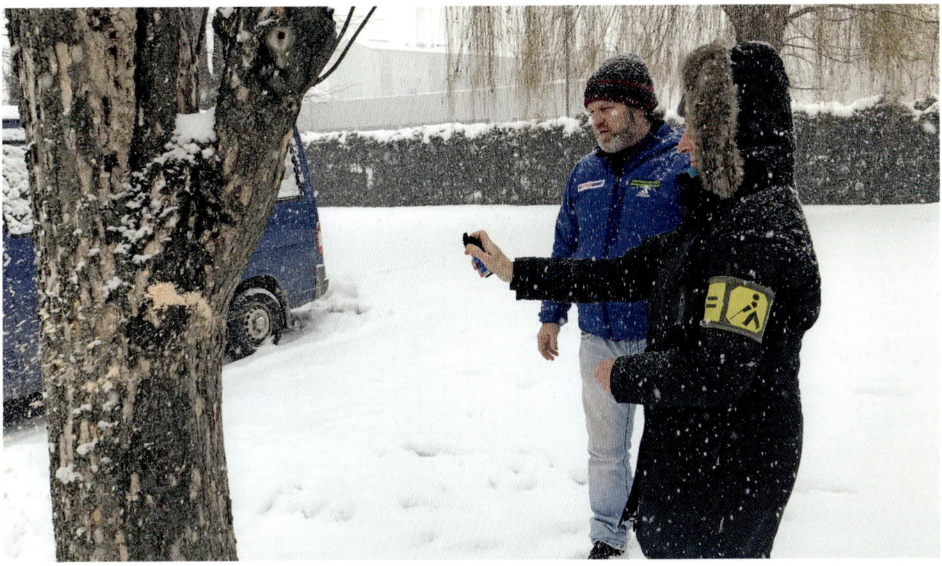

Auch Sehbeeinträchtigte können sich mit einem Pfefferspray schützen. (© Closeprotection.at)

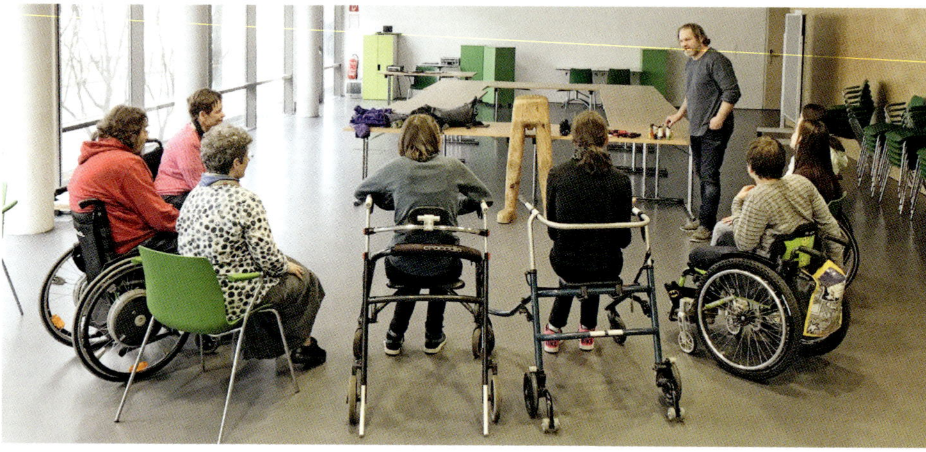

Ein spezieller Selbstverteidigungskurs geht auf die Bedürfnisse von Senioren oder Menschen mit Beeinträchtigungen ein. (© Closeprotection.at)

Selbstverständlich spricht auch nichts gegen den Besuch eines Selbstverteidigungskurses für Nichtbehinderte. Der Nutzen dürfte allerdings bei einem Spezialkurs erheblich höher sein, da die Kursleiter auch die Möglichkeit haben, besser auf Bedürfnisse der Teilnehmer einzugehen und des Weiteren adäquate Tipps und Tricks oder individuelle Techniken zu entwickeln bzw. auszuprobieren.

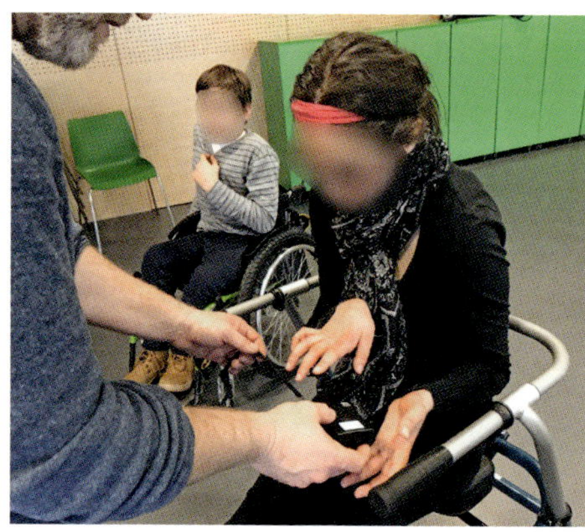

Die Anwendung des Alarmpiepses sollte auch geübt werden. (© Closeprotection.at)

Fast alle Menschen mit einer vorübergehenden oder permanenten geistigen und/oder körperlichen Beeinträchtigung können alle im Buch beschriebenen Hilfsmittel zur Abwehr von An- und Übergriffen benutzen.

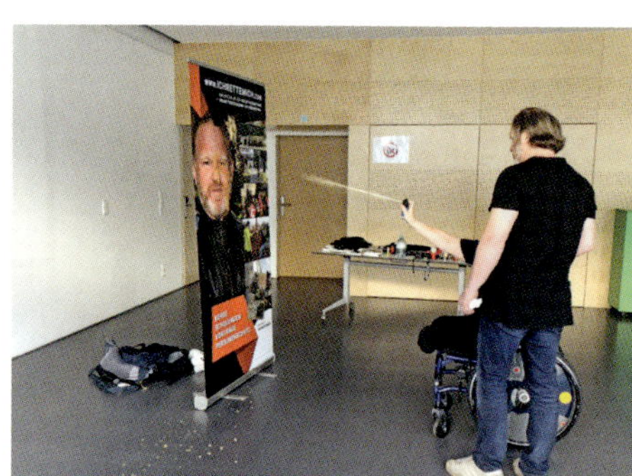

Der Pfefferspray kann für Rollstuhlfahrer ein gutes Hilfsmittel für die Selbstverteidigung sein. (© Closeprotection.at)

Darüber hinaus können Gehhilfen als effektive Schlagwerkzeuge, Hunde als Abschreckung oder sogar der Rollstuhl als Hilfe benutzt werden. Mit dem Rollstuhl können Angriffe von vorne durch eine schnelle Vorwärtsbewegung mit dem Rollstuhl abgewehrt werden, da sich bei fast allen eine Fuß-/Beinablage auf Schienbeinhöhe befindet und diese bei einem starken Stoß zu einem

Schienbeinbruch beim Angreifer führen kann. Mit dem Rollstuhl ist es auch möglich, durch eine schnelle Drehung um 180 Grad Angriffe von der Seite abzuwehren. Wieder ist die Fuß-/Beinablage der entscheidende Teil des Rollstuhls.

Bei An- und Übergriffen von hinten ist es weiters möglich, mit einer rasanten Rückwärtsbewegung des Rollstuhls den Angreifer mit den Haltegriffen des Rollstuhls so zu verletzen, dass er vom Angriff ablässt.

Wie bei allen Personengruppen gilt: Eine 100%ige Sicherheit gibt es nicht! Aber wenn Sie sich wehren, haben Sie sehr gute Chancen, dass der Täter von Ihnen ablässt.

Wichtig ist, entschlossen gegen relativ gut erreichbare Ziele vorzugehen. Entscheidend für den Erfolg einer Technik ist die Schnelligkeit der Ausführung und der dadurch gewonnene Überraschungseffekt, aber auch die mentale Stärke, diese Technik voll auszuüben.

SENIOREN

Senioren haben, je nach körperlicher Verfassung, die Möglichkeit, alle im Buch beschriebenen Techniken und Hilfsmittel anzuwenden! Jedoch würde ich bei überraschenden An- und Übergriffen den Schienbeintritt, den Fegetritt und die Handballenstoßtechnik empfehlen.

Die aufrechte Körperhaltung und das Bauchgefühl sind, wie auch bei allen anderen Personengruppen, die wichtigsten Hilfen zum präventiven Selbstschutz.

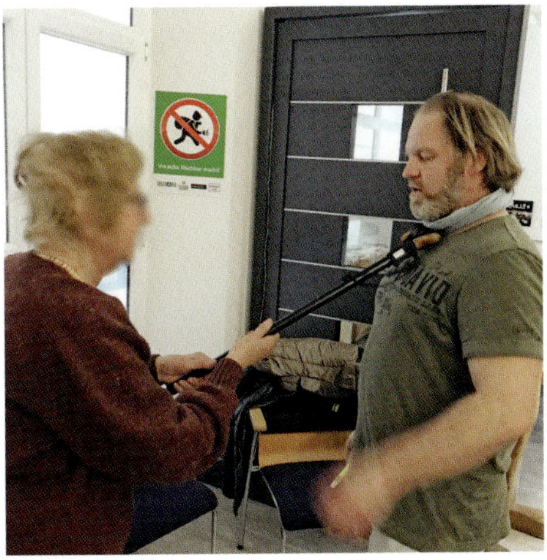

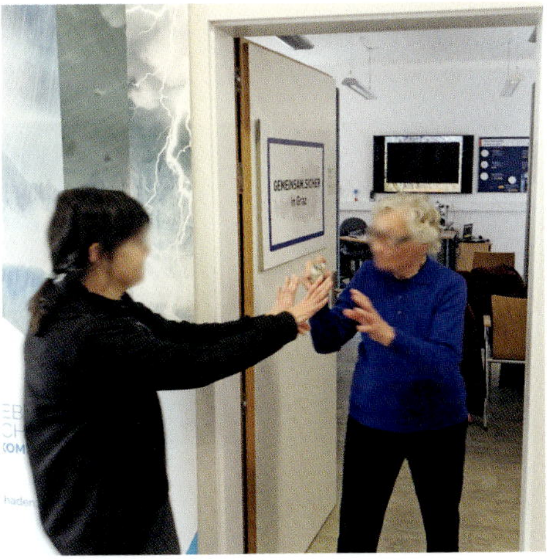

Senioren können sich sowohl mit Hilfsmitteln als auch mit Selbstbehauptung verteidigen.
(© Closeprotection.at)

WISSENSCHAFTLICHER HINTERGRUND ELEMENTARER BESTANDTEILE VON SELBSTBEHAUPTUNGS- UND SELBSTVERTEIDIGUNGSKURSEN

Wie schon gesagt, bezieht sich der Inhalt dieses Ratgebers hauptsächlich auf meine persönliche Erfahrung. Zusätzlich gestützt durch pädagogisches, psychologisches und medizinisches Fachpersonal haben sich drei Schwerpunkte ergeben, welche sich durchaus auf wissenschaftliche Erkenntnisse stützen können:

- Selbstbewusstes Auftreten
- Stabiler Stand
- Präventives Verhalten

Selbstbewusstes Auftreten

Selbstbewusstes Auftreten wird in erster Linie über die Körpersprache, also nonverbal, signalisiert. Über 90 % der Kommunikation passiert auf nonverbaler Ebene und meistens unbewusst durch das Senden von Körpersignalen. Diese Signale drücken sich durch Mimik, Gestik, Körperhaltung, Augenbewegungen und die Atmung aus. Wenn wir eindeutige Signale nach außen senden, um Komplikationen zu vermeiden, ist die Gestik und Mimik mit 55 % am wirkungsvollsten, 30 % bewirken Stimme und Tonfall (nicht die Lautstärke) und relativ wenig bewirkt die Wortwahl mit etwa 7 %.

> Ein Mensch, der Selbstbewusstsein und Selbstsicherheit über seine Körpersprache signalisiert, veranlasst sein Umfeld, ihm mit Achtung zu begegnen, und sichert somit seine Unantastbarkeit.

Aber wie signalisiert man Selbstbewusstsein?

Eine gebückte Körperhaltung mit hängenden Schultern und gesenktem Kopf und eine aufrechte Körperhaltung mit gestrecktem Brustkorb und breitem Stand, die Raum einnimmt – anhand der Bildfolge wird der Unterschied zwischen einer aufrechten und einer gebückten Körperhaltung deutlich.

Auch im Selbstbehauptungs- und Selbstverteidigungskurs wird die aufrechte Körperhaltung auf diese Weise veranschaulicht. Die Trainerin oder der Trainer stellt zuerst die eine und danach

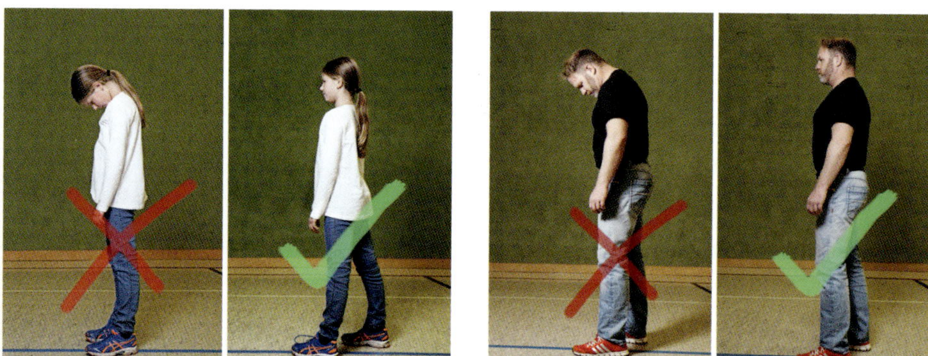

Zwei unterschiedliche Körperhaltungen (© Swen Gruber)

die andere Körperhaltung dar, beide werden mit den Teilnehmern besprochen und analysiert, wobei der Output nur von den Kindern oder Erwachsenen kommt. Sie beschreiben die gebückte Körperhaltung meistens als „traurig“ oder „müde“, die aufrechte Körperhaltung als „fröhlich“ und erstaunlicherweise auch als „bedrohlich“.

Also signalisieren wir mit unserer Körpersprache Selbstbewusstsein, indem wir eine aufrechte Körperhaltung einnehmen. Gleichzeitig bewirkt eine aufrechte Körperhaltung, dass die Atmung frei fließen kann, sodass man sich tatsächlich selbstbewusster fühlt und auch viel mehr von der Umgebung wahrnimmt. Dies bestätigt auch eine Verhaltensstudie von US-Forschern, welche belegt hat, dass eine aufrechte Körperhaltung genügt, um selbstbewusstes Denken und Handeln auszulösen.

Aus diesen Gründen wird ein besonderes Augenmerk darauf gelegt, den Kindern und Erwachsenen eine aufrechte Körperhaltung zu vermitteln. Dies geschieht für alle Altersgruppen spielerisch, indem diese in verschiedenen Übungsreihen miteinander trainiert werden. Die Übungen bauen aufeinander auf und steigern ihren Schwierigkeitsgrad, sodass die Übenden sich auf etwas anderes konzentrieren und die aufrechte Körperhaltung automatisiert wird (siehe Selbstbehauptungskurs/Theorieteil, S. 79). Wenn Sie nach unten blicken, haben Sie automatisch eine gebückte Körperhaltung und strahlen Schwäche und Verletzlichkeit aus. Zu alldem haben Sie auch ein eingeschränktes Sichtfeld und dadurch eine verspätete Reaktion auf vermeintliche An- und Übergriffe. Wenn Sie jemandem in die Augen schauen, haben Sie automatisch eine aufrechte Körperhaltung sowie eine selbstbewusste und starke Ausstrahlung. Eine gebückte Körperhaltung zu haben und jemandem dabei gleichzeitig in die Augen zu schauen, ist nur schwer möglich.

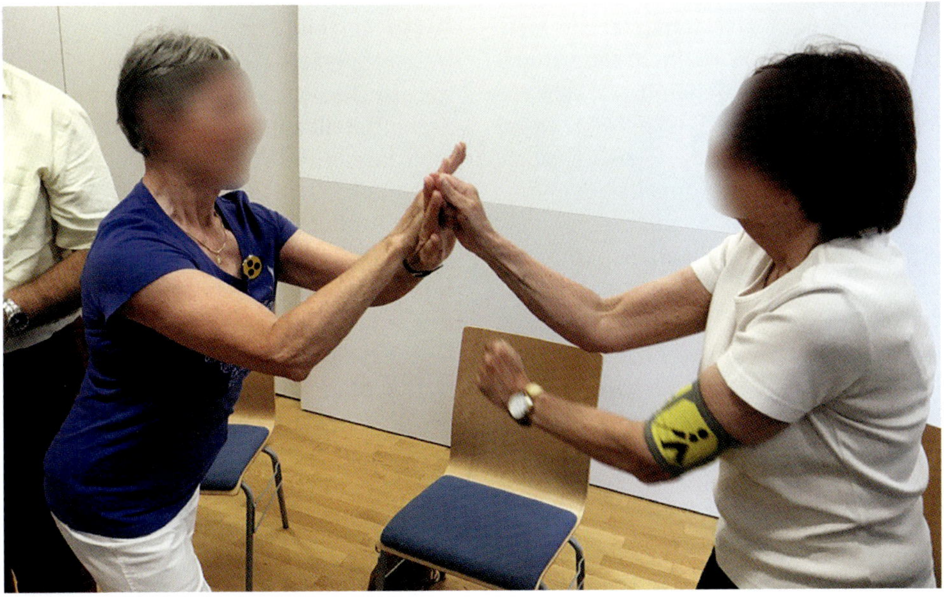

Diese Dame signalisiert Selbstbewusstsein. (© Closeprotection.at)

Wenn man jemandem in die Augen schaut, geht automatisch eine aufrechte Körperhaltung und somit ein selbstbewusstes Auftreten einher!

Ein Taschendieb oder ein möglicher Täter will es leicht mit dem Opfer haben, deshalb entscheidet er sich für ein Opfer, das gerade abgelenkt ist oder durch die Körperhaltung Schwäche signalisiert.

Merke
Eine aufrechte Körperhaltung ist deshalb so wichtig, weil sie eine nonverbale Signalwirkung für das jeweilige Gegenüber (Tier oder Mensch) darstellt. Bei Ausdruck von Stärke und Selbstbewusstsein ist die Gefahr eines An- oder Übergriffs sehr klein. Das Ziel eines vermeintlichen Täters ist es, ohne Gegenwehr und ohne großen Aufwand einfach und leicht zum Erfolg zu kommen.

Tiere sind noch viel sensibler als Menschen und spüren, riechen und schmecken die Angst des Gegenübers, sehr viele von ihnen nutzen dies instinktiv aus.

Ein außergewöhnliches Beispiel möchte ich hier zeigen, bei dem es besonders darum ging, Stärke zu zeigen, um nicht attackiert und dadurch lebensbedrohlich verletzt zu werden: In einer Sendung von Galileo (PRO7) war Folgendes zu sehen (Bitte nicht nachmachen, Lebensgefahr!): Ein Schlangenfänger aus dem Iran hat zwei Söhne, einen 7-jährigen und einen 5-jährigen. Sein Job ist es Giftschlangen zu fangen, um sie zu melken, das heißt, das Gift aus der Schlange zu holen, damit seine Auftraggeber Gegengifte erzeugen können. Er bekommt von den Auftraggebern einen bestimmten Betrag bezahlt, dabei ist der Betrag umso höher, je giftiger die Schlange ist. Der 7-Jährige durfte schon selbst Schlangen fangen und der 5-Jährige musste sich noch einer Prüfung unterziehen, damit ihm sein Vater erlaubte, selbst diesen Job auszuüben. Die Prüfung bestand darin, keine Angst gegenüber Giftschlangen zu zeigen. Er musste sich in einen ca. 1 Meter langen und ca. 70 Zentimeter breiten und 60 Zentimeter hohen Glasbehälter zusammen mit 25 Giftschlangen legen und darin einige Minuten ausharren, ohne von einer Schlange gebissen zu werden. Als der Junge sich mit den 25 Giftschlangen im Glasbehälter befand, gab der Vater noch drei Kobras hinzu. Nach einigen Minuten verließ der Junge unverletzt den Glasbehälter! Er hatte die Prüfung bestanden und somit die Erlaubnis seines Vaters, auch Giftschlangen zu fangen. Der Junge durfte keine Ängste zeigen, da diese äußerst sensiblen Lebewesen dies sofort bemerkt und darauf für ihn lebensbedrohlich reagiert hätten!

Stabiler Stand

Der stabile Stand wird in der Fachliteratur als „Kampfstellung“ bezeichnet. Im Selbstbehauptungskurs für Grundschüler (Altersgruppe 6.–10. Lebensjahr) wird der Ausdruck nicht verwendet, sondern als „Stabiler Stand mit Reaktionsübungen“ bezeichnet, um nicht falsche Hoffnungen einer Abwehr zu wecken. Detaillierte Übungsbeschreibungen dazu findet man im Theorieteil ab S. 79. Der tiefere Sinn solcher Übungen ist es, die Steigerung der Arm-Bein-Koordination, ein besseres räumliches Verständnis und die Reaktion zu schulen. Primäres Ziel dieser Übungsreihen ist jedoch, die aufrechte Körperhaltung und das dadurch einhergehende selbstbewusste Auftreten zu erlangen. Darüber hinaus wird das Bewegen im sicheren Stand geübt, um auf etwaige gefährliche Situationen vorbereitet zu sein, um schneller reagieren zu können und dadurch z. B. einem möglichen Schlag, so gut es geht, die Wirkung zu nehmen.

In einer „Kampfstellung“ müssen Sie standsicher und beweglich sein, Ihre Deckung wahren und den Überblick behalten. Sie teilt sich in den „Unterbau“ und den „Oberbau“. Der „Unterbau“ ist die Stellung der Beine, welche die Standfestigkeit und Beweglichkeit sichert. Der „Oberbau“ ist die Stellung der Arme, die Deckung und Überblick gewährleistet.

Standfestigkeit bedeutet den Erhalt des Gleichgewichts und ist somit von enormer Bedeutung.

Gleichgewicht besagt, dass der Schwerpunkt des Körpers sich stets über seiner Auflagefläche befindet, sobald er sich aber verschiebt, geht auch das Gleichgewicht verloren. Das heißt also, die Standfestigkeit hängt von der Auflagefläche und der Lage des Schwerpunktes ab.

Die Grafik veranschaulicht den Bezug der Auflagefläche zum Schwerpunkt des Körpers und somit zum Gleichgewicht sehr gut. Die höchste Standfestigkeit bietet die erste Stellung mit weit gespreizten Beinen und sehr tief liegendem Schwerpunkt. Da in dieser Stellung aber die Beweglichkeit erheblich eingeschränkt wird, ist sie keineswegs optimal. Beweglichkeit ist vor allem ein Thema, wenn der Gegner stärker ist, daher muss sie bestmöglich sichergestellt sein. Bewegen heißt immer, den Schwerpunkt zu verschieben. Sitzt dieser sehr tief, muss er zuerst gehoben werden, was mit einem großen zeitlichen Aufwand verbunden ist. Beweglichkeit wird also durch zwei Faktoren bestimmt: Einen Schwerpunkt, der nicht zu tief sitzt, und die Spannungsreserven durch das Beugen der Kniegelenke.

Eine gute „Kampfstellung“ muss also, genau genommen, zwei kontrover-

Es gibt folgende drei Arten zu stehen:

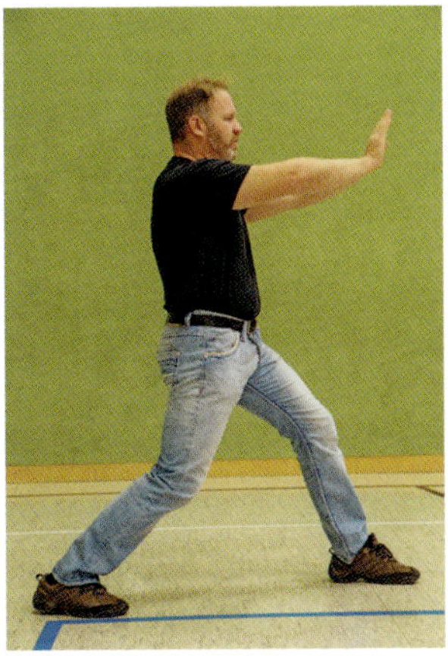

Große Auflagefläche
Tiefer Schwerpunkt
Gute Stabilität

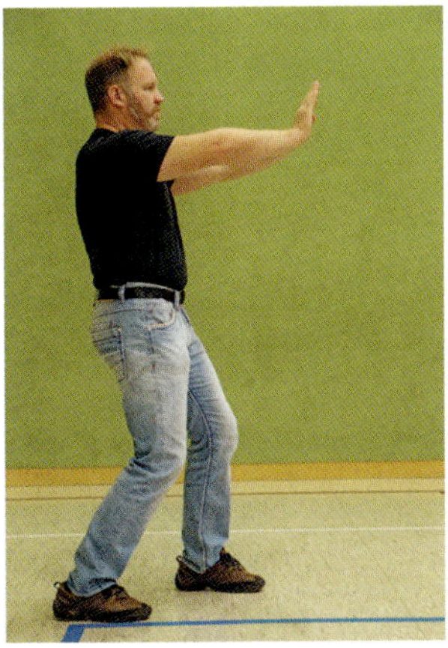

mittlere Auflagefläche
mittlerer Schwerpunkt
mittlere Stabilität

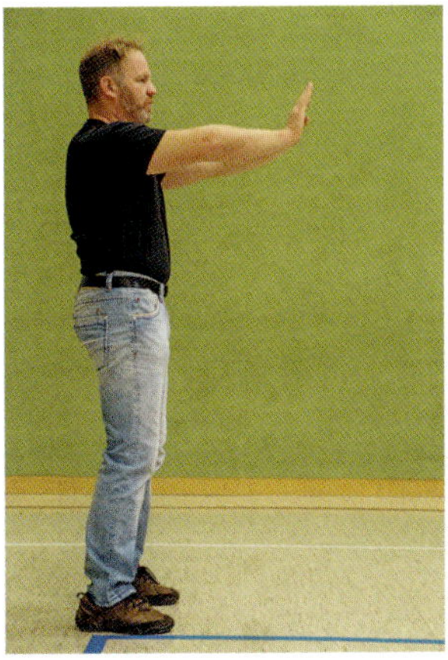

kleine Auflagefläche
hoher Schwerpunkt
schlechte Stabilität

se Kriterien erfüllen. Darum muss ein Kompromiss zwischen bestmöglicher Standfestigkeit durch möglichst viel Auflagefläche und optimaler Beweglichkeit durch einen nicht zu tief sitzenden Schwerpunkt gefunden werden. Diesen Kompromiss bildet die mittlere Darstellung. Die Auflagefläche ist groß genug, um Standfestigkeit zu sichern und der Schwerpunkt sitzt dennoch nicht zu tief. Das Gleichgewicht wird durch die Synthese von Standfestigkeit und Schnelligkeit gesichert.

Jede Technik, egal ob Schlag oder Tritt, verliert deutlich an Wirkung, wenn sie nicht aus einer stabilen Stellung heraus geführt wird.

Die Stellung ist praktisch das Fundament, auf dem unser „Haus", also unsere Techniken, stehen. Ist kein stabiles Fundament da, kippt das Haus irgendwann. Das bedeutet beispielsweise, dass möglichst nicht im „Vorwärtsspringen" geschlagen werden sollte. Dies hätte deshalb weniger Wirkung, weil beim Auftreffen kein Kontakt der „Kraftlinie" zum Boden besteht. Diese „Kraftlinie" setzt sich z. B. bei einer Geraden mit der rechten Faust, grob gesagt, aus dem rechten Arm, verschiedenen Regionen des Rückens und dem hinteren Bein zusammen. Diese Linie braucht für eine optimale Wirkung ein Gegenmoment, das vom Boden geliefert wird.

Natürliche Stände praktiziert man schon ein Leben lang. Wenn ich z. B. jemanden beruhigen will, nehme ich meine Hände hoch. Mit den Handflächen nach vorne zeigend, sehen Sie nicht aggressiv aus. So können Sie beschwichtigen, aber auch verhindern, dass Sie im Falle eines Vorausangriffs den Angreifer nicht schon vorab warnen, da Sie ja natürlich und

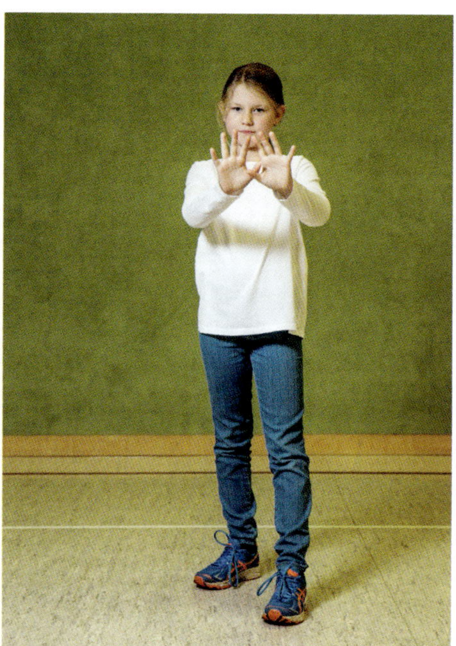

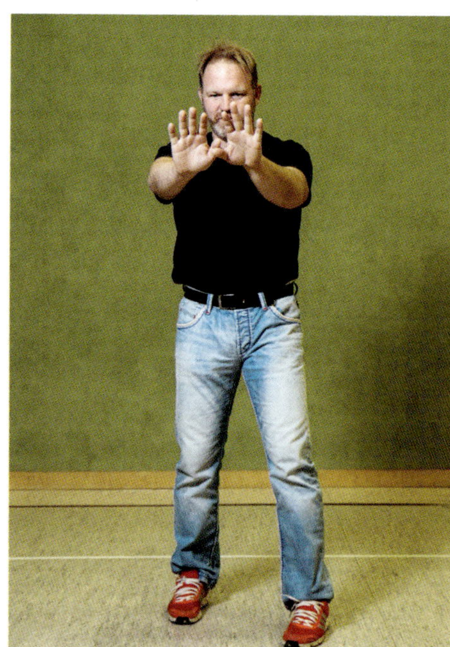

Die stabilste Position (© Swen Gruber)

nicht aggressiv aussehen. Vom defensiven Standpunkt aus haben Sie so einen guten Schutz. Im echten Leben kann man es sich nicht immer aussuchen, in welcher Position man angegriffen wird. Und genau deswegen benutzen wir ausgeklügelte, natürliche und nicht visuell aggressive Körperhaltungen in der Selbstverteidigung, da ansonsten das wichtige Überraschungsmoment verloren geht.

Präventives Verhalten

> Der Kampf, der nicht stattfindet, ist der beste Kampf! (Shaolin).

Der Begriff „Prävention" leitet sich von dem lateinischen Verb *praevenire* ab, was so viel bedeutet, wie „vorbeugen" bzw. „einem Ereignis zuvorkommen". Im Bereich der Kriminologie bezeichnet der Begriff „Kriminalprävention" die Gesamtheit aller vorbeugenden Maßnahmen, die das Begehen künftiger Straftaten vermeiden sollen. Der klassische Begriff der Kriminalprävention bezieht sich auf das Strafrecht und die Strafrechtspflege. Das bedeutet ganz allgemein, durch das Sanktionieren einer Tat das Rechtsbewusstsein der Bevölkerung zu sichern. Es hat sich allerdings auch ein neuer, „erweiterter" kriminalpräventiver Begriff gebildet, welcher sich auf die Gesellschaft in ihrer Gesamtheit bezieht, das heißt, das Anwenden sämtlicher Vorbeugungsstrategien (Selbstverteidigungskurse ...).

Warum ist präventives Verhalten gerade für Kinder so wichtig?

Ist ein Kind nicht in der Lage, die Gefahr zu erkennen, welche von einem Täter ausgehen kann, kommt es möglicherweise in eine Situation, aus der es sich nicht mehr befreien kann. Ein Kind ist einem Erwachsenen körperlich unterlegen!

Auch wenn dieses Kind sich selbst nicht in die „Opferrolle" begibt, befindet es sich dennoch in einem „Opferstatus". Die Realität ist nun mal, dass der körperlich Stärkere einem körperlich Schwächeren immer überlegen ist!

Dazu ein Beispiel aus einem der abgehaltenen Kurse: In einem meiner Selbstbehauptungskurse in einer Volksschule/Grundschule hatten wir unter anderem das Vergnügen, mit dem Landesmeister im Kickboxen zu üben. Dieser junge Bursch, zum damaligen Zeitpunkt zehn Jahre alt (4. Klasse), war der Meinung, er könnte sich ganz einfach aufgrund seiner Kampfsporttechniken gegen den Kursleiter wehren. Der Kursleiter hielt ihn kurz fest und der Junge konnte sich für die Dauer des Haltegriffs (ungefähr 15 Sekunden) nicht befreien!

Lernt das Kind, sich präventiv zu verhalten, hilft ihm Folgendes:

- Mögliche Gefahren sofort zu erkennen.
- Sofort auf Distanz und in innere Abwehrhaltung zu gehen.
- Nicht ahnungslos überrumpelt zu werden.

Prävention beginnt allerdings nicht mit der Warnung vor dem „Bösen". Das Wort „böse" ist angstbesetzt.

> Der Sinn ist nicht, den Kindern Angst zu machen, sondern ihnen die Angst zu nehmen, indem sie gestärkt werden.

Wird ein Kind von jemandem angesprochen, ist dieser Mensch vorerst einfach fremd. Wir wissen nicht, ob er „gute“ oder „böse“ Absichten hat. Vor jeder fremden Person Angst zu haben, wäre falsch, es ist allerdings angebracht, vorsichtig zu sein. Die Natur liefert uns hier ein Vorbild: Jedes Tier begegnet einem Menschen zunächst mit Vorsicht, es wahrt meistens sogar einen Abstand und lässt den Menschen nicht an sich herankommen. Das ist der gesunde Instinkt der Tiere, der sie schützt und ihr Überleben sichern soll.

Viele Eltern glauben, dass es reicht, wenn sie ihre Kinder selbst vor Gefahren warnen. Standardsätze, wie „Geh mit niemandem mit!“, „Nimm nichts von Fremden!“ und so weiter, kennen wir alle. Leider sieht die Realität aber oft anders aus. Zum einen können sich Kinder Gefahren nicht wirklich vorstellen, hören nicht ausreichend zu bzw. denken über das Gehörte nicht nach. Die Zustimmung des Kindes zu erhalten, heißt also noch nicht, dass es im Ernstfall auch funktioniert. Die Erfahrung zeigt vielmehr das Gegenteil!

Beispiel: Ein Mädchen aus der 1. Klasse Grundschule wurde auf dem Nachhauseweg von einem Mann angesprochen. Es gab anstandslos Auskunft, wie lange es nach der Schule alleine zu Hause sei. Das Mädchen erzählte zum Glück alles seiner Mutter und am nächsten Tag wurde der Schulweg polizeilich überwacht. Gerade dieses Mädchen war angeblich von zu Hause „vorgewarnt“ und auch in der Schule hatte es eine Unterrichtseinheit zum Thema Kindersicherheit auf dem Schulweg gegeben. Doch im Fall des Falles reicht das nicht aus! Auch während der Kurse, in denen die Trainer den Kindern, zumindest zu Beginn, fremd sind, reagieren Kinder immer wieder, wie beschrieben. Sie hören den Fremden zu, geben Auskunft und dulden die Manipulationsversuche. Die meisten Kinder spüren sehr wohl, dass etwas an dem Verhalten des Fremden nicht stimmt. Sie

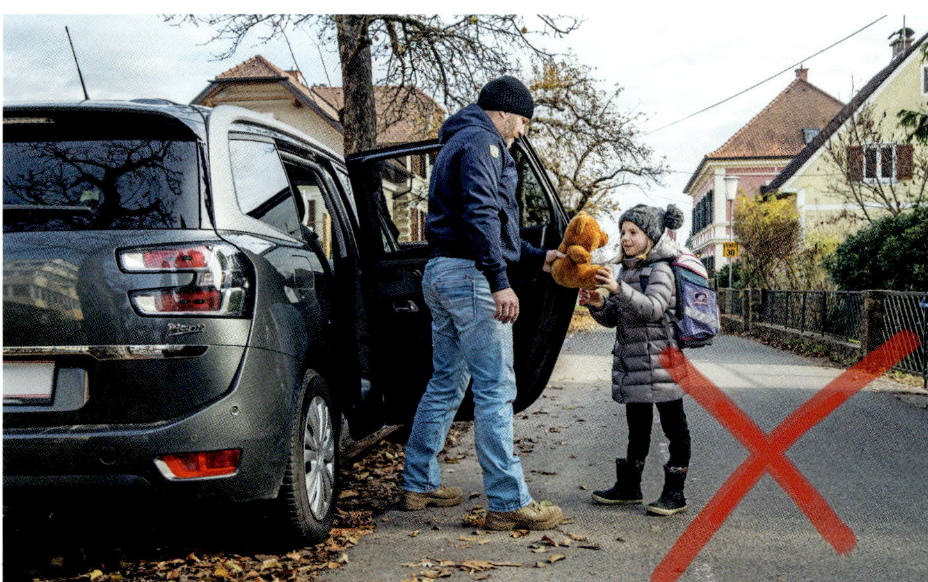

Manipulation (© Swen Gruber)

sagen „Nein", aber leise, zögerlich und bleiben meist unsicher stehen. Es ist wichtig, dass die Kinder von einer unabhängigen Person (einer Trainerin oder einem Trainer) erfahren, wo gefährliche Situationen in ihrem Alltag auftauchen und wie diese aussehen können. Genauso wichtig ist es, dass sie bei dieser Person üben dürfen, wie sie sich in den besprochenen Situationen verhalten sollen. Einige Kinder brauchen die Erlaubnis, nicht „brav und freundlich" sein zu müssen, aber es gibt auch immer wieder Kinder, die Grenzerfahrungen machen müssen, um ihre Selbstüberschätzung auf ein realistisches Maß herunterzuschrauben. Aber für alle gilt: Nur durch wiederholtes Training können Kinder lernen, Manipulationen zu widerstehen!

Bauchkribbeln ist gut

Wenn man Kinder danach fragt, wo sie ihre Angst spüren, zeigen sie auf den Bauch und nennen es „Bauchkribbeln". Angst hat viel mit Vertrauen zu tun, einerseits in sich selbst und andererseits in das Leben. In der Natur entsteht Angst nur in Gefahrensituationen (Naturkatastrophen, natürliche Feinde). Doch durch die Zivilisation entstehen weitere Gefahren, die von der Natur nicht vorgesehen sind (Krieg, Bedrohung des Menschen durch andere Menschen). Kinder sind anfänglich bei Angst wie „hypnotisiert" wie auch viele Erwachsene. Sie weinen und laufen zu ihren Eltern, um Schutz zu bekommen. Die ohnmächtige Reaktion entsteht durch den falschen Umgang damit.

Angst ist eine natürliche Schutzfunktion, sie kommt auf und warnt uns.

Durch die Angst wird man hellwach und sie lenkt die Wahrnehmung auf die Bedrohung. So bleibt die Wahrnehmung erhalten, die Kinder sind reaktions- und handlungsfähig. Nach der Bewältigung der Situation verschwindet die Angst wieder, denn sie hat uns erfolgreich bewahrt und geschützt. Ein besonderes Augenmerk wird darauf gelegt, dass jedes Kind zumindest eine Telefonnummer von einer Bezugsperson auswendig kennt, damit es im Ernstfall einen Erwachsenen um Hilfe bitten und jemanden anrufen kann, der es abholt.

Merke

- „Sich mit Fremden zu messen, ist keine Heldentat."
- „Wirklich stark ist, wer sich nicht provozieren lässt, auch wenn es an der Ehre kratzt."
- „Wirklich stark ist, wer Nein sagen kann."
- „Wirklich stark ist, wer erzählen kann, wenn er Angst hat."
- „Wirklich stark ist, wer Hilfe holen kann."
- „Wirklich schlau ist, wer sich gut schützen kann."
- „Wirklich schlau ist, wer nicht auf die Tricks von Verführern hereinfällt."
- „Ein Erwachsener ist immer körperlich überlegen."

SICHER IM STRASSENVERKEHR – DAS RICHTIGE ÜBERQUEREN VON STRASSEN

Sicher im Straßenverkehr

Wie bin ich für andere Verkehrsteilnehmer bei Tag und bei Nacht sichtbar? Besonders in der dunklen Jahreszeit ist es wichtig, gesehen zu werden.

- Lichtreflektierendes Equipment
- Kleidungsstücke
- Taschenlampe

Das optimale Überqueren einer Straße

Bei einer fünfstelligen Anzahl an teilnehmenden Schülern der Altersgruppen 6–10 Jahre sowie 11–14 Jahre an meinen Selbstbehauptungs-/Selbstverteidigungskursen konnte Folgendes festgestellt werden:

Bei 90 % der 6- bis 10-jährigen und bei 50 % der 11- bis 14-jährigen Schülerinnen und Schülern wurde das richtige Überqueren einer Straße nicht oder nicht optimal praktiziert.

Drei entscheidende Faktoren:

1. Richtige Auswahl von Straßenstellen für das sichere Überqueren: Wenn möglich und im Idealfall an einer geraden, übersichtlichen Straßenstelle oder bei einer kurvigen Straße am Schnittpunkt der Kurve, da man meist in beide Richtungen am weitesten einsehen kann.
2. Richtiges Verhalten zum Erkennen von Fahrzeugen: Um auch wirklich Fahrzeuge gut erkennen zu können, sollten sich die Kinder beim Links-rechts-links-Schauen Zeit lassen. Haben sie diese Zeit nicht, können sie die Straße auch nicht sicher überqueren, da sie in der Eile mit großer Wahrscheinlichkeit Fahrzeuge übersehen können!
3. Richtiges Verhalten beim Überqueren einer Straße: Der Weg des Überquerens sollte kurz gehalten werden, um zu gewährleisten, den Gefahrenbereich so rasch wie möglich zu verlassen.

Fragen, die immer wieder auftauchen:

Warum muss ich beim Links-rechts-Schauen mit Links beginnen?
Weil in Österreich Rechtsverkehr ist. Das heißt, alle Fahrzeuge müssen am rechten Straßenrand fahren und sind deshalb links am nächsten und somit am gefährlichsten.

Wie finde ich heraus, wo links und rechts ist?
Mit Daumen und Zeigefinger beider Hände ein U bilden und dort, wo man das L richtig lesen kann, ist Links.

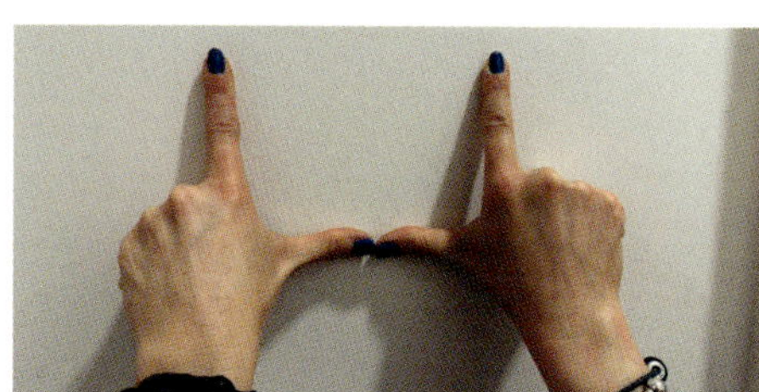

(© Closeprotection.at)

Warum sollte ich den Arm beim Queren nicht heben?
Weil mir dadurch mein Wahrnehmungsbereich und Sichtbereich genommen wird. Bei einem möglichen Übergriff ist es nicht mehr möglich, wegzulaufen, da diese Bewegung entgegen dem natürlichen Bewegungsmuster geht. Kinder im Alter zwischen dem 6. und 10. Lebensjahr können nur wenige Sachen gleichzeitig machen.

Warum muss ich links-rechts-links schauen, und erst, wenn die Straße frei ist, losgehen?
Links sind die Fahrzeuge am nächsten und somit am gefährlichsten, dann rechts, damit ich sehe, ob auf der anderen Straßenseite auch ein Fahrzeug kommt, dann nochmals links vorm Weggehen, da in der Zwischenzeit, in der ich nach rechts geschaut habe, ja von links schon wieder ein Fahrzeug kommen könnte und dieses mir am nächsten ist. Wenn es frei ist, quere ich die Fahrbahn und schaue währenddessen noch mal nach rechts, da in der Zwischenzeit, in der ich nach links geschaut habe, ja von rechts schon wieder ein Auto kommen könnte und das betrifft mich ja ab Mitte der Fahrbahn, weil es ja am rechten Straßenrand fahren muss.

Überqueren einer kurvigen Straße ohne Schutzweg:

Überquere ich die Straße vor einer Kurve, nach der Kurve oder in der Kurvenmitte?
In der Mitte der Kurve, da ich dort in beide Richtungen am weitesten sehen kann.

Muss ich die Straße immer am Schutzweg überqueren?
Nein. Es ist aber sinnvoll, da er markiert ist und an übersichtlichen Stellen liegt. Rein rechtlich wäre es 25 Meter vor oder nach einem Zebrastreifen (Schutzweg) auch erlaubt.

Muss ich immer links-rechts-links schauen, wenn ich eine Fahrbahn überquere, egal wie breit diese ist?
Ja immer! Sogar bei Ampeln oder Schranken (Gleis, Schiene, Radweg, Zebrastreifen ...), weil technische Anlagen ja auch defekt sein könnten oder Verkehrsteilnehmer mich nicht sehen, weil sie abgelenkt sind (Handy, Sonne blendet oder sie haben etwas Falsches getrunken ...).

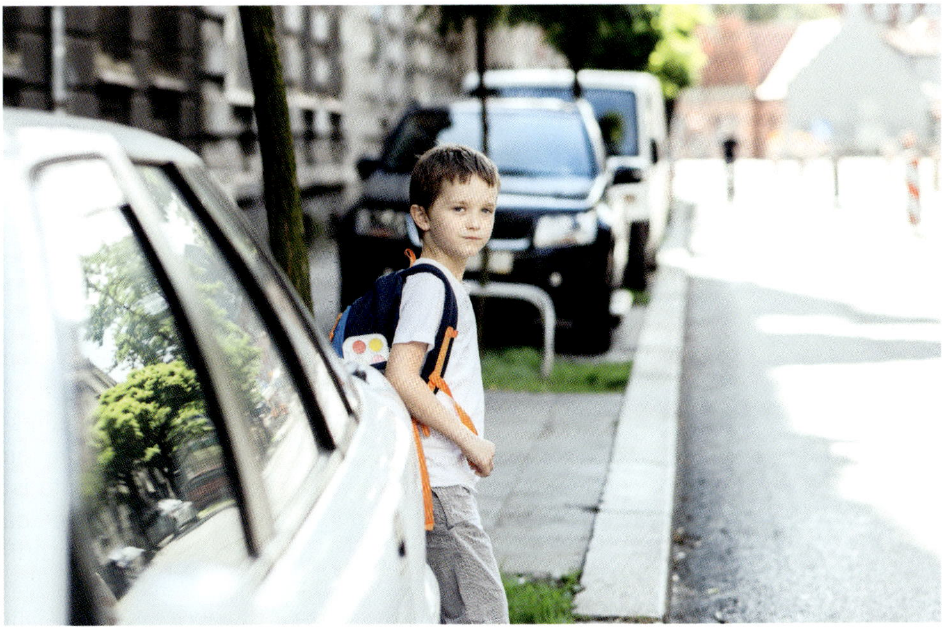

Beim Überqueren der Straße ist es wichtig, immer links-rechts-links zu schauen und sich zu vergewissern, dass kein Auto kommt. (© Daniel Jedzura/Shutterstock.com)

GEFAHREN UND VERHALTEN MIT SOZIALEN MEDIEN UND IM INTERNET

Die Sozialen Netzwerke, wie WhatsApp, Instagram, Facebook, Twitter, Tik Tok, Snapchat, haben auch einige Risiken.

Allgemeine Informationen im Netz

- Propaganda, übermäßige Werbung, Beeinflussung in eine Richtung

Handy und Gesundheit

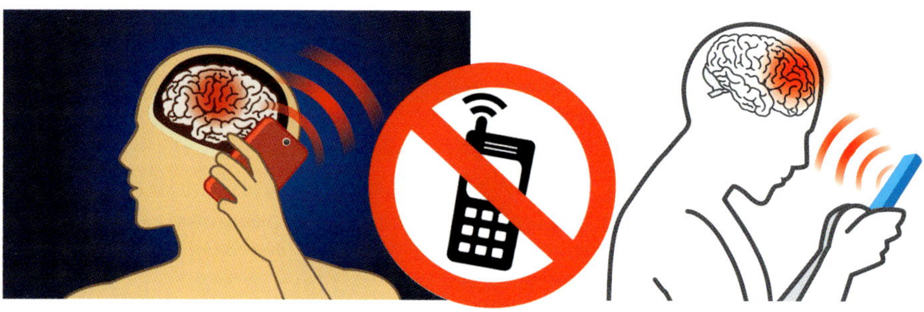

Li. u. re.: (© solar22 Shutterstock.com); Mitte: (© Arcady/Shutterstock.com)

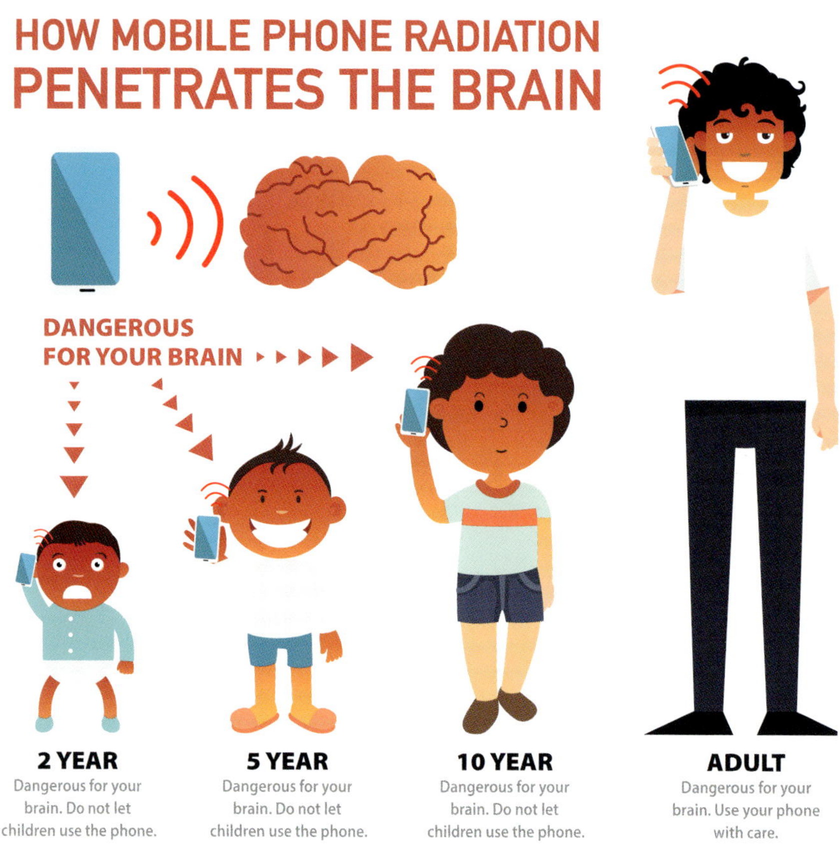

(© jehsomwang/Shutterstock.com)

- Der Wahrheitsgehalt ist immer zu hinterfragen, aber in den meisten Fällen nicht möglich.

Persönliche Informationen über mich

- Was zeige ich von mir her?
- Welche meiner Social-Network-Freunde kenne ich wirklich persönlich?
- Wie grenze ich andere aus? Was schreibe ich über andere? Welche Auswirkungen können meine Einträge auf andere haben?

Welche Gefahren bestehen dadurch

- Mobbing
- Cyber Grooming

Cyber Grooming – was ist das?

Cyber Grooming ist das berühmte Locken mit dem Zuckerl, aber halt im Internet. Wie merke ich das?

- Wenn dein Chatpartner schon zu Beginn viele persönliche Details von dir wissen möchte.
- Wenn dein Chatpartner Kontakt auf anderen Wegen, z. B. über Mail-Adresse, Handy, Facetime, Skype ..., mit dir aufnehmen will.
- Wenn dein Chatpartner auffallend viele ähnliche oder gleiche Interessen wie du hegt.
- Wenn dein Chatpartner sich als Model-Agent ausgibt oder dir erklärt, wie du zu viel Geld kommst.
- Wenn dein Chatpartner selten auf deine Fragen eingeht und sich nur auf dich konzentriert.
- Wenn dein Chatpartner will, dass du deine Webcam einschaltest und behauptet, dass seine kaputt wäre.
- Wenn dein Chatpartner ständig auf sexuelle Themen anspielt oder dich direkt darauf anspricht.
- Wenn dein Chatpartner intime Bilder, Videos oder Web-Cam-Chats von dir fordert oder dir von sich welche zusendet.

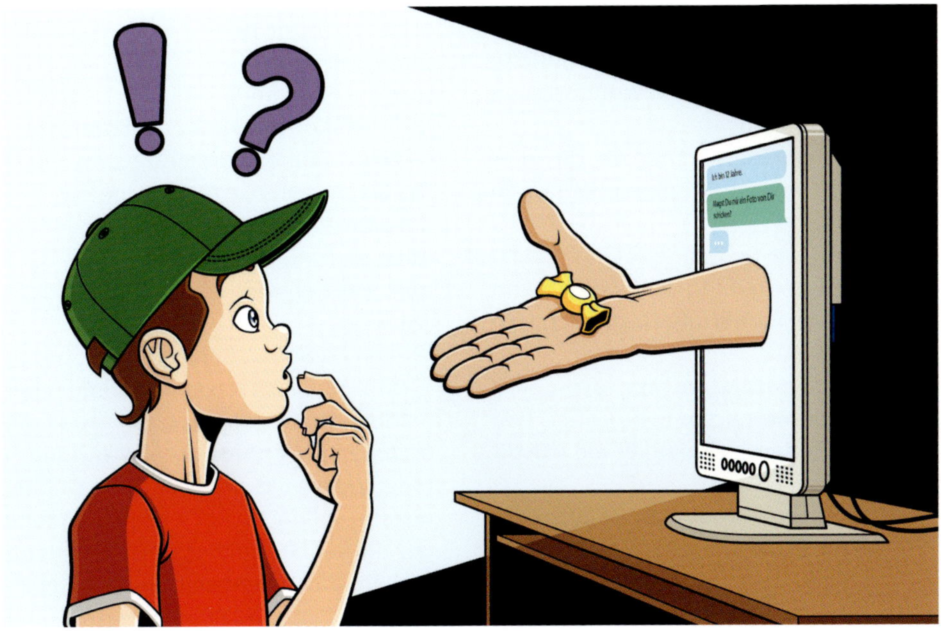

(© Omino di Carta/Shutterstock.com)

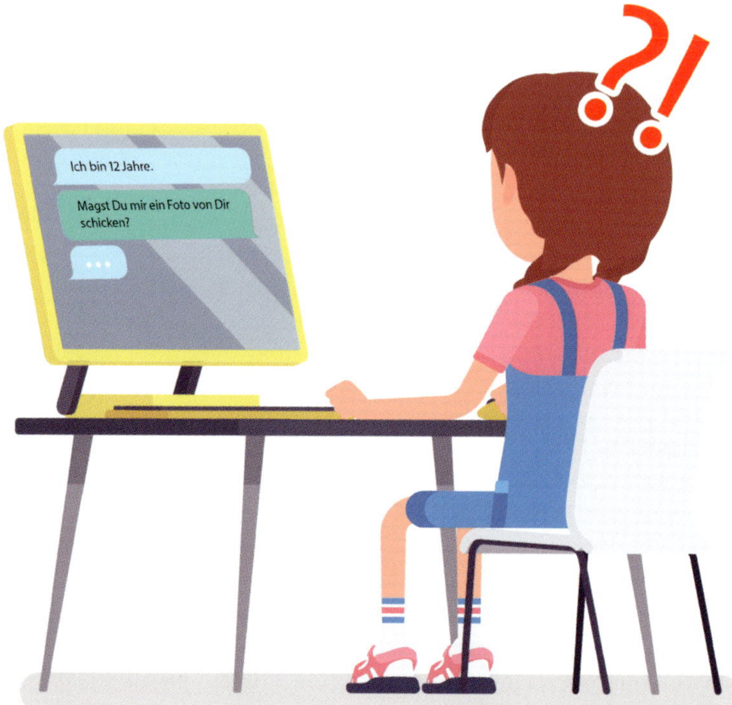
Ich bin 12 Jahre.
Magst Du mir ein Foto von Dir schicken?
...

(© Andrew Rybalko/Shutterstock.com)

- Wenn dein Chatpartner dir übermäßig viele Komplimente macht und dir damit ständig schmeichelt.
- Wenn dein Chatpartner persönliche Dinge, wie Adresse und Wohnort, von dir erfahren möchte.
- Wenn dein Chatpartner dir rät, niemandem von eurer Bekanntschaft zu erzählen.
- Wenn dir dein Chatpartner ein schlechtes Gewissen einreden will, wenn du seinen Forderungen nicht nachkommst.
- Wenn dein Chatpartner dir damit droht, intime persönliche Dinge von dir zu veröffentlichen und Geld von dir will.
- Wenn dein Chatpartner immer mehr in deine Privatsphäre eintaucht und sich mit dir persönlich treffen möchte.

Was kann ich tun, wenn ich betroffen bin?

So haben Täter beim Cyber-Grooming keine Chance bei dir!
Achte auf Folgendes:

- Bei Neukontakten in sozialen Netzwerken immer vorsichtig und misstrauisch sein. Gegen ein nettes Online-Gespräch ist nichts einzuwenden, aber vertraue niemals blind. Man weiß nie, wer sich wirklich hinter dem Profil verbirgt!
- Reden ist Silber, Schweigen ist Gold!
- Erzähle möglichst wenig über dein Privatleben und gehe nur sehr sparsam mit persönlichen Daten wie Bildern oder Videos um. Schütze deine Online-Profile, indem du nur wenige Angaben zu dir selbst machst und die Privatsphäre-Einstellungen sicher einstellst.

- **Zu schön, um wahr zu sein!**

Dein Chatpartner wohnt in derselben Stadt, hat die gleichen Hobbies und hört dieselbe Musik wie du? Bloß nicht alles glauben! Du kannst nicht überprüfen, was wirklich stimmt und was dein Chatpartner nur schreibt, um dein Vertrauen aufzubauen.

- **Genug ist genug!**

Sind dir Chat-Situationen unangenehm, blockiere den Kontakt! Du musst dich vor niemandem rechtfertigen – und schon gar nicht vor deinem Chatpartner. Besonders kritisch solltest du werden, wenn ständig auf sexuelle Themen angespielt wird. Dann heißt es: Besser Abstand halten (Gefahr von Sextortion[7]).

- **Mittendrin?**

Raus aus dem Cyber-Grooming!

- **Sicher ist sicher!**

Im Chat erhältst du immer wieder anzügliche Nachrichten oder wirst auf intime Dinge angesprochen? Beweissicherung durch Screenshots der Chats! Damit hast du etwas in der Hand, um gegen den Übeltäter vorzugehen.

- **Servus und baba!**

Cyber-Grooming beenden! Blockiere den Chatpartner, der dich belästigt, und vermeide jeglichen Kontakt. Falls du deine Handynummer preisgegeben hast, sperre den Kontakt auch auf deinem Smartphone.

- **Bitte weitersagen!**

Die Betreiber von Sozialen Netzwerken und Chatplattformen möchten das Beste für Ihre Community und sind dir dankbar, wenn du den Chatpartner meldest, der dich belästigt. So schützt du gleichzeitig andere Mitglieder, denn Cyber-Grooming kann jeden treffen.

- **Gemeinsam stark!**

Deine Eltern und Freunde haben immer ein offenes Ohr für dich. Spreche mit ihnen über Cyber-Grooming, es muss dir nicht peinlich sein. Gemeinsam könnt ihr eine Lösung finden.

- **Bestrafung muss sein!**

Wende dich zusammen mit deinen Eltern an die Polizei. Cyber-Grooming ist verboten und muss bestraft werden. Dabei musst du selbst keine Angst vor Konsequenzen haben, denn du kannst nichts für die Absichten des Täters.

Merke
Was einmal im Netz ist, ist für immer drinnen, selbst wenn man es löscht! Sei vorsichtig, mit wem du in Kontakt trittst! Habe immer Vertrauen zu deinen Eltern, diese können dir helfen, eine Gefährlichkeit zu erkennen und/oder Hilfe zu bekommen. Es ist nie zu spät – auch wenn schon etwas passiert ist!

7 Sextortion ist eine Form von Mobbing, wo Erpresser Jugendliche dazu überreden, sich vor laufender Webcam auszuziehen und heikle Bilder von den Chats machen. Oder sie nehmen peinliche Bilder auf der Schultoilette oder in der Umkleidekabine auf. Daraufhin fordern sie Geld und drohen damit, das aufgenommene Material zu veröffentlichen.

SPEZIELLE TIPPS UND TRICKS FÜR DIE ALTERSGRUPPE DER 6- BIS 10-JÄHRIGEN

PRÄZEDENZFALL „KAMPUSCH“

Auszug aus dem Buch Natascha Kampusch: 1998 war Natascha Kampusch, ein 10-jähriges Mädchen aus der Rennbahnsiedlung am Stadtrand von Wien, auf dem Weg in die Volksschule, als sie in einen weißen Lieferwagen gezerrt und entführt wurde.

> *Das Mädchen bog in die Melangasse ein und trottete mit gesenktem Kopf dahin. Etwas veranlasste sie, den Kopf zu heben, und sie sah einen weißen Lieferwagen, vor dem ein Mann stand, der wirkte, als würde er auf etwas warten. Sie wurde langsamer und blieb schließlich stehen – sie hatte Angst. Der Impuls, die Straßenseite zu wechseln, kam sofort in ihr auf. Bilder von entführten, missbrauchten und sogar ermordeten Mädchen aus den Medien und Sätze wie: „Steig nicht in ein fremdes Auto!“ rasten Natascha durch den Kopf. Und trotzdem ging das Mädchen ihren Weg weiter ... Als sie nur noch zwei Meter von dem Mann entfernt war, blickte er in ihre Augen und plötzlich wich ihre Angst einer Art Mitleid, denn der Mann wirkte auf sie verloren und zerbrechlich. Doch als sie auf dem schmalen Gehsteig an ihm vorübergehen wollte, packte er sie um die Taille und hob sie durch die offene Tür in den Lieferwagen.*[8]

Warum ging das Mädchen weiter? Warum traute es seiner Intuition nicht?

Jeder Mensch ist von Natur aus mit Instinkten ausgestattet. Ein Instinkt, der auch in der heutigen Zeit noch ausgesprochen gut funktioniert, ist beispielsweise der Mutterinstinkt. Eine Mutter wird auf dem Spielplatz genau spüren, wie sie die Unternehmungen ihres Kindes/ihrer Kinder einschätzen muss.

Ein anderer äußerst gut entwickelter Instinkt ist der Überlebensinstinkt, den auch Kinder besitzen. Jeder Mensch weiß instinktiv, was ihm gut tut und was nicht. Dieser Instinkt kann sich auf verschiedenen Wegen bemerkbar machen, einerseits Angst, die zu Fluchtverhalten führt, und andererseits Wut, die den Körper in einen kampfbereiten Zustand versetzt. Kinder beschreiben diesen Warninstinkt oft als „Bauchkribbeln“.

---

8 Natascha Kampusch: 3096 Tage. List Verlag 2010, S. 44 f.

Warum also hat Natascha nicht auf ihr „Bauchkribbeln" gehört, das sie augenscheinlich verspürt hat?

Täter haben unterschiedliche Strategien, um die Instinkte der Opfer auszuschalten. Die erste Gefahr für Kinder lauert also dort, wo ihr Instinkt getäuscht und manipuliert wird! Daher ist es wichtig, den Instinkt der Kinder von Anfang an zu schärfen und nicht durch überzogene Höflichkeitsrituale zu untergraben. Zum Beispiel werden Kinder öfters von Leuten nach ihrem Namen gefragt. Antwortet das Kind nicht gleich, springt möglicherweise die Mutter ein und nennt den Namen des Kindes. So lernen Kinder, dass es in Ordnung ist, wenn jeder ihren Namen erfährt, und ignorieren ihren Instinkt, der vielleicht gerade eine Warnung melden möchte. Die Instinkte müssen geschärft werden und die Möglichkeit haben, einwandfrei zu funktionieren!

Dies gelingt, indem Kinder eine klare Orientierung bekommen und sich sicher sein können:

- „Wenn es in deinem Bauch kribbelt, nehme ich dich ernst."
- „Wenn du dich an einem Ort oder im Beisein eines Menschen unwohl fühlst, nehme ich dich ernst."
- „Wenn du Angst vor jemandem hast, rede ich sie dir nicht aus."
- „Wenn du wütend bist, bremse ich dich nicht sofort."
- „Wenn du mir etwas sagen willst, höre ich dir aufmerksam zu."
- „Wenn du jemanden nicht magst, zwinge ich dich nicht zur Höflichkeit."
- „Wenn es dir schwerfällt, etwas zu erklären, helfe ich dir, deine Gefühle in Worte zu fassen."
- „Wenn du weinst, versuche nicht sofort, deine Tränen zu stoppen."

Ich hatte fest damit gerechnet, nicht ernst genommen oder gar ausgelacht zu werden – wie so oft.[9]

Nataschas Eltern führten zwei Lebensmittelgeschäfte. Der Vater war für die Bäckerei und die Auslieferung der Backwaren verantwortlich. Als sie ungefähr fünf Jahre alt war, begann ihr Vater, sie mit auf seine Touren zu nehmen. Einerseits gefiel es ihr, Zeit mit ihrem Vater zu verbringen, aber sie schildert auch viele negative Seiten an den Auslieferungstouren: Obwohl sie von den Menschen gelobt wurde, Süßigkeiten geschenkt bekam und im Mittelpunkt stand, ist es Natascha in keiner guten Erinnerung geblieben, denn diese Menschen waren ihr fremd. Das Mädchen wurde von ihrem Vater, der sich mit ihr schmückte, in ein Rampenlicht gestellt, in dem es nicht stehen wollte und das es peinlich berührte. Natürlich erwartete jeder, der Natascha etwas spendierte, eine Gegenleistung dafür:

Gib dem Onkel ein Küsschen. Gib der Tante ein Küsschen.[10]

Während dieser Aufenthalte in den Lokalen fand ein dauernder Wechsel zwischen Aufmerksamkeit und Vernachlässigung statt, welcher das Selbstvertrauen des kleinen Mädchens beeinflusste. Wenig später schwächte die schrittweise Trennung ihrer Eltern ihr Selbstvertrauen weiter. Ein Gefühl der Verlassenheit setzte sich in dem Mädchen fest und es hörte auf, seiner engsten Umgebung zu trauen. Dieser Vertrauensbruch verstärkte sich,

9 Natascha Kampusch: 3096 Tage. List Verlag 2010, S. 10.
10 Natascha Kampusch: 3096 Tage. List Verlag 2010, S. 23.

als Natascha in den Kindergarten kam. Sie hatte Probleme mit anderen Kindern und auch mit den Kindergärtnerinnen, musste aber zu Hause feststellen, dass ihre Mutter sie nicht unterstützen würde, sondern die Zuständigkeit ganz in die Hände der besagten Kindergärtnerinnen legte. Aufgrund dieser Strapazen entwickelte sich Natascha in dieser Zeit zur Bettnässerin, was ihr Selbstvertrauen nicht unbedingt förderte. Die Erziehungsmethoden ihrer Mutter beinhalteten die „klassische Ohrfeige" und die Annahme, Kinder wären durchaus in der Lage, ihre Gefühle zu unterdrücken und alleine damit fertig zu werden. Natascha begann, ihren Frust durch Essen zu kompensieren, und nahm rasant zu. Auch diese Tatsache zehrte weiter an ihrem Selbstvertrauen. So wurde aus einer selbstbewussten kleinen Person innerhalb weniger Jahre ein verunsichertes Mädchen, welches das Vertrauen in ihre eigene Wahrnehmung verloren und gelernt hatte, dass von Erwachsenen keine Hilfe zu erwarten ist![11]

Hör auf dein Bauchgefühl: Bei einem meiner Selbstbehauptungskurse erzählte mir eine Mutter, dass ihre 8-jährige Tochter mit ihrer Oma und ihrem Bruder zu Fuß am Gehsteig unterwegs war. Die Oma und ihr Bruder gingen etwa 15 Meter vor ihr, ein Mann kam ihnen entgegen, ging an der Oma und ihrem Bruder vorbei und direkt auf das Mädchen zu und verprügelte es grundlos. Im Selbstbehauptungskurs stellte ich an alle teilnehmenden Schülerinnen und Schüler die Frage, ob jemandem schon einmal etwas passiert sei. Die Schülerin, die misshandelt wurde, zeigte auf und erzählte alles so, wie es mir ihre Mutter eine Stunde zuvor erzählt hatte. Ich stellte eine gezielte Frage zum Erlebnis von Natascha Kampusch, die den weißen Lieferwagen sah und nach ihrem Bauchgefühl die Straßenseite wechseln wollte, aber trotzdem weiterging. „Was wolltest du eigentlich machen, als der Mann auf dich zukam?" „Ich wollte umdrehen", antwortete das Mädchen. Das deckt sich auch exakt mit dem, was Natascha Kampusch in ihrem Buch geschrieben hat, und mit einigen Erfahrungen, die ich selbst machen durfte. Normalerweise hat man eine innere Stimme zum Selbstschutz. Man muss nur auf sie hören, ohne dass man jetzt paranoide wird und hinter jedem Busch oder Strauch jemanden Böses vermutet.

SICHERER ABSTAND

Der sichere Abstand ist die sichere Entfernung zu einem möglichen Täter, sodass dieser keinen Handlungsspielraum für An- oder Übergriffe bekommt und man dadurch die Möglichkeit für eine Flucht wahrnehmen kann.

Diese Entfernung hängt von mehreren Faktoren ab:

- dem eigenen Gemütszustand,
- der körperlichen Verfassung,
- dem Standort,
- der unmittelbaren Gefährdung, die vom möglichen Täter ausgeht,
- der Bewaffnung des möglichen Täters,
- der aktuellen Witterung etc.

11 Vgl. Natascha Kampusch: 3096 Tage. List Verlag 2010, S. 21–34.

Wenn Sie auf den sicheren Abstand achten, sind Sie mental schon in einem ganz anderen, gefassteren Gemütszustand und können dadurch, wenn es notwendig ist, auch viel schneller agieren und reagieren.

SELBSTBEHAUPTUNG FÜR DIE ALTERSGRUPPE VOM 6. BIS ZUM 10. LEBENSJAHR

In diesem Alter ist noch keine realistische Selbstverteidigung möglich! Sehr wohl aber ein grobes Einschätzen von Gefahren im Zusammenhang mit Vertrauen auf das eigene Bauchgefühl, ohne übertriebene Angst vor jedem haben zu müssen.

Der sichere Abstand spielt für diese Altersgruppe eine wesentliche Rolle. Diese Altersgruppe kann zwar gewisse Techniken erlernen, aber sie ist aufgrund der körperlichen Unterlegenheit nur selten in der Lage, diese als Abwehr einzusetzen.

Eine Meinung einer Volksschuldirektorin einer Schule im Süden Österreichs, in der einer meiner Selbstbehauptungskurse stattfand:

Hauptbestandteil ist die aktive Wahrnehmung von Gefahren am Schulweg. Lernen mit Nachhaltigkeit ist ein großes Ziel des Kurses. Die Schülerinnen und Schüler haben die Möglichkeit, in einem Selbstbehauptungskurs herauszufinden, wann und ob sie sich mit einer fremden Person einlassen dürfen bzw. wie weit sie an diese herangehen können, ohne in Gefahr zu geraten. Das Team um Markus Schimpl versuchte im Kurs mit Tricks, die Kinder in ein Auto zu locken, was nach mehrmaligen Übungsdurchgängen bei keinem Schulkind mehr gelang. Den Kindern wurde direkt auf der Straße gezeigt, was zu tun ist, wenn sie von einer fremden Person am Schulweg verfolgt werden. Ein Nebeneffekt des Kurses ist auch die Verkehrserziehung unter emotionaler Belastung, vor allem das sichere Überqueren der Straße nach erforderlichem Links- und Rechtsschauen oder die Entscheidung fürs Weglaufen, wenn die Zeit nicht mehr reicht, um die Straße sicher zu überqueren. Nach Abschluss des Kurses fühlten sich die Schülerinnen und Schüler sicherer, weil sie gelernt hatten zu differenzieren, wann es für sie gefährlich ist und wann nicht. Darüber hinaus wissen sie nun Bescheid, wie sie sich im Ernstfall richtig verhalten und somit selbst für ihre eigene Sicherheit sorgen können. Natürlich sollte man solche oder ähnliche Übungen in regelmäßigen Abständen wiederholen, damit die erworbenen Kenntnisse erhalten und noch weiter verbessert werden können. Die bisherige Erfahrung zeigt, dass die erworbenen Fertigkeiten ungefähr 3–5 Monate erhalten bleiben.

Auch Frau Sabine Distl, Leiterin des GROSSE-SCHÜTZEN-KLEINE-Projekts KinderSichere SüdWestSteiermark, konnte sich schon ein Bild vom Selbstbehauptungskurs machen:

Es ist beeindruckend, auf welche Art und Weise den Kindern zum einen die Angst vor Übergriffen genommen und zum anderen jedem Kind das Handwerkszeug mitgegeben wird, selbst zur eigenen, persönlichen Sicherheit beitragen zu können. Hätte es diese Kurse schon früher gegeben, wäre es für meine Tochter sehr hilfreich gewesen, sie bereits im Jahr 2006 (Anmerkung: Befreiung Natascha Kampusch) zu besuchen. Als damals 7-Jährige machte sie sich große Sorgen, dass sie entführt werden könnte. Das Wissen und die praktischen Erfahrungen, die in diesen Selbstbehauptungskursen vermittelt werden, wären für uns eine große Hilfe gewesen. Ich bin froh, dass den Kindern nun die Möglichkeit offen steht, diese Kurse zu besuchen und somit zu „Experten in eigener Sicherheit zu werden".

Der Selbstbehauptungskurs entstand im Jahr 2012 auf die Anfrage einer Lehrerin der Volksschule St. Stefan ob Stainz (im Süden Österreichs), nachdem es in dieser Schule einen Vorfall gegeben hatte, der Gott sei Dank ohne Folgen geblieben war. Die Lehrerin erinnerte sich daran, dass ihre Tochter in der Neuen Mittelschule Deutschlandsberg bereits mehrere Selbstverteidigungskurse bei mir absolviert hatte. Sie kontaktierte mich mit der Frage, ob so etwas auch für Grundschüler angeboten werden könnte. Daraufhin besuchte die Lehrerin zuerst selbst einen neunstündigen Selbstverteidigungskurs, um sich ein Bild von der Art des Trainings und auch von mir als Trainer zu machen. In der Zwischenzeit arbeitete ich bereits an einem Konzept, welches für Kinder im Alter von 6 bis 10 Jahren geeignet wäre.

Für diesen Zweck entwickelte ich gemeinsam mit meinem Team nach vielen Gesprächen mit Psychologen und Lehrpersonal einen speziellen Selbstbehauptungskurs für Volksschulkinder. Darüber hinaus halfen mir auch Gespräche mit Lehrpersonen und Eltern betroffener Kinder. Bei der kindgerechten Formulierung stand mir die Lehrerin aus St. Stefan ob Stainz mit Rat und Tat zur Seite und so entwickelte sich aus einem Impuls ein in Österreich bislang einzigartiges Projekt zum Thema Kindersicherheit! Die ersten Kurse fanden bereits im Juni 2012 statt – daran nahmen rund 350 Schülerinnen und Schüler der Volksschulen Stainz, St. Stefan ob Stainz, Marhof und Frauental teil.

Mittlerweile hat eine fünfstellige Anzahl an Kindern diese Kurse besucht. Laut Auskunft von Schulleitern und Eltern gelang es mittlerweile schon sehr vielen Kindern, die diese Kurse absolviert haben, bei Vorfällen das Erlernte richtig anzuwenden und sich eigenständig aus einer gefährlichen Situation zu befreien. Allein dadurch haben sich die intensiven Bemühungen um die Sicherheit der Kinder für mich und mein Team bereits bezahlt gemacht!

Praktische Umsetzung: Der Selbstbehauptungskurs teilt sich in einen theoretischen Teil im Turnsaal und in zwei praktische Teile auf der Straße zu je zwei Unterrichtseinheiten.

Als Idealvariante hat sich bewährt, im ersten Schulhalbjahr eine Theorie- und einige Tage später eine Praxiseinheit sowie im zweiten Schulhalbjahr eine weitere Praxiseinheit zur Auffrischung zu besuchen. Dadurch wird ein 60- bis 70%iger Schutz über das ganze Schuljahr gewährleistet.

Theorieteil

Körperhaltung

Der erste Teil beginnt immer mit einer kurzen Einführung, in der die Kinder erfahren, was sie lernen werden. Danach begeben sie sich in einen Halbkreis und es wird damit begonnen, die aufrechte Körperhaltung einzuführen. Dazu geht der Trainer zweimal auf jedes Kind zu, das erste Mal gebückt und das zweite Mal aufrecht. Auch hier bekommen die Kinder bereits die Aufgabe, dem Trainer immer in die Augen zu sehen. Danach wird der Unterschied zwischen der ersten und zweiten Körperhaltung besprochen. Dazu zeigt der Trainer beide Haltungen immer wieder vor, bis von den Kindern die passenden Beschreibungen kommen – „aufrecht" und „gebückt".

Dann wird anhand des Beispiels „Taschendiebe" erarbeitet, in welcher Körperhaltung man sicherer unterwegs ist. Auch hier kommen die Antworten ausschließlich von den Kindern selbst. Natürlich sind sie sicherer unterwegs, wenn sie eine aufrechte Körperhaltung einnehmen. Das geht am einfachsten, indem die Kinder den Leuten immer in die Augen sehen, denn dafür müssen sie aufrecht gehen oder stehen, ansonsten würden sie nur den Boden (eingeschränktes Sichtfeld) sehen. Das Hauptaugenmerk in den folgenden Übungen wird auch immer darauf gelegt, dass die Kinder dem Trainer bzw. ihrem Übungspartner in die Augen blicken, denn dann nehmen die Kinder wie von selbst eine aufrechte Körperhaltung ein.

Stabiler Stand

Ist die aufrechte Körperhaltung fertig besprochen, wird zum stabilen Stand übergegangen. Dazu fordert der Trainer die Kinder auf, sich so hinzustellen, wie sie denken, dass es am stabilsten ist. Meistens kommen drei verschiedene Arten zu stehen vor:

- Ausfallschritt
- Schulterbreiter Stand
- Die Beine ganz zusammenstehend

Der Trainer holt pro Stand ein Kind nach vorne und stellt sie nebeneinander hin. Die Kinder werden darauf hingewiesen, dass der Trainer nun an ihrer Schulter drücken wird, und sie bekommen die Aufgabe, so gut wie möglich dagegen zu drücken, ohne mit den Füßen einen Schritt zu machen.

Bei der ersten Variante (im Bild rechts), bei der die Beine des Kindes ganz zusammenstehen, ist es in keine Richtung möglich, richtig dagegenzudrücken. Bei der zweiten Variante (Bursche in der Mitte) kann man nach links und nach rechts gut dagegendrücken, nach vorne und hinten würde man aber umfallen. Bei der dritten Variante (im Bild links) kann man in alle vier Richtungen gut dagegendrücken. Die Kinder gehen wieder zurück in den Halbkreis und der Trainer beginnt damit, den richtigen Stand mit den Kindern aufzubauen.

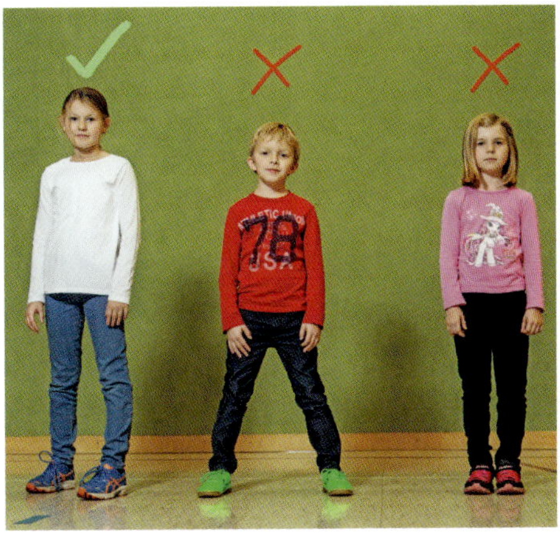

Der stabile Stand (© Swen Gruber)

Dafür stellen sich zunächst alle schulterbreit hin, dann wird nach Rechts- bzw. Linkshändern gefragt. Die Rechtshänder gehen mit dem linken Bein einen kleinen Schritt nach vorne, drehen die Zehenspitzen ein wenig nach innen und beugen die Knie. Die Linkshänder gehen mit dem rechten Bein einen kleinen Schritt nach vorne, drehen die Zehenspitzen ein wenig nach innen und beugen ebenfalls die Knie.

Nun wird die Frage behandelt, wie man sich denn im stabilen Stand bewegen kann, ohne ihn zu verlassen. Das heißt, es bewegt sich immer das Bein zuerst, welches näher an der Richtung ist, in die man gehen möchte, und das zweite Bein zieht hinterher. Der Trainer zeigt das vor und dann stellen sich die Kinder in zwei bis drei Reihen hintereinander auf. Sie bekommen die Aufgabe, dem Trainer zu folgen, dürfen dabei aber nur in seine Augen sehen.

Ist diese Übung beendet, suchen sich alle Kinder einen Partner, wobei darauf geachtet wird, dass jeder einmal mit jedem zusammenarbeitet. Alle üben danach dasselbe zu zweit. Der Übungsbereich wird dafür allerdings eingegrenzt und die Kinder müssen auf einige Dinge achten: Einer von beiden hat die Führung, das heißt, er gibt vor, in welche Richtung sich die beiden bewegen, muss aber gleichzeitig darauf achten, im Übungsbereich zu bleiben und in kein anderes Übungspärchen hineinzulaufen. Das Wichtigste ist allerdings wieder, dass die Kinder sich gegenseitig in die Augen sehen. Diese Übung wird immer wieder verfeinert, nach ein paar Übungsrunden werden die Kinder wieder in den Halbkreis gerufen und es kommt eine Aufgabe dazu.

Zunächst ist dies das Hochnehmen der Arme, sodass man über die Fingerspitzen sehen kann. Dann kommt ein Reaktionsspiel dazu, wobei jeweils derjenige, der gerade nicht führt, versuchen muss, den anderen am Kopf zu berühren. Der andere sollte mit seinen Armen schneller sein und die Hand vor seinem Kopf „wegschieben". Hier ist es allerdings enorm wichtig, auf die Formulierung zu achten. Das Wort „abwehren" darf auf keinen Fall verwendet werden.

Dieses Reaktionsspiel wird auch noch um eine Stufe gesteigert, indem beide Partner gleichzeitig versuchen, den Kopf des anderen zu berühren. So konzentrieren sich die Kinder am Ende auf ganz andere Dinge, wobei die aufrechte Körperhaltung bzw. dem Partner in die Augen zu sehen automatisiert wird! Durch diese Übungsreihen wird auch ein räumliches Verständnis erreicht. Das primäre Ziel ist es aber, durch dieses spielerische Üben eine aufrechte Körperhaltung sowie einen stabilen Stand zu gewinnen und darüber hinaus noch die nötige Reaktion für ein Abwehrverhalten zu steigern, um die Wucht von Schlägen zu verringern. Dieser Teil nimmt in etwa 60 Minuten in Anspruch, danach haben die Kinder eine zehnminütige Pause, in der sie auf die Toilette gehen, essen, trinken und ein wenig spielen können. Die letzten 30 Minuten wird über mögliche Gefahren am Schulweg und über das richtige Verhalten in solchen Situationen gesprochen.

Begonnen wird immer mit der Frage, was am Schulweg alles passieren könnte. Dann beginnen die Kinder aufzuzählen. Relativ schnell kommt der Gedanke, ins Auto gelockt zu werden. Darauf geht der Trainer das erste Mal ein und ändert die Fragestellung: „Wie kann man euch denn in ein Auto locken?" Auch hier zählen die Kinder auf, was ihnen einfällt.

Die nächste Frage ist dann, wie man sich davor schützen kann. Um zu veranschaulichen, dass ein „Nein“ alleine keine Wirkung hat, holt der Trainer ein Kind zu sich, legt den Arm um es und fordert es auf, „Nein“ zu sagen. Da das Kind aber bereits ganz neben dem Trainer steht und dieser den Arm um das Kind gelegt hat, ist es nicht besonders wirkungsvoll.

Nun wird mit den Kindern gemeinsam erarbeitet, was zwischen dem Kind und dem Trainer fehlt, nämlich Abstand! Der Trainer fordert das Kind auf, sich in einem kurzen Abstand hinzustellen und wegzugehen, sobald jemand auf das Kind zukommt. Da sehen die Kinder zum ersten Mal die Bedeutung von Einhalten eines Abstandes. Danach wird besprochen, wie man herausfinden kann, ob jemand, der hinter einem geht, etwas will oder zufällig den gleichen Weg geht.

Es ergeben sich folgende zwei Möglichkeiten als Lösung:

- die Straßenseite zu wechseln oder/und
- das Tempo zu erhöhen.

Diese Antworten werden ebenfalls von den Kindern genannt. Der Trainer wiederholt immer wieder zusammenfassend. Die Möglichkeiten, die den Kindern bleiben, wenn derjenige sie tatsächlich verfolgt, sind: Weglaufen und im Ernstfall dabei auch die Schultasche abwerfen. Wenn die Kinder nicht verfolgt werden, können sie wieder normal weitergehen.

Hier ist es wichtig, ihnen bewusst zu machen, dass kein Geld, kein Handy, kein Buch oder Heft oder sonst etwas „Wichtiges“ in der Schultasche ist, dass so wertvoll ist wie ihre eigene Gesundheit.

Außerdem wird darüber gesprochen, in welche Richtung die Kinder flüchten sollen, wenn sie vom Fahrer eines Autos angesprochen wird. Es wird anschaulich vorgezeigt, wobei ein Handy oder eine Taschentuchpackung das Auto darstellt und zwei Finger den Fußgänger – natürlich geht man immer nach hinten weg, weil das Auto nicht so schnell umdrehen oder retour fahren kann.

Den Kindern wird noch eine weitere sehr wichtige Frage gestellt. Folgende Situation: Jemand will etwas von dir und du bist gerade unterwegs, hast dein Handy am Ohr und sprichst gerade mit der Polizei.

- Frage 1: „Wer hilft dir in den nächsten 20 Sekunden“. Zuerst kommt immer die Antwort: „Die Polizei.“
- Frage 2: „Ist die Polizei in 20 Sekunden bei dir? – „Nein!“
- Frage 3: „Ok, wer hilft dir?“ Nach einigen Minuten ist bis dato die Antwort immer von den Kindern gekommen: „Ich helfe mir selbst!“

Das heißt, dass jedes Kind für seine eigene Sicherheit selbst verantwortlich ist!

Folgende Situation für die Kinder: „Du befindest dich am Straßenrand und triffst die Entscheidung, ohne links-rechts-links zu schauen, einen Schritt vorwärts zu machen.“

- Frage 1: „Was könnte passieren?“ – „Ein Auto kann mich zusammenführen.“
- Frage 2: „Wer ist schuld?“ – „Ich selbst bin schuld, nicht Mama, Papa, Oma ....“ Rechtlich gesehen ist natürlich der Fahrer schuld, aber das hilft den

Kindern nichts, wenn sie schwerverletzt auf der Straße liegen. Also sind sie schuld, wenn ihnen etwas passiert!

- Frage 3: „Muss ich eigentlich immer links-rechts-links schauen, wenn ich die Straße überquere, selbst wenn vor mir ein Zebrastreifen ist und die Fußgängerampel Grün zeigt?" – „Ja, weil Autos trotzdem fahren könnten aufgrund kaputter Ampelanlagen, der Fahrer abgelenkt oder betrunken ist, telefoniert ...

Zu guter Letzt werden die Kinder auf die Notwendigkeit hingewiesen, eine Telefonnummer ihrer Bezugsperson auswendig zu lernen! Viele Kinder verlassen sich darauf, dass die Telefonnummer im Handy eingespeichert oder in der Schultasche notiert ist. Aber die Schultasche kann abgeworfen worden sein und das Handy kann kaputt oder der Akku leer sein. Am Ende dieser Einheit sind die Kinder mit theoretischem Wissen über sämtliche Gefahrensituationen und Handlungsmöglichkeiten ausgestattet!

Praxisteil I

Der praktische Teil findet an einer Straße statt, wobei die Trainer das Umfeld der Schule zuvor genau erkunden, um eine passende, schwach befahrene Straße zu finden, auf der zusätzlich Pannendreiecke aufgestellt werden, damit die Kinder zu keinem Zeitpunkt einer tatsächlichen Gefahr ausgesetzt sind! Zusätzlich wird darauf geachtet, dass eine bestimmte Gruppengröße nicht überschritten wird, da pro Trainerteam nur eine begrenzte Anzahl an Kindern gut beaufsichtigt üben kann. Ist die Gruppe zu groß, wird sie geteilt und es werden zusätzliche Trainer eingesetzt.

Dieser Praxisteil setzt sich aus den Stationen „Verfolgen eines Kindes am Heimweg" und „dem Versuch, ein Kind ins Auto zu locken" zusammen. Die Kinder können hier in einer realistischen Simulation das richtige Verhalten in Gefahrensituationen üben und bekommen immer wieder Feedback, um sich zu verbessern; am Ende fühlen sich die Kinder sicherer, weil sie gelernt haben, zwischen gefährlichen und ungefährlichen Situationen zu differenzieren und Gefahren aktiv wahrzunehmen. Während der ganzen Zeit findet im Zusammenhang mit dem Üben auf der Straße auch Verkehrserziehung statt.

In solchen Situationen müssen Kinder besonders gut im sichereren Verhalten im Straßenverkehr geschult sein, damit sie nicht von einem Fahrzeug erfasst werden.

Nach wie vor liegt die häufigste Todesursache bei unter 15-jährigen im Straßenverkehr.

Verfolgen eines Kindes am Heimweg

Diese Station beginnt immer damit, dass die Kinder zunächst ihre Schultasche fallen lassen und schauen können, ob etwas herausgefallen ist. Dabei wurde noch keine einzige Schultasche beschädigt.

Dann werfen sie die Schultaschen noch ein- bis zweimal ab, sodass dies dann auch schnell funktioniert.

Geübt wird immer mit zwei Trainern, wobei einer aktiv mit den einzelnen Kindern arbeitet, während der andere das Feedback gibt und die übrigen Kinder beaufsichtigt.

Die Kinder üben hier immer einzeln mit dem Trainer. Dabei werden die verschiedensten Möglichkeiten, wie ihnen jemand auf der Straße begegnen kann und wie sie sich dabei richtig verhalten, durchgespielt.

Zum Beispiel:

- Wenn jemand hinter einem Kind geht, die Straßenseite wechseln.
- Wenn jemand immer näher kommt, zu laufen beginnen und die Schultasche abwerfen, um nicht erwischt zu werden. Wichtig ist dabei auch, den richtigen Moment zu finden, wegzulaufen. Dabei lernen Kinder auch, sich immer wieder umzudrehen und zu kontrollieren, ob jemand nachgeht.
- Weiters wird trainiert, wie man reagiert, wenn jemand auf einen zukommt.

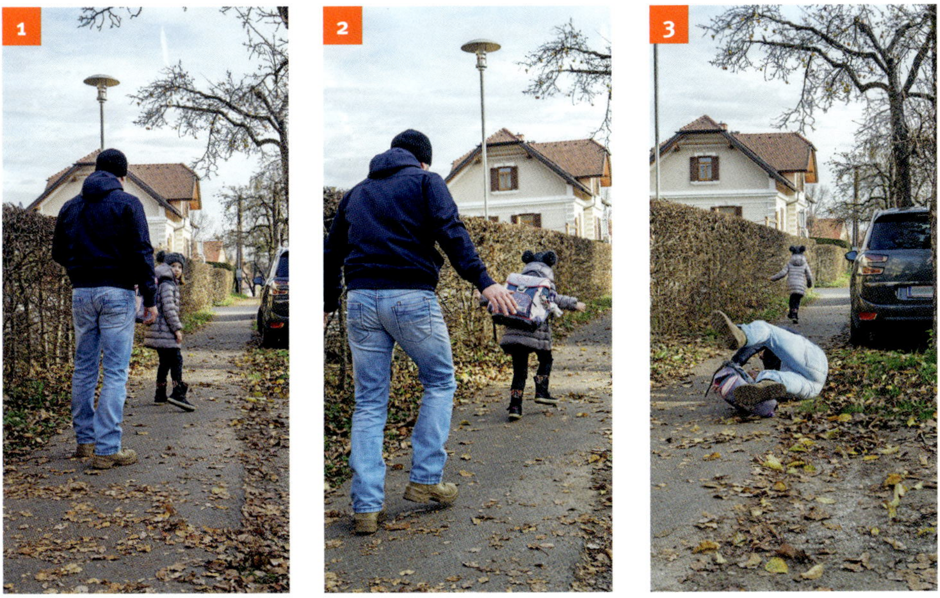

Weglaufen und Abwerfen der Schultasche (© Swen Gruber)

Rechtzeitiges Umkehren

Die Trainer versuchen zudem, die Kinder zum Umkehren zu bringen, damit sie lernen, dass es nicht zwingend notwendig ist, bei jemandem vorbeizugehen. Vor allem hier werden die oben beschriebenen Grenzerfahrungen gemacht, da einige Kinder denken, sie könnten die Trainer austricksen und vorbeilaufen. Versucht ein Kind das mehrere Male, wird der Trainer einmal zugreifen, um dem Kind zu zeigen, dass es in Wirklichkeit nicht funktionieren würde und dass der sicherste Weg bestimmt das Umkehren ist.

Hier ist es wichtig, die Kinder richtig einzuschätzen, denn das ist eine sehr belastende Erfahrung für Kinder, die nicht alle einfach so verarbeiten können. Daher wird dies erst nach einigen Übungsdurchgängen durchgeführt, wenn der Trainer bereits einschätzen kann, wie die Kinder reagieren.

Die Trainer legen auch besonderen Wert darauf, dass sich die Kinder richtig an den Straßenrand stellen und, wie auf S. 68 f. beschrieben, die Straße so rasch und sicher wie möglich überqueren. Außerdem wird den Kindern beigebracht, dass sie nicht auf die Straße hinauslaufen dürfen, sondern beim Davonlaufen immer auf derselben Straßenseite bleiben müssen, um das Risiko einer Verletzung wesentlich zu reduzieren!

Versuch, ein Kind ins Auto zu locken

Diese Station beginnt mit einem Durchgang, bei dem die Kinder ohne Anweisungen an dem Trainer vorbeigehen müssen, der am Auto steht. Er spricht die Kinder unter einem falschen Vorwand an und versucht, sie in ein Gespräch zu verwickeln und währenddessen an der Schulter zu berühren.

Waren alle Kinder an der Reihe, wird der Durchgang besprochen. Der Trainer fragt die Kinder danach, was er getan hat. Die Antwort ist: „An der Schulter festgehalten!". Aber was bedeutet das? Die Kinder haben viele Ideen, was das bedeuten kann, aber in Wirklichkeit bedeutet es, dass die Person, die das Kind an der Schulter hält, es schon erwischt hat! Der Trainer zeigt es anschaulich mit einem freiwilligen Kind vor und macht eine kleine Bewegung mit der Hand, die auf der Schulter liegt – er zwickt das Kleidungsstück, welches das Kind trägt, zusammen und hält es fest. So sehen die Kinder, was es bedeuten kann, eine fremde Person zu nahe an sich heranzulassen.

Für den zweiten Durchgang bekommen die Kinder bereits Tipps von den Trainern und ab jetzt dürfen sie sich aussuchen, ob sie alleine oder lieber zu zweit am Auto vorbeigehen möchten.

Im nächsten Durchgang wird versucht, die Kinder mit Lockmitteln, wie Süßigkeiten, tollen Spielsachen oder Versprechen, zu manipulieren.

Die Kinder bekommen allerdings vorher den Hinweis, dass nicht bei allen versucht wird, sie ins Auto zu locken, sondern manchmal auch gar nichts passiert. Das wird gemacht, damit die Kinder die Situation auch wirklich einschätzen können und nicht einfach von vornherein vorbeilaufen – das hätte nämlich keinen Sinn, da die Kinder dabei nichts lernen.

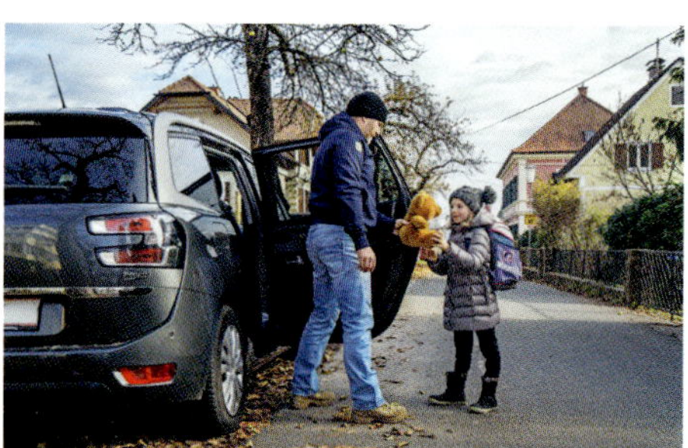

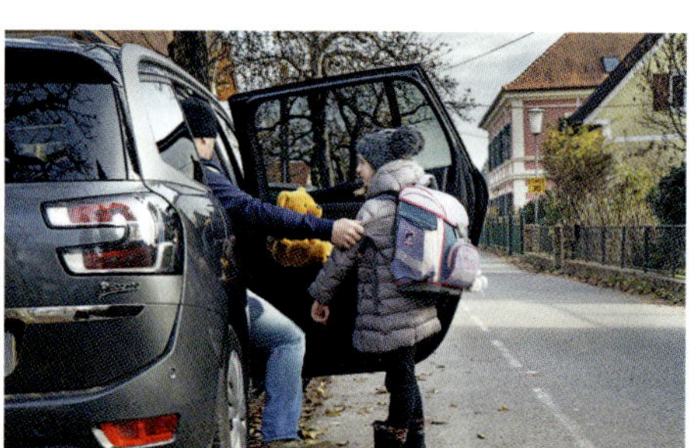

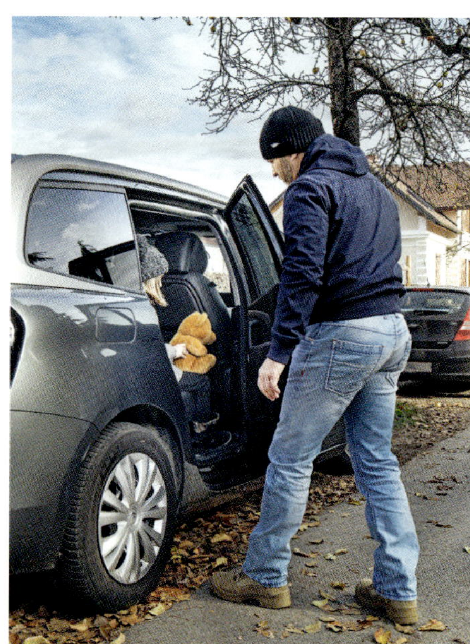

Gefährliche Situation, die nicht gut gelöst wird! (© Swen Gruber)

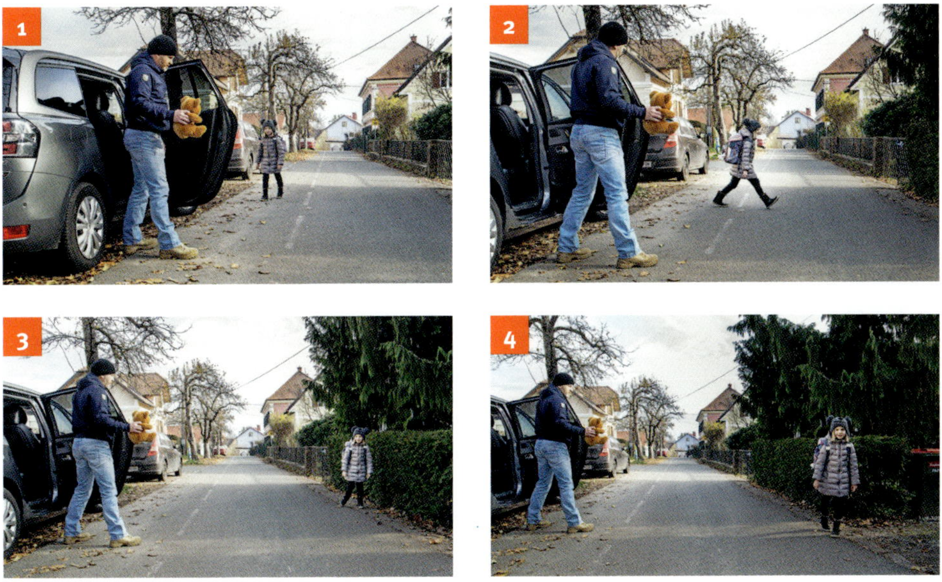

Gefährliche Situation, die gut gelöst wird! (© Swen Gruber)

Sie werden von den Trainern auch immer wieder angewiesen, nicht umsonst zu laufen, sondern die Situation bewusst wahrzunehmen und einzuschätzen, da sie in Zukunft auch nicht vor jeder fremden Person davonlaufen können, die ihnen begegnet.

Je nach Gruppengröße und Übung kommen zwischen 4 und 9 Durchgänge zustande, wobei die Trainerinnen und Trainer die Kinder genau beobachten, ihre Stärken und Schwächen einschätzen und dort ansetzen, wo sie noch üben müssen.

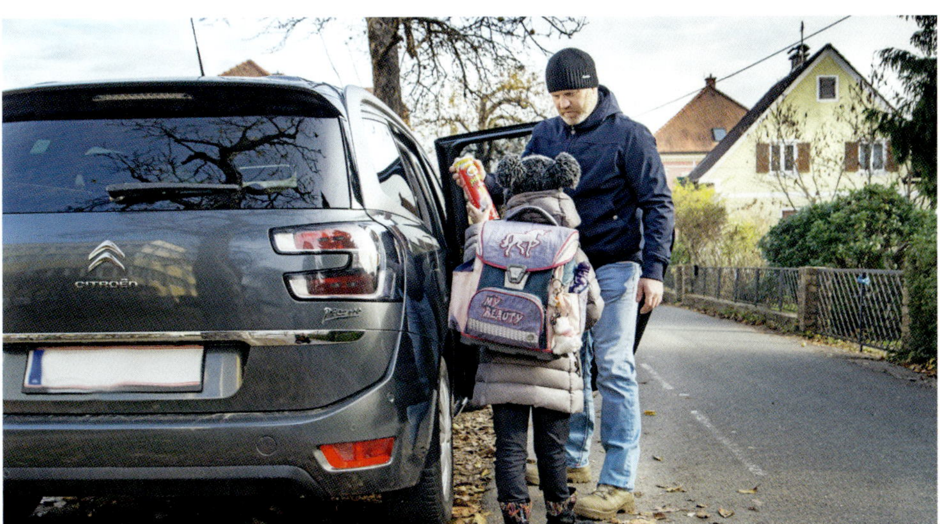

Manipulationsversuch mit beliebten Leckereien (© Swen Gruber)

Das heißt:

- Ein Kind, welches öfter unnötig wegläuft, bekommt häufiger eine Situation gestellt, in der NICHTS passiert, damit es lernt, Situationen richtig einzuschätzen.
- Ein Kind, das sich prinzipiell mit dem Trainer messen möchte und glaubt, es käme immer vorbei, wird vor die Tatsache gestellt, dass es Situationen gibt, die dies nicht möglich machen, und dass es sehr wohl einen sichereren Weg wählen muss.
- Ein Kind, das nur vorbeigeht und dann nicht mehr zurückschaut, wird verfolgt werden, um zu lernen, dass es sich auch manchmal umdrehen muss ... und so weiter.

So lernen die Kinder an der eigenen Erfahrung, dass gewisse Verhaltensweisen funktionieren und andere wiederum nicht. Sie dürfen sich auch während der ganzen Übung nicht gegenseitig zurufen, da dies den Lerneffekt zerstören würde. Das Kind handelt dann nur aufgrund der Warnung und hat nicht selbst die Erfahrung gemacht, die notwendig ist, damit es sein Verhalten überdenkt und ändert.

Am Ende beider Stationen kommen alle Kinder wieder zusammen und es gibt noch ein gesamtes Feedback der einzelnen Trainer. Die Kinder können nun auch den Trainern Feedback geben. Außerdem werden alle Kinder und auch eventuell anwesende Aufsichtspersonen darauf hingewiesen, dass die erlernten Fähigkeiten und Fertigkeiten nur für eine bestimmte Zeit in Erinnerung bleiben, ehe wieder Teile davon verlorengehen.

Daher besteht die Notwendigkeit, das Erlernte regelmäßig in Auffrischungskursen zu wiederholen.

Praxisteil II (Auffrischung)

Aufgrund von Erfahrungswerten wurde festgestellt, dass bei Schülern, die nach 4 Monaten nochmals einen Kurs besuchten, noch 70 % der erlernten Fähigkeiten und Fertigkeiten vorhanden waren. Bei Schülern, die nach 10 Monaten nochmals einen Kurs besuchten, waren gar nur mehr 10 % der Fähigkeiten ersichtlich. Bei Schülern 11 Monate nach einem Kursbesuch war nichts mehr vom Erlernten zu erkennen.

Aufgrund dieser Erfahrungen sollte der Praxisteil I in seiner Form als Praxisteil II oder Auffrischungskurs spätestens in einem Abstand von 3–5 Monaten kontinuierlich jedes Jahr wiederholt werden, um einen etwa 60- bis 70%igen Schutz über das ganze Schuljahr gewährleisten zu können.

Wie schon eingangs erwähnt, ist dies eine Erfahrung aus der Praxis einer mittlerweile fünfstelligen Teilnehmerzahl seit dem Jahre 2012. Deshalb würden wir als optimale Variante den Theorieteil und den Praxisteil I und nach ca. 2–5 Monaten nochmals einen Auffrischungskurs Praxisteil II als Praxistraining empfehlen. Mittlerweile hatten wir schon sehr viele Schüler, die diesen Kurs jedes Jahr von der 1. bis zur 4. Schulstufe besuchten. Selbst bei diesen Schülern konnte dieses Abflauen von erlernten Fertigkeiten beobachtet werden.

Schlussfolgerung

Das Verhalten der Kinder, welche am Kurs teilnahmen, veränderte sich vom ersten bis zum letzten Durchgang erheblich. Zu Beginn waren nur bei wenigen Kindern die gewünschten Verhaltensweisen zu beobachten. Je öfter diese Kinder die Situationen üben konnten und Feedback bekamen, desto besser konnten sie ihr Wissen umsetzen bzw. anwenden. So konnte man in diesem Kurs nach der Übungsphase bei einem Großteil der Kinder die gewünschten Verhaltensweisen beobachten und nur noch sehr wenige unbefriedigende Verhaltensweisen bemerken.

Dabei möchte ich noch auf zwei der wichtigsten Beobachtungspunkte eingehen, nämlich das Verhalten der Kinder, wenn sie angesprochen werden, und der Abstand, den Kinder zu einer fremden Person einhalten sollen. Gerade bei diesen beiden Themen findet die größte Veränderung während der Übungsphase statt. Zu Beginn des Kurses konnte der Trainer den Großteil der Kinder, nämlich 80 %, in ein längeres Gespräch verwickeln und sie zusätzlich berühren, obwohl die Kinder den Theorieteil des Selbstbehauptungskurses bereits absolviert hatten und über die Gefahren und richtige Verhaltensweisen bestens informiert worden waren! Im letzten Durchgang gelang dies dem Trainer bei keinem einzigen Kind mehr.

Der Abstand, den die Kinder in diesem Kurs hielten, änderte sich sogar zu 100 %. Keines der Kinder hielt im ersten Durchgang Abstand zum Trainer, obwohl sie auch darüber bereits im Theorieteil des Selbstbehauptungskurses informiert worden waren. Aber nach der Übungsphase war im letzten Durchgang bei jedem Kind zu beobachten, dass es einen sicheren Abstand zum Trainer einhielt.

Diese Veränderung zeigt, dass die Kinder ihr Wissen erst dann richtig in der Praxis umsetzen können, wenn sie mehrere Übungsphasen durchlaufen haben. Somit kann die von mir aufgestellte Hypothese, dass Kinder ihr theoretisches, im Selbstbehauptungskurs erworbenes Wissen nicht ohne Übungsphase in die Praxis umsetzen können, für die Teilnehmer dieses Kurses als teilweise verifiziert betrachtet werden. Um eine genauere Aussage zu bekommen, wäre es sinnvoll, hier noch weiter zu forschen.

Ausblick und weiterführende Erkenntnisse

Am Ende des Selbstbehauptungskurses waren diese Kinder in der Lage, ihr Wissen in die Praxis umzusetzen. Die Erfahrung hat allerdings gezeigt, dass diese Fähigkeit nach einer bestimmten Zeit, wenn man sie nicht trainiert, wieder verlorengehen. Daher sollte, jährlich wiederkehrend, die Möglichkeit eines Kurses zur Auffrischung genutzt werden. Es wäre sinnvoll, eine Zusammenarbeit zwischen Trainern, Eltern, Lehrern und Schülerinnen und Schülern zu initiieren! Eine Möglichkeit dafür wäre zum Beispiel, die Eltern und Lehrpersonen in den Kurs mit einzubeziehen. Die Kursdauer ist derzeit nur auf 6 Stunden beschränkt. 10 Stunden wären sinnvoller, da man dann auch viele andere Aspekte, die das Thema Selbstbehauptung betreffen, miteinbeziehen könnte.

Die aufrechte Körperhaltung, das Bauchgefühl, das richtige Überqueren von Straßen und das eigenständige Treffen von Entscheidungen kommen nämlich auch in sehr vielen Bereichen des Alltags und des zwischenmenschlichen Zusammenlebens vor. Auch diese Aspekte sollten den Kindern zugänglich gemacht werden!

Eine zusätzliche Schulung für Lehrerinnen und Lehrer wäre von Vorteil, da sie dann eigenständig mit ihren Schülerinnen und Schülern trainieren könnten und so die Fähigkeiten der Kinder nicht so verlorengehen würden!

Diese Arbeit gibt einen kleinen Einblick in ein noch relativ unerforschtes Feld und könnte für weitere Pädagogen und Wissenschaftler einen Anlass geben, diesen Bereich weiter zu entwickeln, um unseren Kindern mehr Sicherheit zu vermitteln.

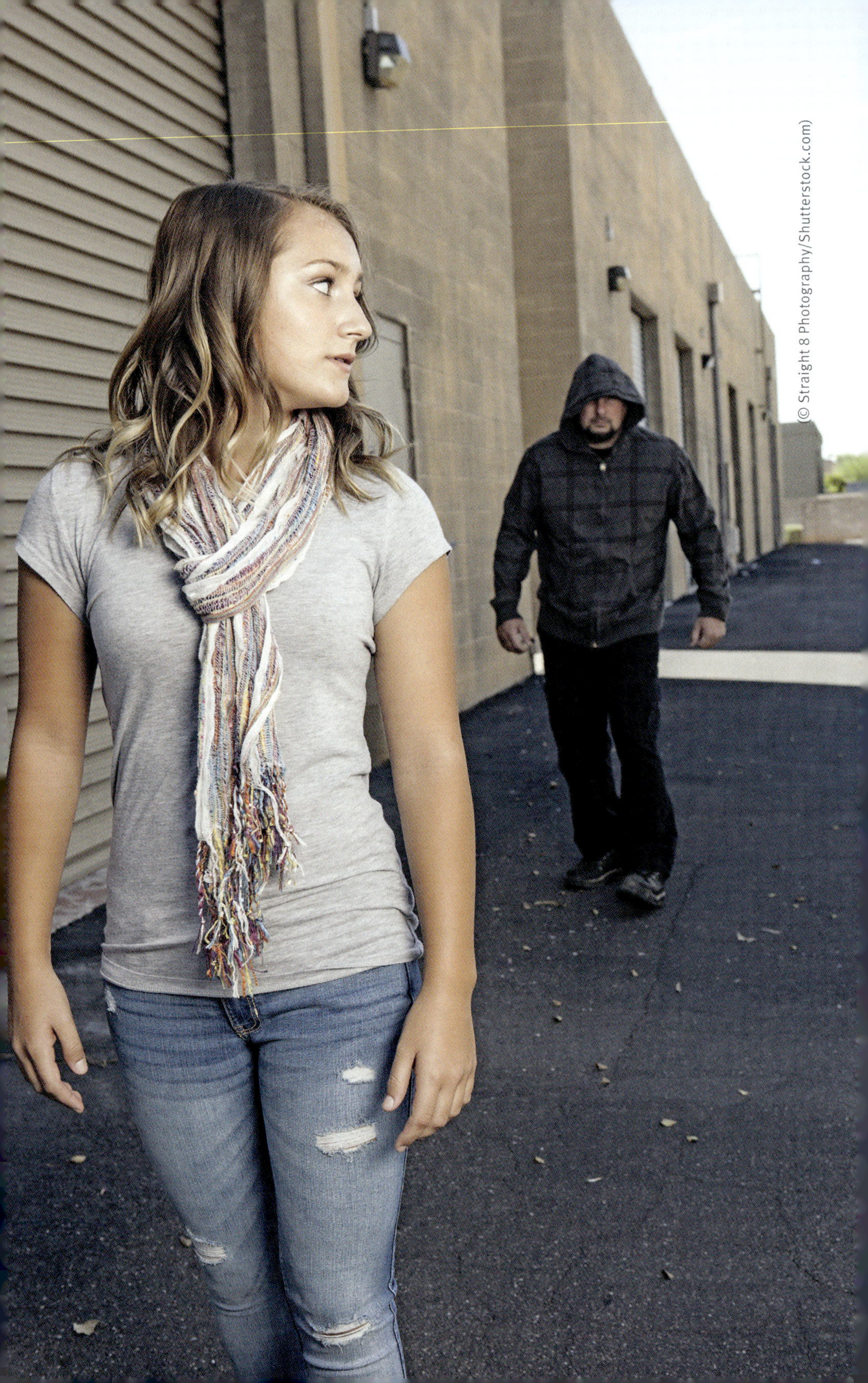

GRUNDLEGENDES FÜR ALLE UND SPEZIELLE TIPPS UND TRICKS FÜR 11- BIS 14-JÄHRIGE

Die folgenden Tipps und Tricks gelten grundsätzlich für alle Menschen ab 11 Jahren. Für Erwachsene, Menschen mit körperlichen oder kognitiven Beeinträchtigungen und für Hör- und Sehbehinderte sind es Basisideen für die Verteidigung, aber auch Jugendliche ab 11 Jahren können sich bei An- oder Übergriffen damit ebenfalls schon sehr gut schützen.

Es besteht die Möglichkeit, sich unter dem Einsatz von Hilfsmitteln und der Anwendung von Verteidigungstechniken bei Angriffen im Stand vom Angreifer zu lösen, um die Flucht ergreifen zu können.

ABWEHR VON MÖGLICHEN ANGRIFFEN IM STAND

Eine Selbstverteidigungstechnik ist dann gut, wenn sie funktioniert, egal wie auch immer sie aussieht.

Die Techniken sollten eine Wahrscheinlichkeit der Funktionalität von über 90 % besitzen. Die hier beschriebenen Techniken haben nicht das Ziel, jemanden kampfunfähig zu machen, sondern dienen nur dazu, sich gegen Angriffe im Stand zu lösen oder den Angreifer abzulenken, um die nötigen 1–2 Sekunden für die Flucht zu gewinnen.

Es gibt keine 100%ige Sicherheit!

Auf den Boden zu kommen, sollte durch dementsprechendes, präventives Verhalten und einen stabilen Stand tunlichst vermieden werden!

Darüber hinaus ist eine Befreiung aus einer Umklammerung oder eines Würgegriffes etc. am Boden einfach noch unrealistischer als bei Angriffen im Stand. Durch meine über 25-jährige Wettkampferfahrung im Judo kann ich bestätigen, dass man Jahre, wenn nicht Jahrzehnte, benötigt, um beim Bodenkampf gut zu sein. Das kann ich in ein paar Stunden Training niemals erreichen.

Zu Würfen bei Selbstverteidigungskursen kann ich Folgendes sagen:

Bis Würfe bei mir im Judowettkampf funktioniert haben, musste ich sieben Monate lang dreimal die Woche trainieren.

Darüber hinaus besteht bei der Anwendung eines Wurfes auch die Gefahr, selbst auf dem Boden zu landen. Tritte, Schläge und Griffe kommen dann zum Einsatz, wenn ein direkter Kontakt zum Angreifer besteht. In erster Linie sollte dies aber tunlichst vermieden werden, und zwar durch das rechtzeitige Erkennen einer möglichen Gefahr und das richtige Setzen einer präventiven Handlung oder Verhaltensweise.

Selbstverteidigungskurse sind keine Strickkurse, fast alle Techniken können sehr leicht zu schwerwiegenden Schäden sowohl beim Angreifer als auch bei falscher Ausführung beim Verteidiger führen!

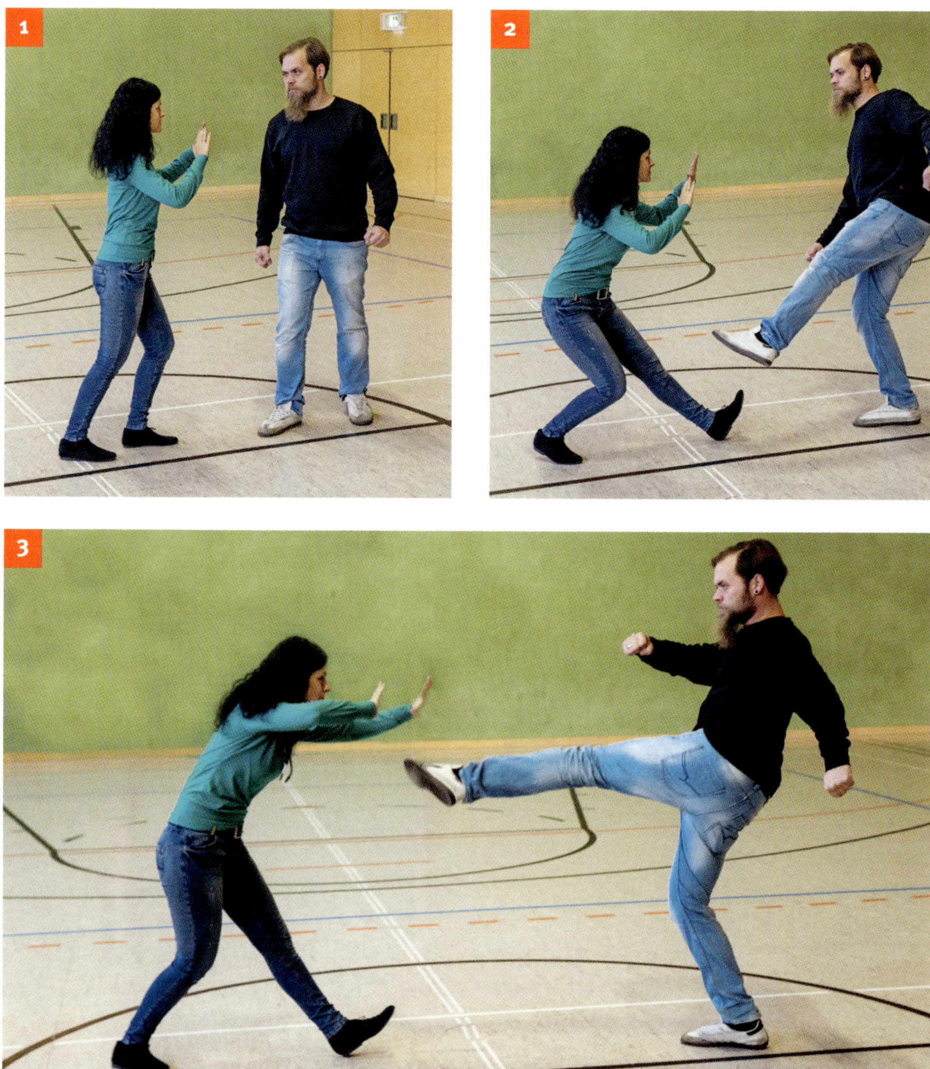

Bei Tritten über der Körpermitte bleibt oft nur mehr die Abwehr mit den Händen.
(© Swen Gruber)

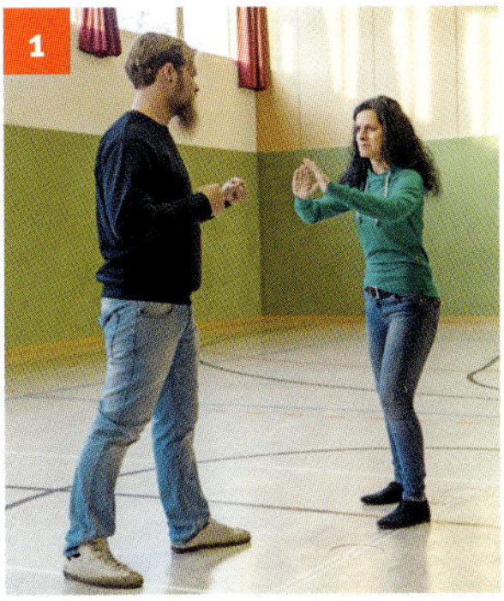

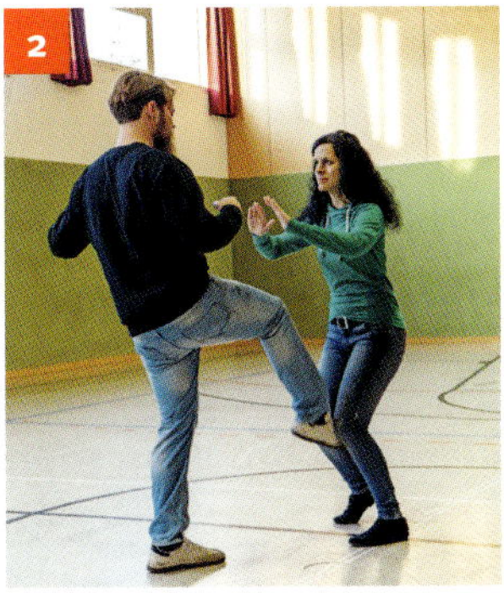

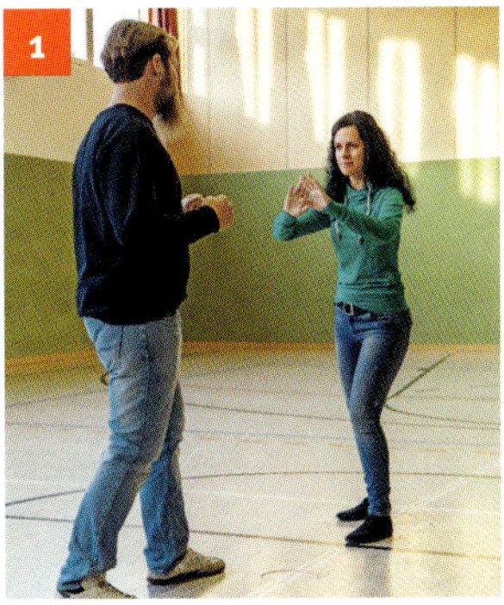

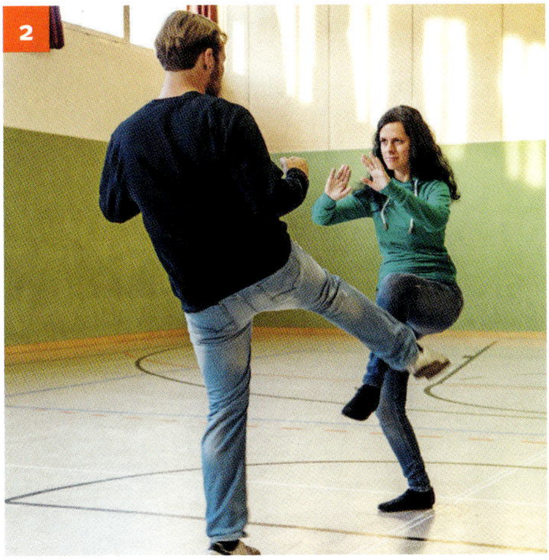

Abwehr gegen Tritte von vorne (© Swen Gruber)

> Als Autor des Buches übernehmen weder ich noch der Verlag für die unten genannten Techniken und Praktiken eine Haftung!

Wie schon eingangs erwähnt, sind die beschriebenen Techniken und Vorgehensweisen aus meiner persönlichen Erfahrung ausgewählt. Eines der Hauptkriterien bei der Auswahl von Techniken und Praktiken bestand darin, jene auszusuchen, die sehr leicht und für jeden erlernbar sind. Weniger ist oft mehr. Ich setze auf wenige Techniken, die sollen aber universell einsetzbar sein. Die fehlende Masse bei Schlägen oder Tritten kann durch die Schnelligkeit der Ausführung kompensiert werden. Entscheidend für den Erfolg einer Technik ist der stabile Stand, die Schnelligkeit der Ausführung, der dadurch gewonnene Überraschungseffekt und die mentale Stärke, die Abwehr voll durchzuziehen.

Abwehr gegen Tritte von vorne

Grundsätzlich sind Tritte sehr schwer abzuwehren. Das beste Erfolgsrezept ist, einen sicheren Abstand zu haben und somit außer Trittdistanz zu sein. Sollte die Distanz nicht groß genug sein, hat man die Möglichkeit, bei Tritten von unten zwischen die Beine einfach die Knie zusammenzugeben und bei seitlichen Tritten bis zur Körpermitte mit dem Heben des vorderen Beines diese abzuwehren. Bei Tritten über der Körpermitte bleibt leider nur noch die Abwehr mit den Händen. Wie gesagt, am besten funktioniert es, außer Reichweite von Tritten zu sein, oftmals hilft schon ein schneller Schritt rückwärts.

> Entscheidend für den Erfolg einer Technik ist der stabile Stand, die Schnelligkeit der Ausführung der dadurch gewonnene Überraschungseffekt und die mentale Stärke, die Abwehr voll durchzuziehen.

Abwehr gegen Würgen von vorne

Eine Person, die mich würgt, hat die Arme meistens abgewinkelt, daher ersparen Sie sich für die Abwehrtechnik sehr viel an Reichweite. Nichtsdestotrotz sollten Sie eine Technik finden, die eine Wahrscheinlichkeit von über 90 % bei der Umsetzung besitzt, egal wie groß oder stark der Angreifer auch sein mag.

Welche Möglichkeiten gibt es, sich zu lösen, und wie effektiv sind diese in einer Angriffssituation?

- Bei einem Tritt zwischen die Beine auf die Genitalien liegt die Wahrscheinlichkeit eines Wirkungstreffers bei nur 5 %, weil keiner die Füße freiwillig so weit auseinanderhält, dass eine Wirkung erzielt werden könnte.
- Das Drehen mit dem Körper oder die Verwendung der eigenen Arme zum Wegschlagen der Hände funktioniert leider nur selten bis gar nicht, deshalb sollte man diese Techniken hintanstellen oder am besten gar keinen Gedanken daran verschwenden.
- Auf die Ohren zu schlagen oder mit den Fingern in die Augen zu stechen, wäre auch eine Möglichkeit, aber der Erfolg mit diesen Techniken ist von der Größe des Angreifers und Ihrer eigenen Reichweite abhängig.
- Es sollte vor allem eine Technik sein, die beim ersten Mal funktioniert, weil Sie meist keine Zeit haben, eine weitere Technik zu versuchen.

Die beste und effektivste Technik ist, die Hand und die Finger, im Idealfall der stärkeren oder freien Hand, gestreckt mit einem Fingerstich auf die Halsgegend unter den Kehlkopf zu bringen. Zuallererst sollten Sie den Kopf zwischen die Schultern ziehen: Schultern hoch-, Kopf runterziehen, Kinn auf die Brust bringen. Damit können Sie den empfindlichen Kehlkopf schützen und dem Griff ein wenig Wirkung nehmen. Diese Technik funktioniert auch, wenn der Angreifer im Winter z. B. eine Jacke mit Kragen trägt.

Es geht ja bei der Anwendung einer Technik nicht darum, den Angreifer kampfunfähig zu machen, sondern nur darum, sich zu lösen und ihn abzulenken, um sicher flüchten zu können.

Der später beschriebene Handballenstoß mit beiden Armen zur Körpermitte funktioniert auch sehr gut, um sich zu lösen (siehe S. 105).

Des Weiteren wäre die Befreiung durch die später noch beschriebene Technik des Kettenfauststoßes möglich (siehe S. 103 f.).

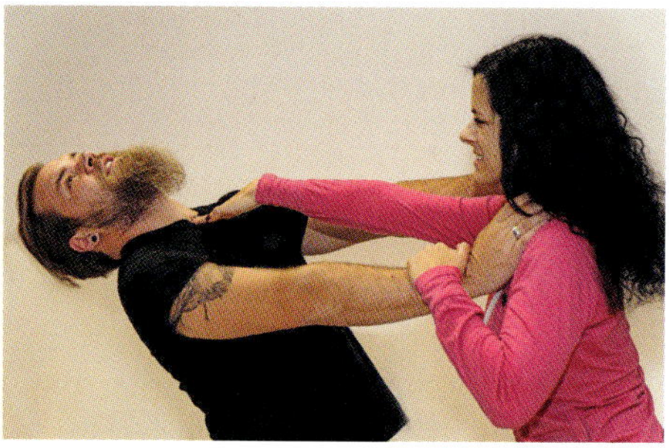

Fingerstichtechnik (© Swen Gruber)

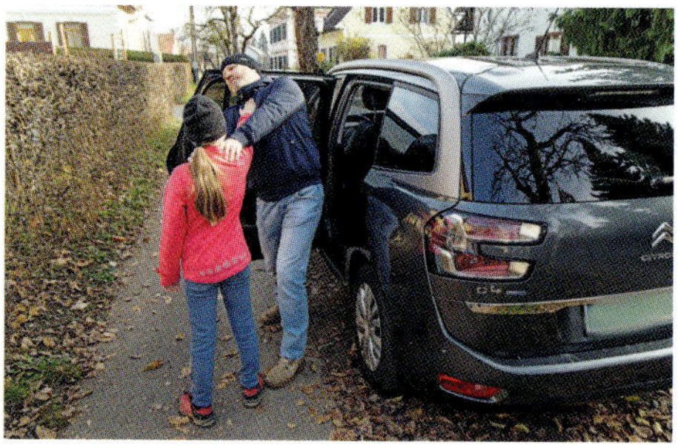

Ein Tritt auf das Schienbein würde auch funktionieren (siehe Fegetritt aufs Schienbein, S. 96).

> Entscheidend für den Erfolg einer Technik sind der stabile Stand, die Schnelligkeit der Ausführung, der dadurch gewonnene Überraschungseffekt und die mentale Stärke, die Abwehr voll durchzuziehen.

Abwehrtechnik gegen Würgen von vorne, wenn Sie gegen die Wand gedrückt werden

Zuallererst sollten Sie den Kopf zwischen die Schultern und die Schultern hochziehen, den Kopf runterziehen und das Kinn auf die Brust bringen. Damit können Sie den empfindlichen Kehlkopf schützen und dem Griff ein wenig Wirkung nehmen. Zur Abwehr wird wieder die Fingerstichtechnik „Würgen von vorne" verwendet. Durch den Umstand, dass

1
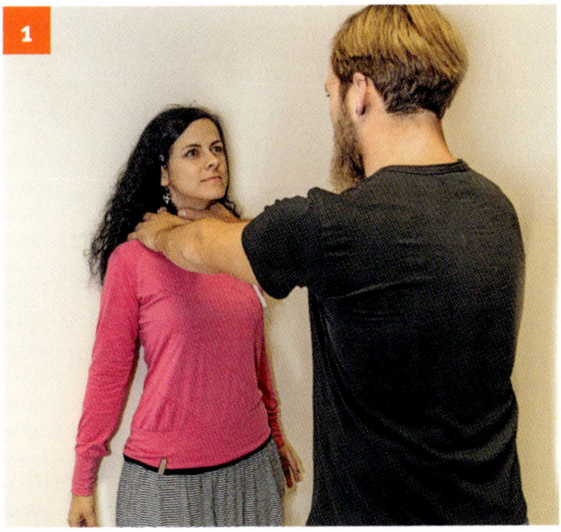

2
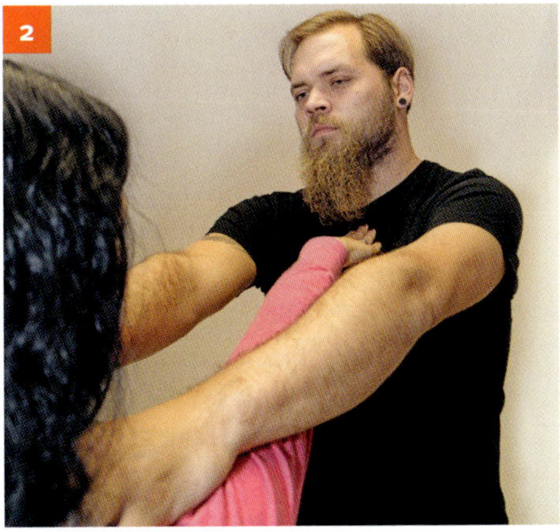

3
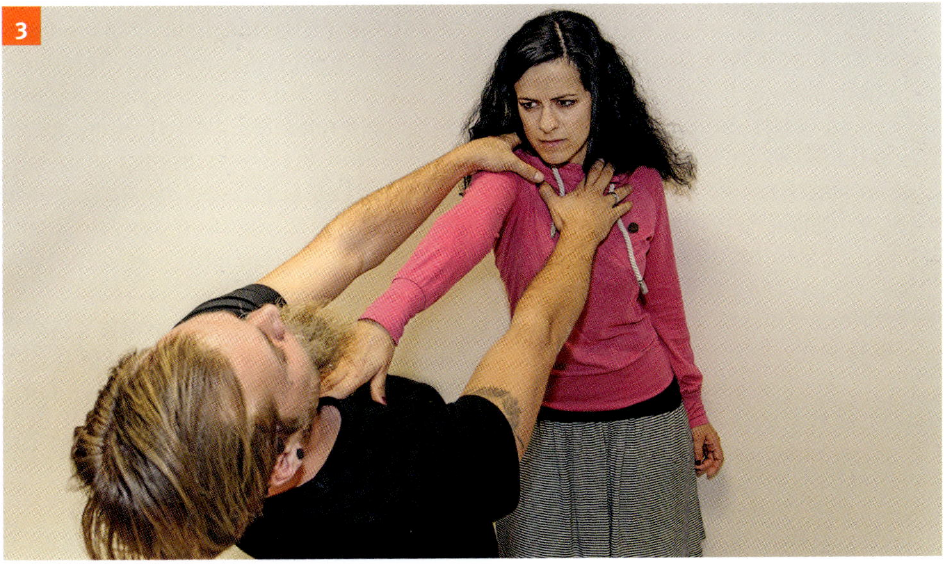

Fingerstichtechnik mit Schulterdrehen (© Swen Gruber)

der Angreifer mit gestreckten Händen würgt, müssen Sie einfach die eigene Schulter drehen, um Ihre Reichweite zu vergrößern.

Entscheidend für den Erfolg einer Technik sind der stabile Stand, die Schnelligkeit der Ausführung, der dadurch gewonnene Überraschungseffekt und die mentale Stärke, die Abwehr voll durchzuziehen.

Abwehrtechnik gegen Umklammerung von hinten mit und ohne Einschluss der Arme

Welche Möglichkeiten gibt es, sich zu lösen, und wie effektiv sind sie in einer Angriffssituation?

- Der Stampftritt (Ferse auf die Zehen des Angreifers) funktioniert wegen des festen Schuhwerks des Gegenübers nur zu etwa 60%. Das ist einfach zu wenig.
- Stoß mit dem Hinterkopf funktioniert nur in den wenigsten Fällen, da Sie nicht sehen können, wie groß der Angreifer ist und wo sich sein Kopf gerade befindet.
- Schläge oder sonstige Techniken funktionieren nur zu etwa 50 %, wenn überhaupt. Das ist zu wenig!
- Ich würde auch etwaige Aushebetechniken vermeiden, da eine große Gefahr besteht, sich in eine noch schlechtere Position, nämlich die am Boden, zu bringen.

Aus eigener Erfahrung sollte eine Technik angewendet werden, die gleich beim ersten Mal funktioniert, weil Sie z. B. von einem kräftigen Mann festgehalten werden und Sie höchstwahrscheinlich keine oder sehr wenig Luft mehr bekommen.

Der Pferdetritt ist eine sehr einfache und bei guter Ausführung hocheffiziente und für jeden rasch erlernbare Technik.

Da die Wirkung des Pferdetrittes sehr schnell zum Schienbeinbruch führen kann, ist diese Technik mitunter sehr gefährlich für den Angreifer, aber dadurch hocheffizient! Beim Lernen dieser Technik sollten Sie erstmals herausfinden, mit welchem Bein Sie ein besseres Gefühl beim Treten verspüren. Von da an sollte nur mehr mit diesem Bein geübt werden. Die Trefferwahrscheinlichkeit des Schienbeintritts liegt bei über 90 %, weil der Angreifer einen schulterbreiten Stand haben muss, um nicht selbst das Gleichgewicht zu verlieren.

Des Weiteren verfolgte ich aus Eigeninteresse folgenden Test: Bei einem von hinten seitlich stehenden Angreifer liegt die Trefferwahrscheinlichkeit eines Pferdetrittes bei getesteten 899 Personen bei über 96 %. Im Detail trafen 858 Tritte beim ersten Mal, 10 verfehlten und 30 streiften das Bein, was mich in meiner Meinung bestätigt, dass die Trefferquote bei über 90 % liegt und der Pferdetritt somit hocheffizient ist.

Entscheidend für den Erfolg einer Technik sind der stabile Stand, die Schnelligkeit der Ausführung, der dadurch gewonnene Überraschungseffekt und die mentale Stärke, die Abwehr voll durchzuziehen.

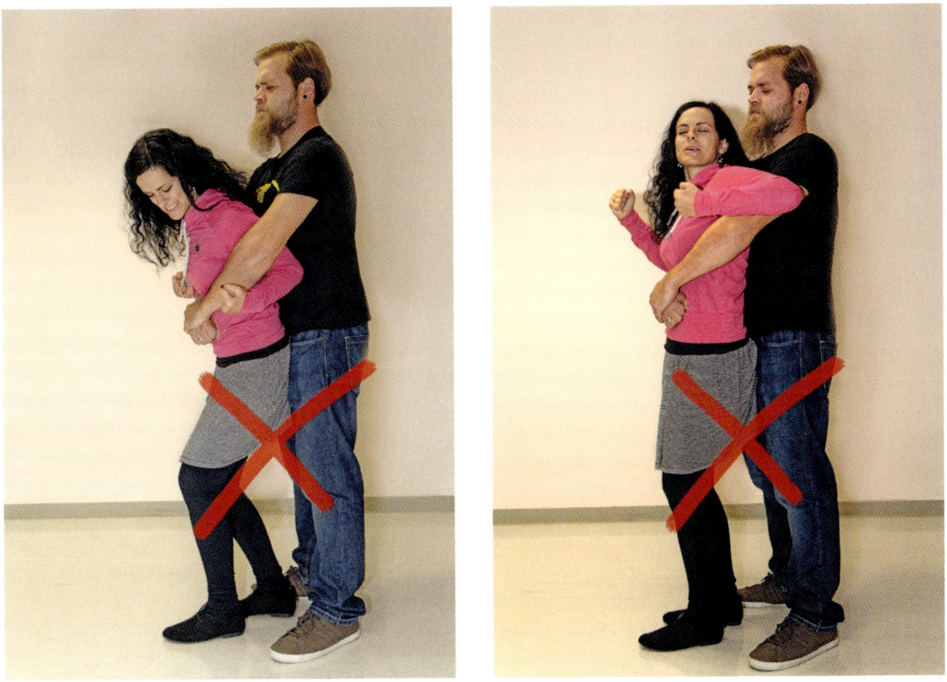

Ineffiziente Technik (© Swen Gruber)

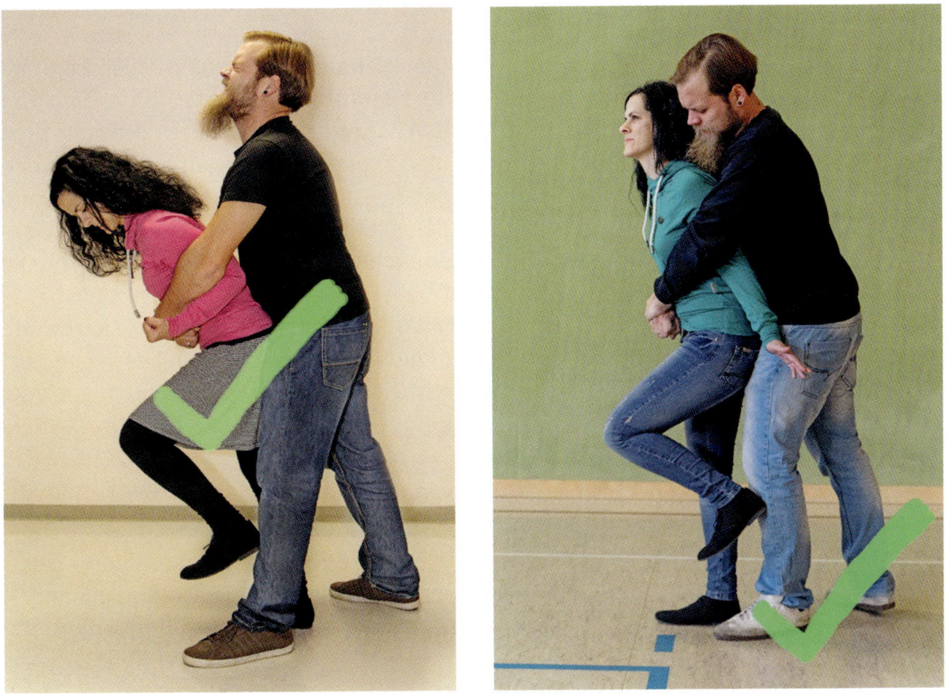

Effizienteste Technik: der Pferdetritt (© Swen Gruber)

Abwehrtechnik gegen Umklammerung von vorne mit und ohne Einschluss der Arme

Welche Möglichkeiten gibt es, sich zu lösen, und wie effektiv sie sind in einer Angriffssituation?

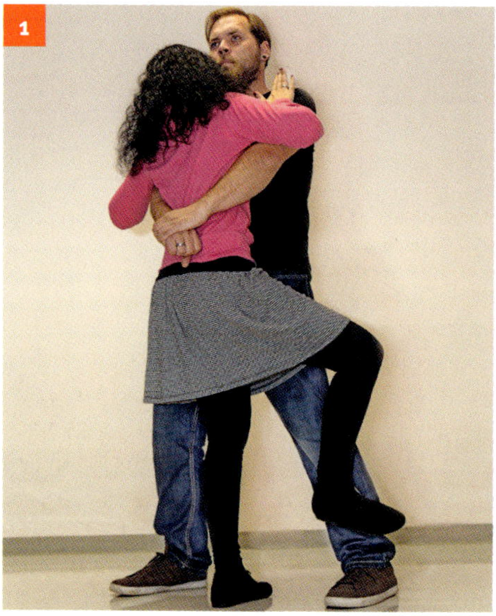

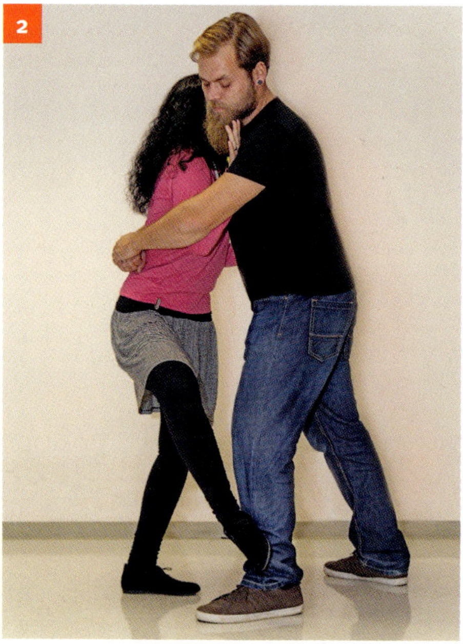

Fegetritt aufs Schienbein (© Swen Gruber)

- Wegen des festen Schuhwerks des Gegenübers liegt die Wirkung eines Stampftrittes bei etwa 60 %. Das ist einfach zu wenig!
- Ein Kopfstoß (Headput) funktioniert nur selten, je nachdem, wie groß der Angreifer ist.
- Ein Tritt mit dem Fuß oder dem Knie zur Mitte wird aus dem bereits genannten Grund, dass selten jemand so breit steht, meistens nicht funktionieren. Darüber hinaus kann der Angreifer mit leicht geschlossenen Beinen stehen, sodass Sie nur eine geringe Wirkung erzielen und es vermutlich nicht reicht, um sich zu lösen!
- Sind die Arme noch frei, können Sie die Fingerstichtechnik, siehe S. 92, zur Anwendung bringen.

Die Lösung ist der Fegetritt aufs Schienbein!

Der Tritt aufs Schienbein mit dem Spitz barfuß ist gefährlich, da Sie sich den großen Zehen brechen können, was mit einer Störung des Gleichgewichtssinns einhergehen kann, und Sie dadurch höchstwahrscheinlich Probleme bei der Flucht bekommen würden. Getreten wird wie beim Fegen (Judotechnik). Das heißt, Sie treten mit der Fußschaufel, wodurch sich das eigene Verletzungsrisiko auf ein Minimum reduziert – egal ob Sie Schuhe tragen oder gerade barfuß unterwegs sind.

Entscheidend für den Erfolg einer Technik sind der stabile Stand, die Schnelligkeit der Ausführung, der dadurch gewonnene Überraschungseffekt und die mentale Stärke, die Abwehr voll durchzuziehen.

Abwehrtechnik gegen Umklammerung (Festhalten) beider Hände, der Angreifer hat die Daumen dabei innen

Die eigenen Hände sind bei der Anwendung dieser Technik locker zu halten und die Handflächen nach oben zu drehen. Um die Effizienz der Technik zu erhöhen, sollte die Hand mit weggestreckten Fingern vollkommen geöffnet werden. Sollte diese Technik nicht funktionieren, wählen Sie einfach den Fegetritt.

> Entscheidend für den Erfolg einer Technik sind der stabile Stand, die Schnelligkeit der Ausführung, der dadurch gewonnene Überraschungseffekt und die mentale Stärke, die Abwehr voll durchzuziehen.

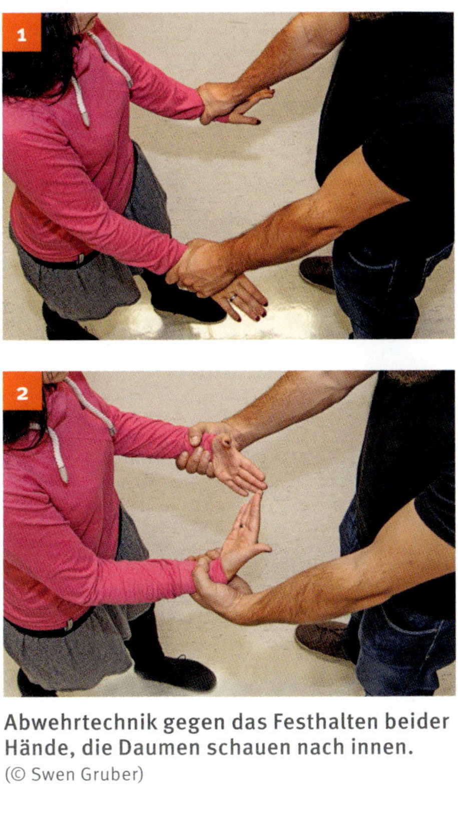

Abwehrtechnik gegen das Festhalten beider Hände, die Daumen schauen nach innen.
(© Swen Gruber)

Abwehrtechnik gegen Umklammerung (Festhalten) beider Hände, der Angreifer hat die Daumen dabei außen

Die eigenen Hände sind bei der Anwendung der Technik zur Faust geballt und nach außen in Richtung der Daumen zu drehen. Sollte diese Technik nicht funktionieren, einfach den Fegetritt aufs Schienbein wählen.

> Entscheidend für den Erfolg einer Technik sind der stabile Stand, die Schnelligkeit der Ausführung, der dadurch gewonnene Überraschungseffekt und die mentale Stärke, die Abwehr voll durchzuziehen.

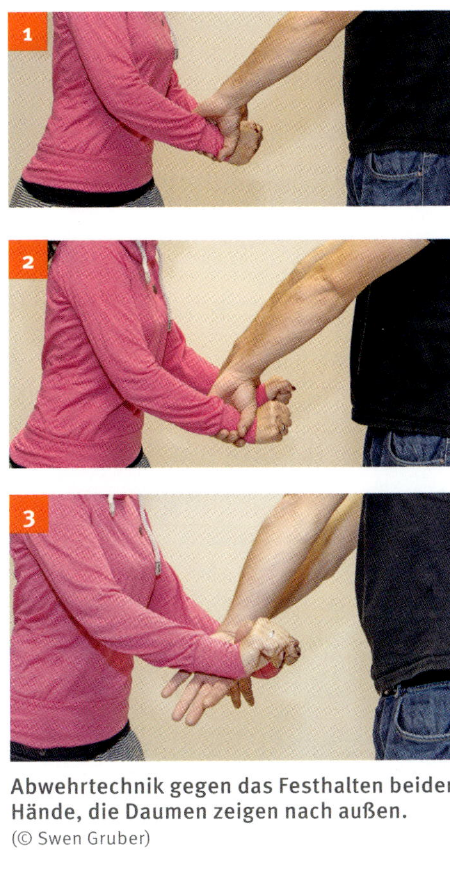

Abwehrtechnik gegen das Festhalten beider Hände, die Daumen zeigen nach außen.
(© Swen Gruber)

Abwehrtechnik gegen Umklammerung (Festhalten) einer Hand. Der Angreifer hält mit zwei Händen, wobei beide Daumen nach oben zeigen

Die festgehaltene Hand sollte zur Faust geballt werden, wobei der Daumen nach oben zeigen soll. Die zweite Hand umfasst die Faust und zieht sie heraus. Sollte diese Technik nicht funktionieren, einfach den Fegetritt aufs Schienbein oder die Fingerstichtechnik verwenden.

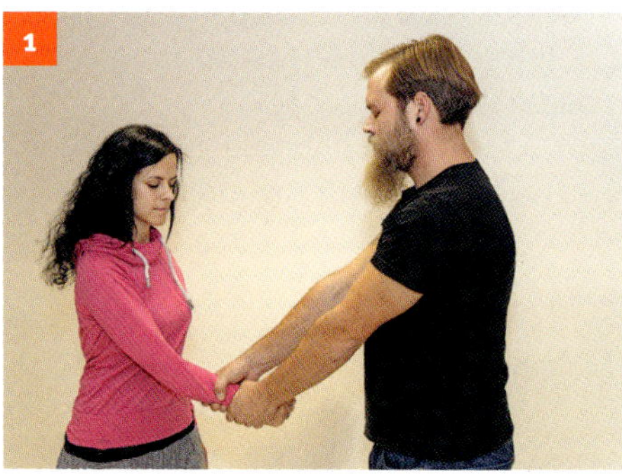

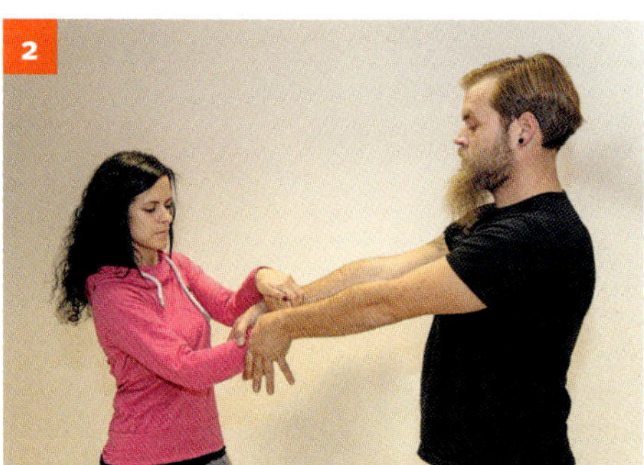

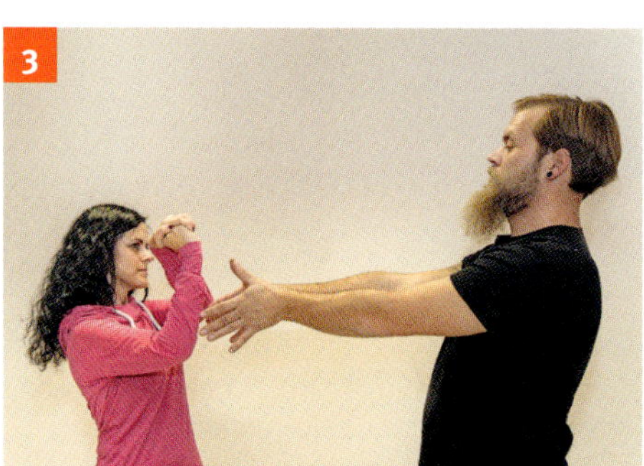

Entscheidend für den Erfolg einer Technik sind der stabile Stand, die Schnelligkeit der Ausführung, der dadurch gewonnene Überraschungseffekt und die mentale Stärke, die Abwehr voll durchzuziehen.

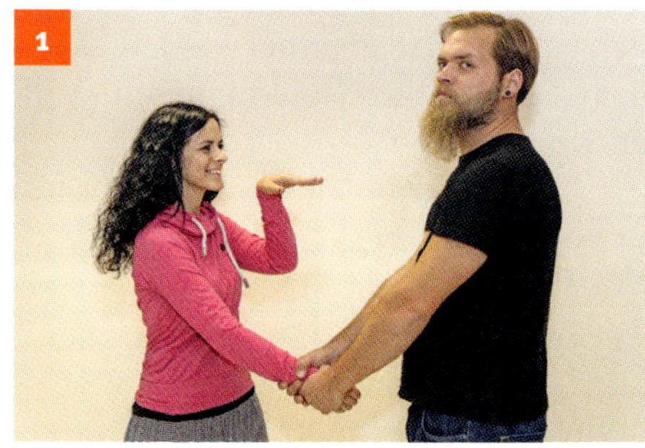

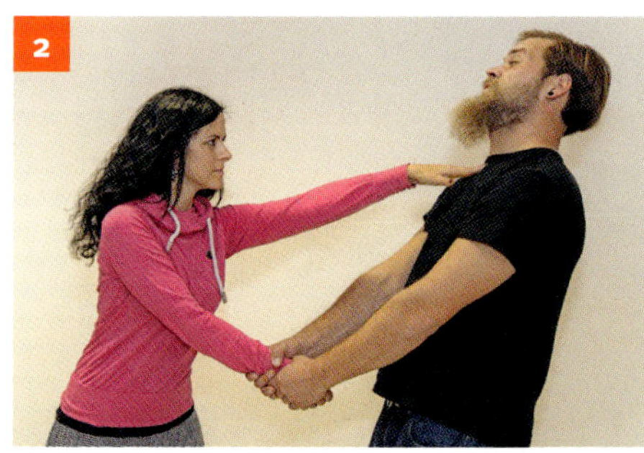

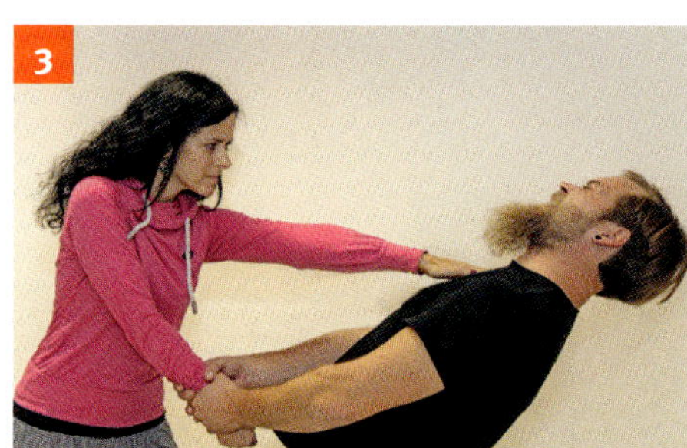

Abwehrtechnik gegen die Umklammerung einer Hand mit der Fingerstichtechnik (© Swen Gruber)

Abwehrtechnik gegen die Umklammerung einer Hand, beide Daumen zeigen nach oben. (links) (© Swen Gruber)

Abwehrtechnik gegen Umklammerung (Festhalten) einer Hand. Der Angreifer hält mit zwei Händen, wobei beide Daumen nach unten zeigen

Bei der festgehaltenen Hand sollten Sie eine Faust machen, wobei der Daumen nach oben zeigen soll. Die zweite Hand umfasst diese Faust und drückt die eigene Hand nach unten. Sollte diese Technik nicht funktionieren, einfach den Fegetritt aufs Schienbein oder die Fingerstichtechnik wählen.

> Entscheidend für den Erfolg einer Technik sind der stabile Stand, die Schnelligkeit der Ausführung, der dadurch gewonnene Überraschungseffekt und die mentale Stärke, die Abwehr voll durchzuziehen.

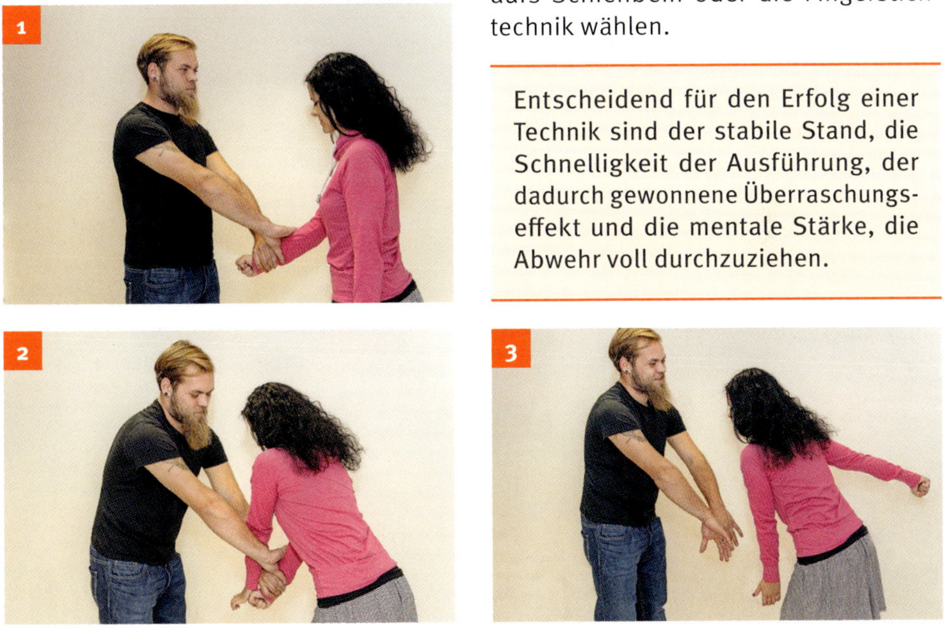

Abwehrtechnik gegen die Umklammerung einer Hand, die Daumen zeigen nach unten. (© Swen Gruber)

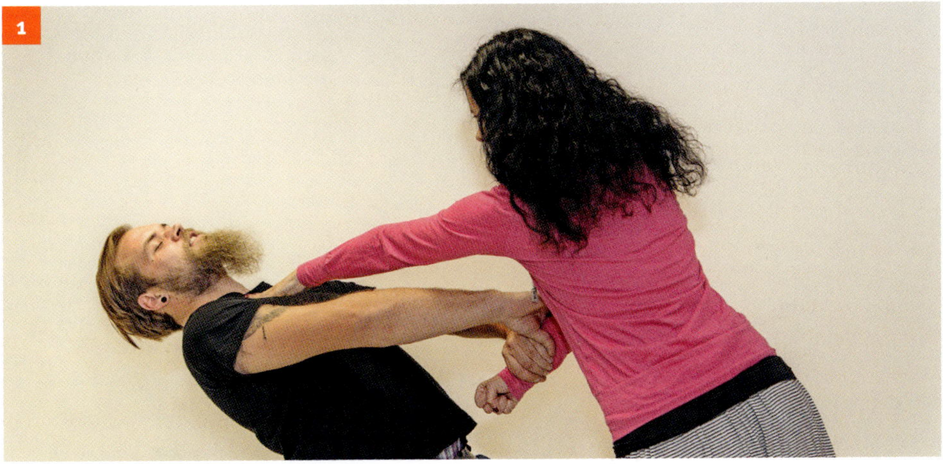

Abwehrtechnik gegen die Umklammerung einer Hand mit der Fingerstichtechnik, die Daumen zeigen nach unten. (© Swen Gruber)

Abwehrtechnik gegen Würgen von hinten mit beiden Händen

Zuallererst sollten Sie den Kopf zwischen die Schultern ziehen und den Oberkörper energisch nach vorne drücken (dadurch werden die Hände des Angreifers gestreckt und der Würgegriff verliert dadurch an Wirkung). Zugleich das Gesäß ins Genital des Angreifers rammen und umgehend einen Pferdetritt mit der Ferse anbringen.

Entscheidend für den Erfolg einer Technik sind der stabile Stand, die Schnelligkeit der Ausführung, der dadurch gewonnene Überraschungseffekt und die mentale Stärke, die Abwehr voll durchzuziehen.

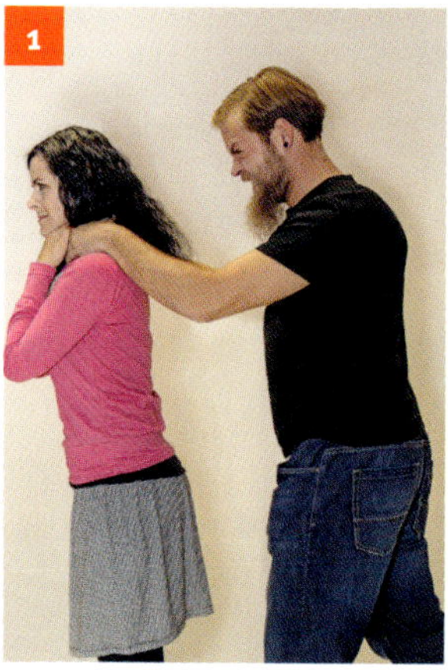

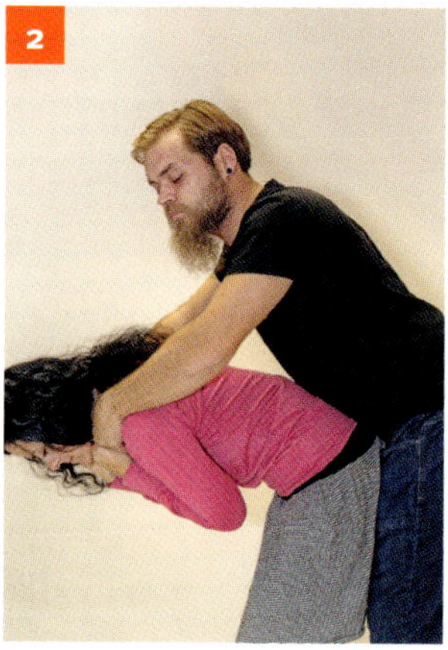

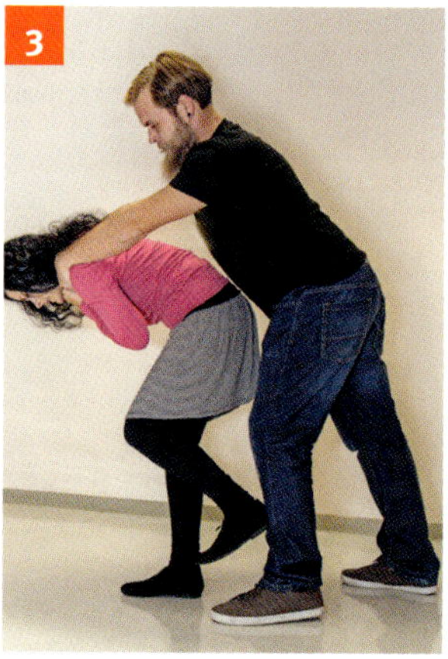

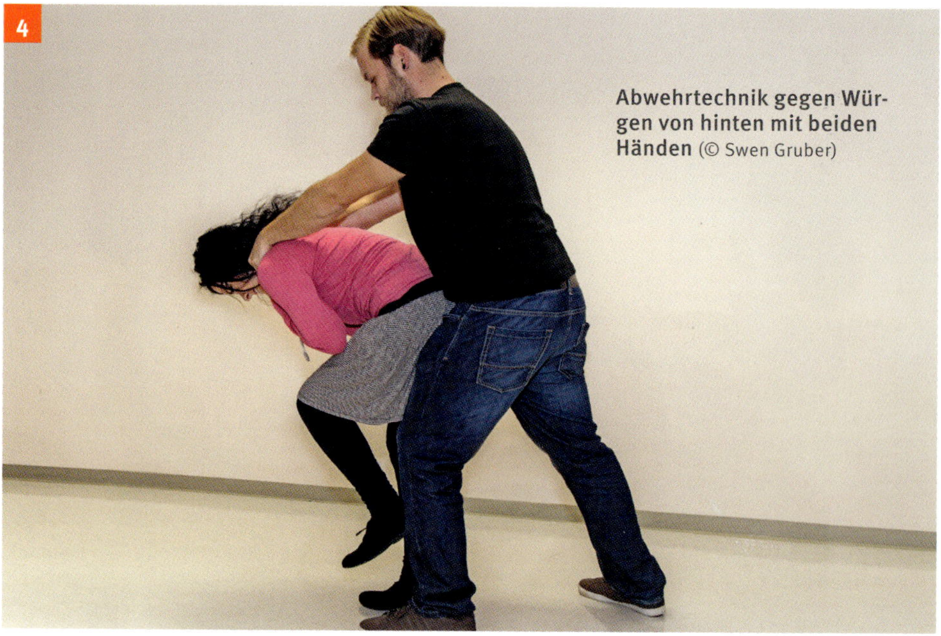

Abwehrtechnik gegen Würgen von hinten mit beiden Händen (© Swen Gruber)

Abwehrtechnik gegen Würgen von hinten mit Umklammerung des Halses

Grundsätzlich haben Sie als Opfer keine oder nur eine minimale Chance, sich aus dieser Angriffsposition zu lösen, außer der Angreifer ist erst beim Zugreifen oder er macht die Technik schlampig. Bei der Anwendung dieser Technik sollten Sie im Idealfall mit Ihren beiden Händen die würgenden Arme direkt unter Ihrem Kinn fixieren, um die eigene Kraft punktuell zu zentrieren. Darüber hinaus sollten Sie das Kinn auf die Brust bringen, um sich umgehend mit dem Pferdetritt die Flucht zu ermöglichen.

> Entscheidend für den Erfolg einer Technik sind der stabile Stand, die Schnelligkeit der Ausführung, der dadurch gewonnene Überraschungseffekt und die mentale Stärke, die Abwehr voll durchzuziehen.

Abwehrtechnik gegen Angreifer, die versuchen, mit dem Schal oder Ähnlichem zu würgen (siehe S. 100)

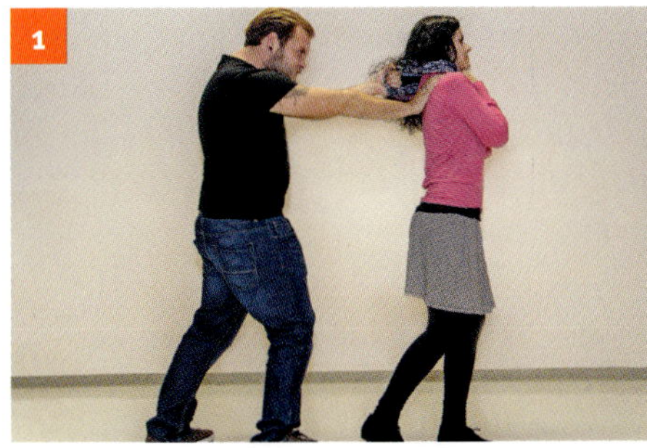

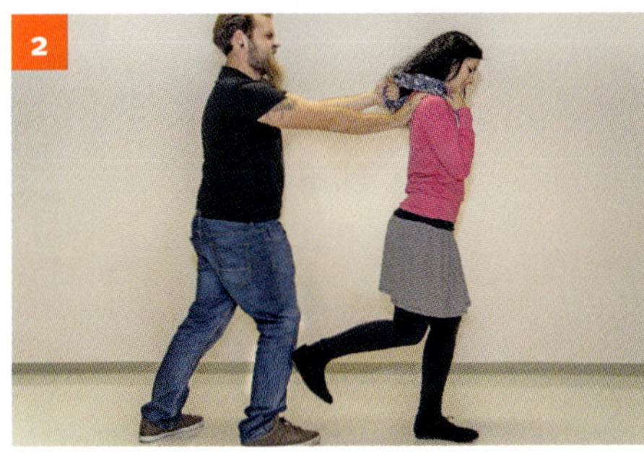

Abwehrtechnik gegen Angreifer, die mit einem Schal würgen (© Swen Gruber)

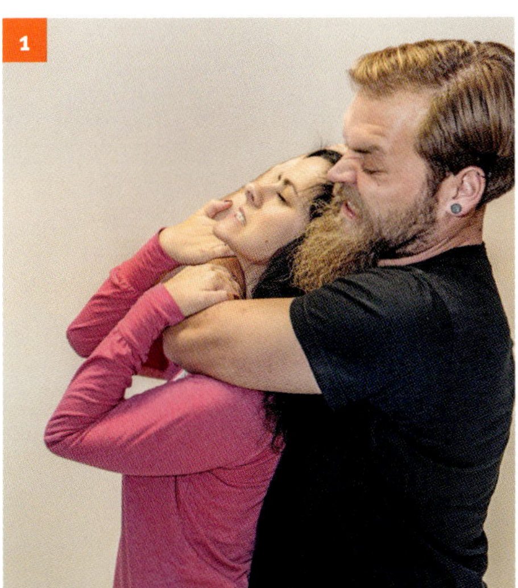

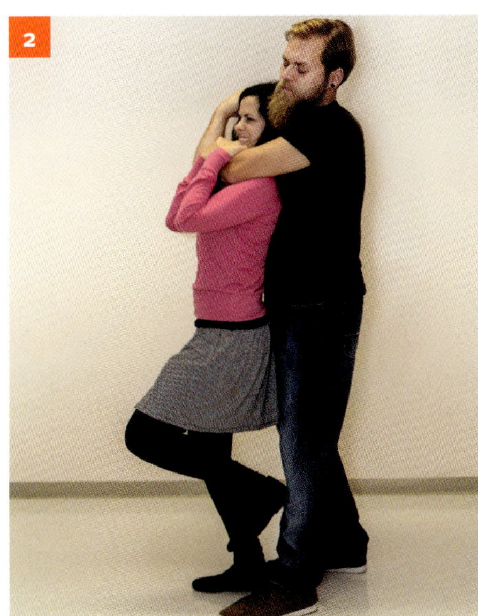

Abwehrtechnik gegen Würgen von hinten mit Umklammerung des Halses (© Swen Gruber)

Abwehrtechnik gegen Angreifer, die versuchen, an den Haaren zu reißen

Die einfachste Möglichkeit, sich zu wehren, ist der Pferdetritt (siehe S. 94). Eine weitere Möglichkeit besteht durch eine Körperdrehung um 180 Grad mit einem darauffolgenden Fegetritt aufs Schienbein, um sich dadurch vom Angreifer zu lösen.

> Entscheidend für den Erfolg einer Technik sind der stabile Stand, die Schnelligkeit der Ausführung, der dadurch gewonnene Überraschungseffekt und die mentale Stärke, die Abwehr voll durchzuziehen.

1

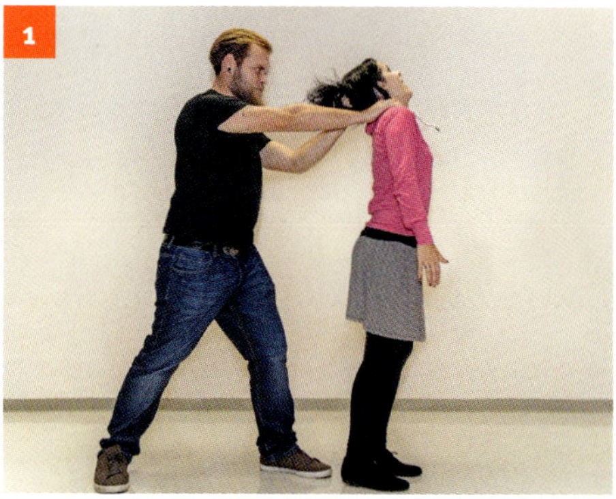

2

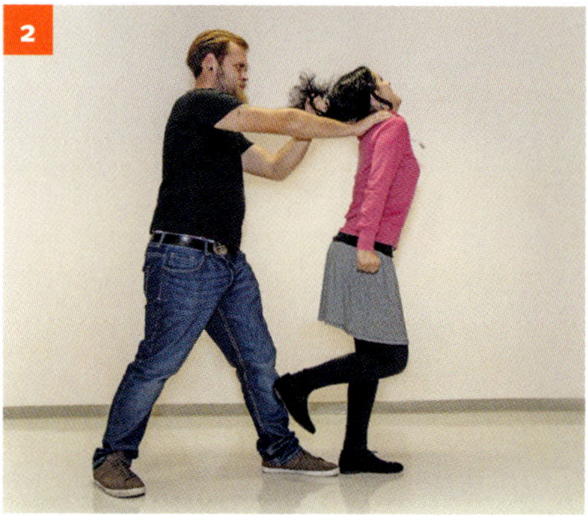

Abwehrtechnik gegen Angreifer, die an den Haaren ziehen (© Swen Gruber)

Abwehrtechnik gegen die Umklammerung des Kopfes/Schwitzkasten

In der anzüglichen Umarmung oder/und dem Schwitzkasten werden Sie mit dem Oberkörper nach unten gedrückt. Die Arme sind dabei frei, der Angreifer muss, um das Gleichgewicht zu halten, im schulterbreiten Stand stehen. Dadurch wird es möglich, dass Sie den Arm, der sich näher beim Angreifer befindet, benutzen können, um:

- ruckartig mit der Faust auf die Genitalien zu schlagen.
- ruckartig mit der Handkante auf die Genitalien zu schlagen.
- die Genitalien zusammenzudrücken.

> Entscheidend für den Erfolg einer Technik sind der stabile Stand, die Schnelligkeit der Ausführung, der dadurch gewonnene Überraschungseffekt und die mentale Stärke, die Abwehr voll durchzuziehen.

1

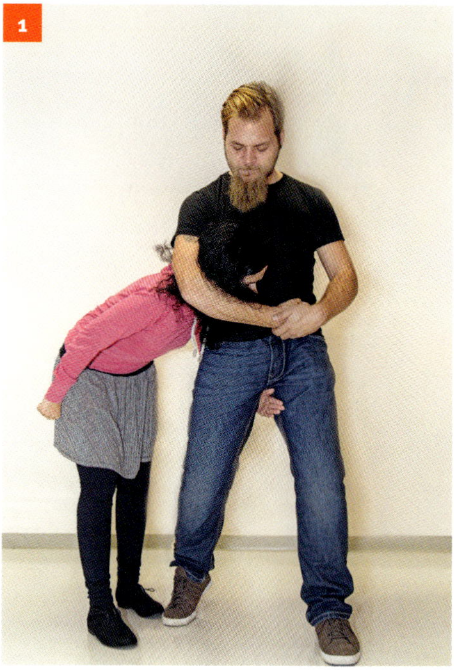

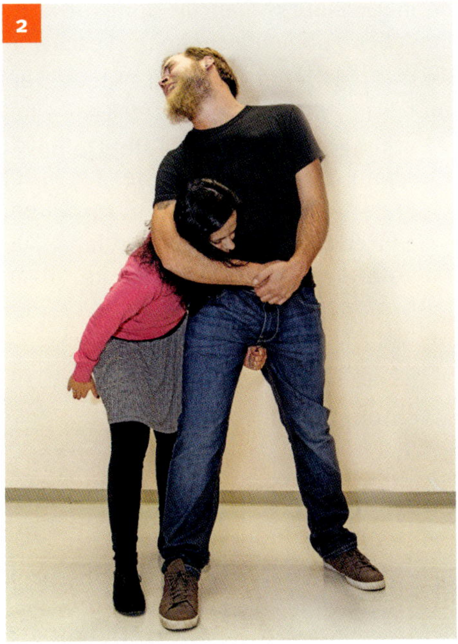

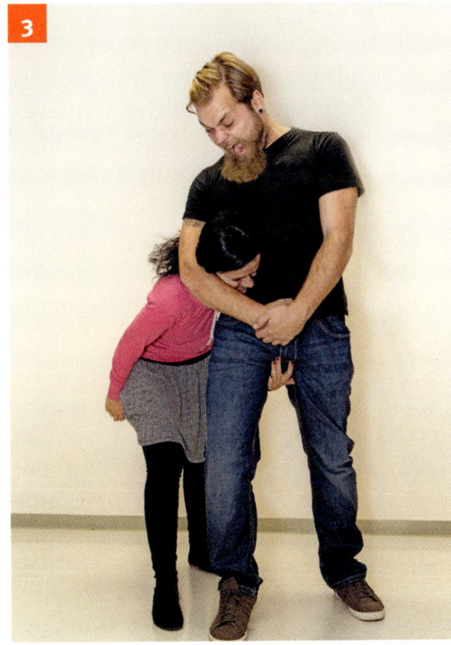

Abwehrtechnik gegen den Schwitzkasten (© Swen Gruber)

Abwehrtechnik: Kettenfaust – die ideale Faust

Die ideale Faust

- Bei falscher Fausthaltung, also wenn z. B. der Daumen von den Fingern umfasst wird, besteht bei einem Schlag eine erhöhte Verletzungsgefahr für die Daumenkapsel.
- Bei falscher Fausthaltung, also, wenn z. B. der Daumen außen weg gestreckt wird, besteht ein erhöhtes Verletzungsrisiko für die Daumen.
- Bei der idealen Faust sollten die Daumen beigezogen sein (außen anliegen).

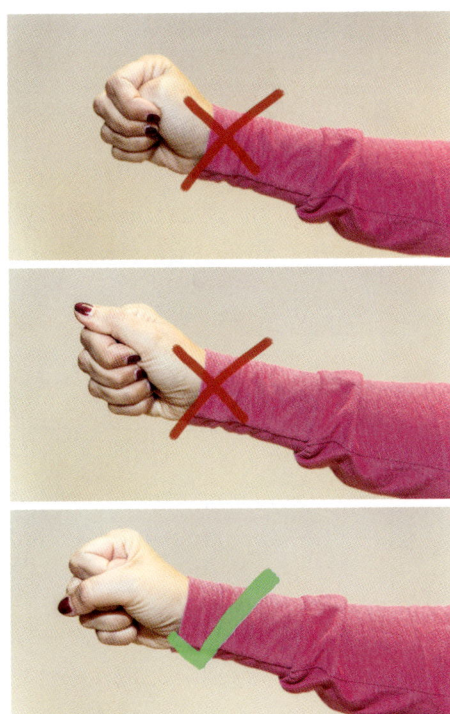

Die ideale Faust (© Swen Gruber)

Kettenfaust

Für die Übung des geraden Faustes (eine Vorübung des Kettenfauststoßes) bilden Sie zuallererst mit der stärkeren Hand eine Faust (so wie oben beschrieben). Diese legen Sie so aufs Brustbein, dass die Vorderfläche der Faust gerade nach vorne zeigt. Dann strecken Sie die Faust einfach gerade aus (Prinzip der Geradlinigkeit). Die Übung wird auch mit der anderen Hand einige Male ausgeführt.

Beim Kettenfauststoß geht die schlagende Hand immer über die sich in der Rückwärtsbewegung befindliche Hand nach vor (dabei können sich die Hände ruhig berühren). Durch diese Technik finden Sie zu einer sehr guten Schlagkoordination und können die optimale Kraft umgehend und mit sehr hoher Geschwindigkeit (Kraft) ins Ziel bringen.

Entscheidend für den Erfolg einer Technik sind der stabile Stand, die Schnelligkeit der Ausführung, der dadurch gewonnene Überraschungseffekt und die mentale Stärke, die Abwehr voll durchzuziehen.

Achtung!
Wegen erhöhter Verletzungsgefahr sollte beim Training eine Armstreckung vermieden werden.

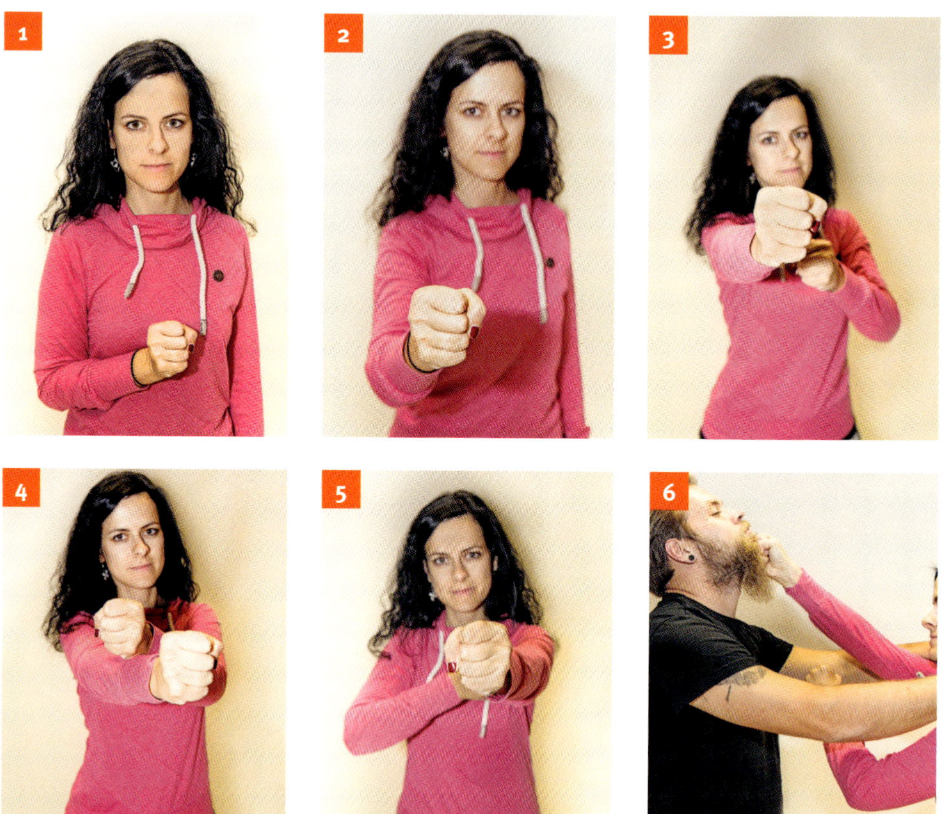

Abwehrtechnik Kettenfaust (© Swen Gruber)

Abwehrtechnik: Handballenstoß

Wenn Sie von einem möglichen Angreifer irgendwo hingedrängt werden, ist der Stoß mit dem Handballen sehr effizient. Voraussetzung ist aber vor allem ein stabiler Stand, da Sie ansonsten sehr schnell selbst am Boden landen und sich somit in der denkbar schlechtesten Position wiederfinden könnten. Der Trefferbereich kann variieren und sollte zur Brust, zum Schlüsselbein oder bei Kampfhaltung des Gegenübers auf dessen Hände gehen. Für Kinder gilt: Aufgrund ihrer Körpergröße gelangen sie meist nicht viel höher als bis zum Blasenbereich.

Bei der Anwendung der Technik wird das Gleichgewicht des Angreifers gebrochen und er findet sich am Boden wieder.

> Entscheidend für den Erfolg einer Technik sind der stabile Stand, die Schnelligkeit der Ausführung, der dadurch gewonnene Überraschungseffekt und die mentale Stärke, die Abwehr voll durchzuziehen.

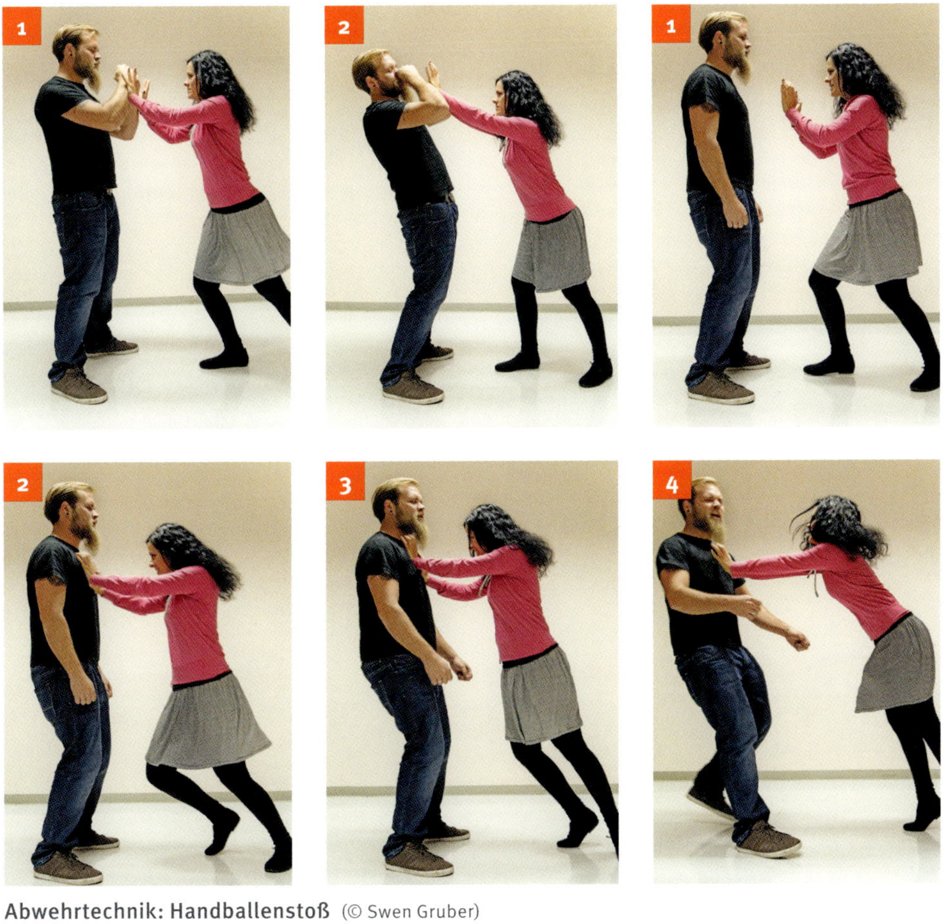

Abwehrtechnik: Handballenstoß (© Swen Gruber)

Abwehrtechnik: Handrückenschlag

Beim Schlag mit der Handrückseite ist es egal, ob mit der Faust oder mit dem offenen Handrücken geschlagen wird. Die eigene Verletzungsgefahr ist beim offenen Handrückseitenschlag gegenüber dem Handrückenschlag mit geballter Faust bei angespannten Muskeln und Sehnen durch das Auftreffen auf einen harten Gegenstand merklich kleiner. Deshalb empfiehlt es sich, die offene Variante zu wählen. An Effizienz und Wirkung ist nur ein geringer Unterschied zu beobachten.

Entscheidend für den Erfolg einer Technik sind der stabile Stand, die Schnelligkeit der Ausführung, der dadurch gewonnene Überraschungseffekt und die mentale Stärke, die Abwehr voll durchzuziehen.

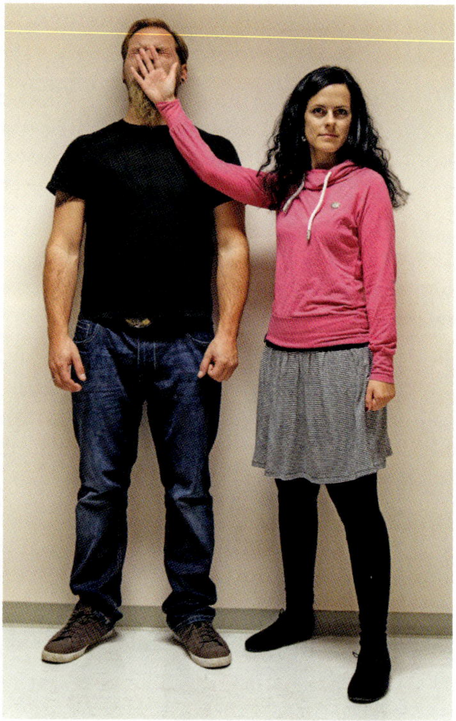

Auch mit der offenen Faust kann geschlagen werden. (© Swen Gruber)

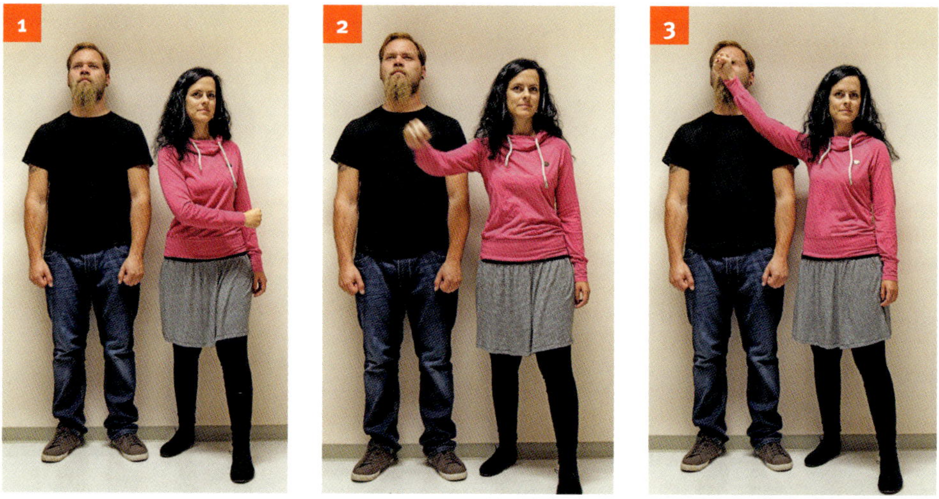

Abwehrtechnik Handrückenschlag (© Swen Gruber).

Würfe als Abwehrtechnik

Aus folgendem Grund sollte auf eine Wurftechnik in einem mehrstündigen Selbstverteidigungskurs verzichtet werden: In erster Linie ist sie zu übungsintensiv. Zum Beispiel musste ich für eine Wurftechnik eines Wettkampfes sieben Monate hindurch, dreimal die Woche, jeweils mindestens eine Stunde Techniktraining absolvieren. Die größte Gefahr jedoch ist, dass Sie sich selbst am Boden wiederfinden. Um ein guter Bodenkämpfer zu werden, benötigte ich mehr als zehn Jahre intensives Training und darüber hinaus noch ein mehrwöchiges Judotrainingslager in Japan!

Kopfstoß als Abwehrtechnik

Diese Technik ist aufgrund der verschiedenen Größen der Gegner eher unwahrscheinlich anzubringen, deshalb ist diese Technik nicht näher angeführt.

Ellenbogenschlag als Abwehrtechnik

Der Ellbogenschlag ist ziemlich übungsintensiv und nur in unmittelbarer Distanz einsetzbar, deshalb ist diese Technik nicht näher angeführt.

Kniestoß zum Genitalbereich oder zur Körpermitte als Abwehrtechnik

Dies ist leider eine Technik, die nur effektiv sein kann, wenn ein Angreifer eine bestimmte Position innehat, und somit für Selbstverteidigungssituationen uninteressant.

Stopp-Tritt als Abwehrtechnik

Diese hocheffiziente Technik setzt einen optimalen Kraftschluss voraus und ist sehr schwer zu erlernen. Somit ist diese Technik bei einem einige Übungseinheiten umfassenden Selbstverteidigungskurs nur bedingt oder gar nicht erlernbar, deshalb ist diese Technik nicht näher angeführt.

Hebeltechniken als Abwehrtechnik

Hebeltechniken sind zur Selbstverteidigung aus Gründen der Komplexität von Abläufen, vermehrter Übungsintensität u. v. m. schlichtweg ungeeignet.

Tritte über Kniehöhe zur Verteidigung

Diese Art von Techniken mögen zwar sehr effizient sein, sind aber von der körperlichen Statur, dem Kraftpotential und der Gelenkigkeit des Verteidigers abhängig. Darüber hinaus sind diese einfach zu übungsintensiv, bis Sie die nötige Wirkung erzielen können, um sich von einem Angreifer zu lösen. Es besteht bei unsauberer Ausführung der Technik die Gefahr, dass Sie Ihr Gleichgewicht verlieren und sich am Boden wiederfinden, was extrem von Nachteil wäre.

Merke

- Wenn nichts mehr geht, Schienbeintritt oder Pferdetritt! Wenn aus irgendeinem Grund eine Technik nicht funktioniert, sollte diese umgehend durch einen Tritt aufs Schienbein ersetzt werden.
- Dort, wo Sie nicht hinsehen, greifen Sie nicht hin! Hinschlagen können Sie allerdings! Durch das Hingreifen könnten Sie Ihre Position so verändern, dass Sie nicht mehr stabil stehen. Oder der Gegner packt Ihre Hand und fixiert sie.

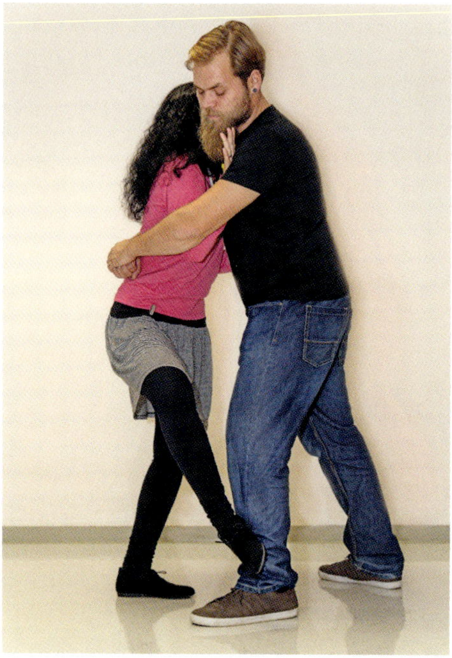

Schienbeintritt (© Swen Gruber)

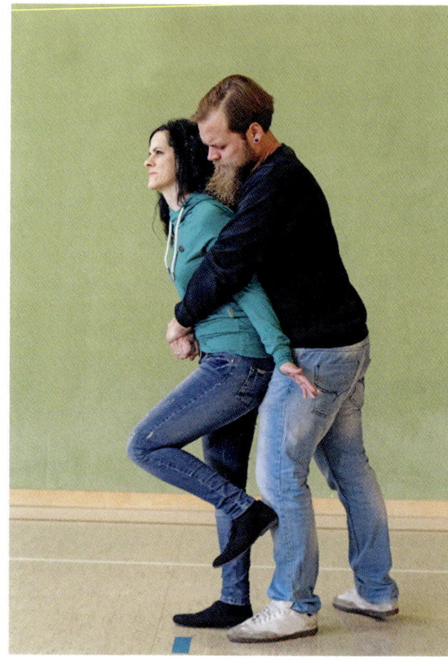

Pferdetritt (© Swen Gruber)

EINSATZ VON HILFSMITTELN ALLGEMEIN

Speziell beim Einsatz von Hilfsmitteln kann man Rettungsschwimmen mit der Selbstverteidigung vergleichen. In Wahrheit unterscheiden sich nur die eingesetzten Hilfsmittel voneinander. Beim Rettungsschwimmen dienen als Distanzhalter z. B. die Luftmatratze, der Rettungsring etc., bei der Selbstverteidigung sind es die zusammengerollte Zeitung, die Taschenlampe, der Pfefferspray etc.

Beim Rettungsschwimmen dienen die Hilfsmittel dazu, sich von einer möglichen Umklammerung des Ertrinkenden zu schützen. Bei der Selbstverteidigung kann man mit Hilfe von Hilfsmittel einen sicheren Abstand gewinnen, um eine Flucht zu ermöglichen.

> Hilfsmittel können nahezu alle greifbaren Gegenstände sein.

Entscheidend ist, vorher die Situation einzuschätzen, um die Möglichkeit zu haben, das Hilfsmittel umgehend einsatzbereit in die Hand zu nehmen! In einer Angriffssituation können Sie zum Beispiel zum Angreifer nicht sagen: „Bitte kurz warten, ich muss erst die Zeitung zusammenrollen."

Beispiel eines Fernsehbeitrages vor einigen Jahren, in dem eine Frau Selbstverteidigungskurse für Frauen in Wien veranstaltet: In diesem Beitrag wurde unter anderem gezeigt, wie man in einer Angriffssituation einen Pfefferspray aus einer Damenhandtasche einsatzbereit in die Hand nimmt, was mich sogar als Mann überraschte und mir unrealistisch erschien und darüber hinaus noch von einer Frau gelehrt wurde. Ok, dachte ich mir, das teste ich jetzt mal in entschärfter Version in einem meiner nächsten Selbstverteidigungskurse. Gesagt, getan, ich hatte im nächsten Kurs 10 Kursteilnehmerinnen, welche von mir folgende Aufgabe bekamen: Sie mussten ihre Handtaschen am Tisch vor sich aufstellen, jede bekam von mir einen Pfefferspray in ihre Handtasche und ich stand mit der Stoppuhr am Tischende und gab das Kommando *Los* (Beachten Sie: Es war kein Angreifer in der Nähe!!!). Nur ich, mit der Stoppuhr in der Hand, war der eigentliche Stressfaktor. Die schnellste Dame benötigte stolze 30 Sekunden, um den Spray einsatzbereit in ihrer Hand zu haben, die langsamste über 1 Minute 30 Sekunden. Ich stellte den Damen eine Frage: „Was ist der Weltrekord im 100-Meter-Sprint?" Etwa 9,6 Sekunden. Sagen wir, ein Normalsterblicher benötigt für 100 Meter im Sprint ca. 15 Sekunden. Na gut, wie weit kann ein Angreifer bei 30 Sekunden jetzt entfernt sein? „200 Meter!" – Normalerweise ist ein Angreifer nur einige Meter entfernt. Somit werden Sie keine Zeit mehr haben, ein Selbstverteidigungshilfsmittel einsatzbereit in die Hand zu bekommen, und können sich realistischerweise nur mehr mit Ihren Händen und Füßen verteidigen.

Ein zweites Thema wurde in diesem Fernsehbericht noch behandelt. Die besagte Trainerin meinte: Man sollte einen Elektroschocker nicht in der Hand tragen, da er zu aggressiv wirken könnte. Dazu kann ich nur folgenden Tipp geben (abgesehen davon, dass ein Elektroschocker kein sehr gutes Hilfsmittel ist – siehe Erklärung rechts):

Wenn Sie für sich selbst die Situation für gefährlich einschätzen, sollten Sie sehr wohl ein Selbstverteidigungshilfsmittel schon einsatzbereit in der Hand haben, um es auch bei Bedarf umgehend einsetzen zu können.

Gute und weniger gute Selbstverteidigungshilfsmittel

Pfefferspray, Zeitung, Taschenlampe, Schlüsselbund, Messer, Stift (Fangreflex), Sand, Sprays, Handschuhe, Trinkflasche, Gürtel, Piepser mit lautem Signal ...

Zu den weniger guten Selbstverteidigungshilfsmitteln zählen

- Mund-, Haar- und Farbsprays: Sie haben eine geringere Reichweite und darüber hinaus auch wenig bis gar keine Reizwirkung. Es wäre besser, dem Angreifer die Dose aus zwei Metern Entfernung an den Kopf oder sonstwohin zu werfen und zu flüchten, als abzuwarten, bis der Angreifer auf die Einsatzweite, die bekanntlich zwischen 30 und 50 Zentimetern liegt, herankommt. Durch die verminderte Reichweite und die eingeschränkte Wirkung gegenüber dem Einsatz eines Pfeffersprays wird die Gefahr für sich und andere vervielfacht.
- Elektroschocker: Dies sind handliche batteriebetriebene Geräte, die Stromstöße von einigen 10.000 bis über 100.000 Volt erzeugen und so den Angreifer schocken. Dieser wird in der Regel zusammenbrechen, der Schockeffekt kann bis zu zehn Minuten andauern. Geräte in der Größenordnung von 100.000 Volt sind in der Lage, auch durch dickere Kleidung eine Wirkung zu erzielen. Das Problem

bei diesem Selbstverteidigungshilfsmittel ist nur, dass Sie es dem Angreifer an den Körper halten müssen. Das heißt, dass bei Handhabungsfehlern, die ja in Stresssituationen passieren können, die Gefahr besteht, dass der Angreifer Ihnen diesen abnehmen und gegen Sie einsetzen könnte. Besser ist es, dass Sie dem Angreifer diesen Gegenstand aus 2 Metern Abstand an den Kopf oder sonstwohin werfen und schnell die Flucht ergreifen.

- Messer: Da gibt es Fallmesser, Butterflys, Springmesser, welche grundsätzlich verboten sind. Der Einsatz von Messern ist jedoch riskant, da ein Messerkampf viel Übung erfordert. Sonst können Sie sich selbst eher gefährden, als sich zu verteidigen. Aus diesem Grund: Abstand halten und weglaufen.
- Stahlruten, Totschläger und Schlagringe sind verboten.

Zu den guten Selbstverteidigungshilfsmitteln zählen

- Taschenlampen sind sehr gute Hilfsmittel und für jede Altersgruppe erhältlich. Diese können nicht nur in der Nacht nützliche Dienste leisten, mittlerweile gibt es Taschenlampen mit 200 Lumen oder mehr. Man kann diese auch von weiterer Entfernung einsetzen, also von einem sicheren Abstand.

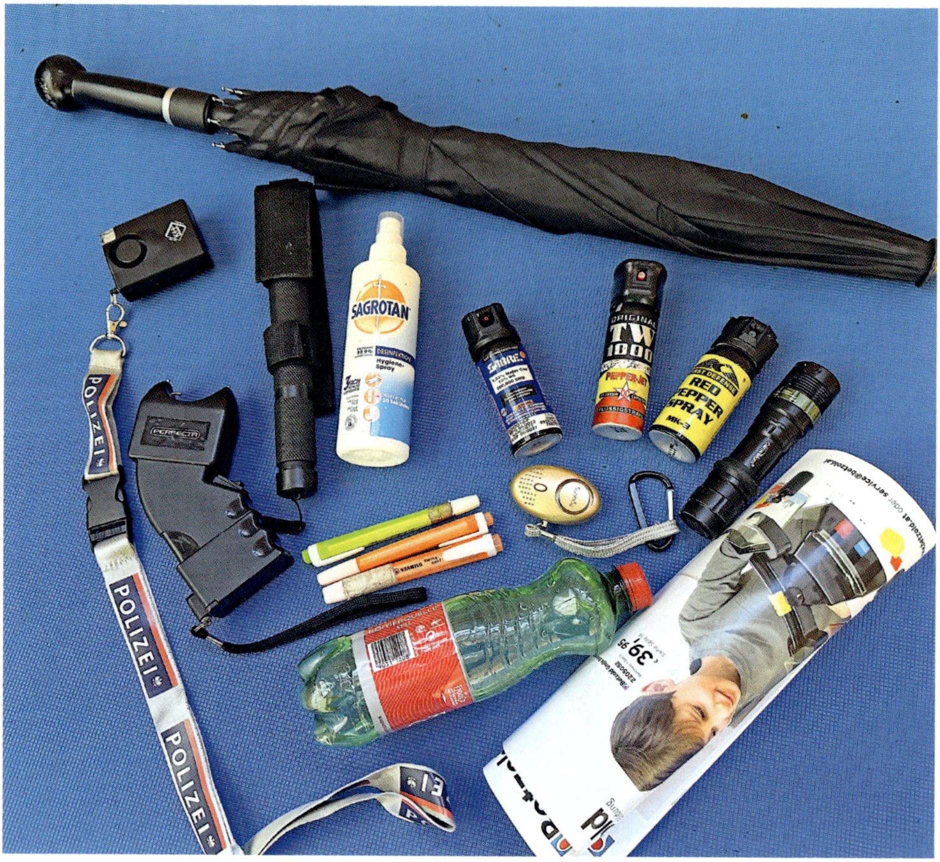

Einige Hilfsmittel im Überblick (© Closeprotection.at)

Das Ziel dabei ist relativ einfach: Den Angreifer blenden und flüchten. Ich glaube, fast jeder hat schon mal in den Lichtstrahl einer eingeschalteten Taschenlampe geblickt. Der andere ist geblendet und Sie bekommen 1–2 Sekunden zur Flucht!

- Sand, Kies, Erde, Münzen oder Schnee ins Gesicht werfen und die Flucht ergreifen.
- Fangreflex: Jeder hat ihn. Das heißt, einfach einen Stift, eine Trinkflasche etc. in die Hand nehmen. Wenn der Angreifer kommt, ihm das Ding hinwerfen, über 90 % fangen es oder/und schauen zumindest darauf. Schon haben Sie 1–2 Sekunden zur Flucht.
- Akustischer Alarm: Dies ist eine persönliche Alarmanlage, die mittels eines sehr lauten, durchdringenden Geräusches (mindestens 140 Dezibel!) einen Angreifer in die Flucht schlagen soll. Dazu gibt es Folgendes zu sagen: Erstens sollten Sie wissen, wie das Gerät funktioniert. Also auf alle Fälle ausprobieren, bevor Sie es kaufen. Zweitens wann wird es laut (gleich oder erst nach einiger Zeit)? Drittens: Ist die Batterie voll und das Gerät einsatzbereit? Das heißt, Sie müssen es regelmäßig auf seine Funktionalität überprüfen.
- Pfefferspray oder Reizgas siehe Einsatz von Pfeffersprays, S. 113 ff.

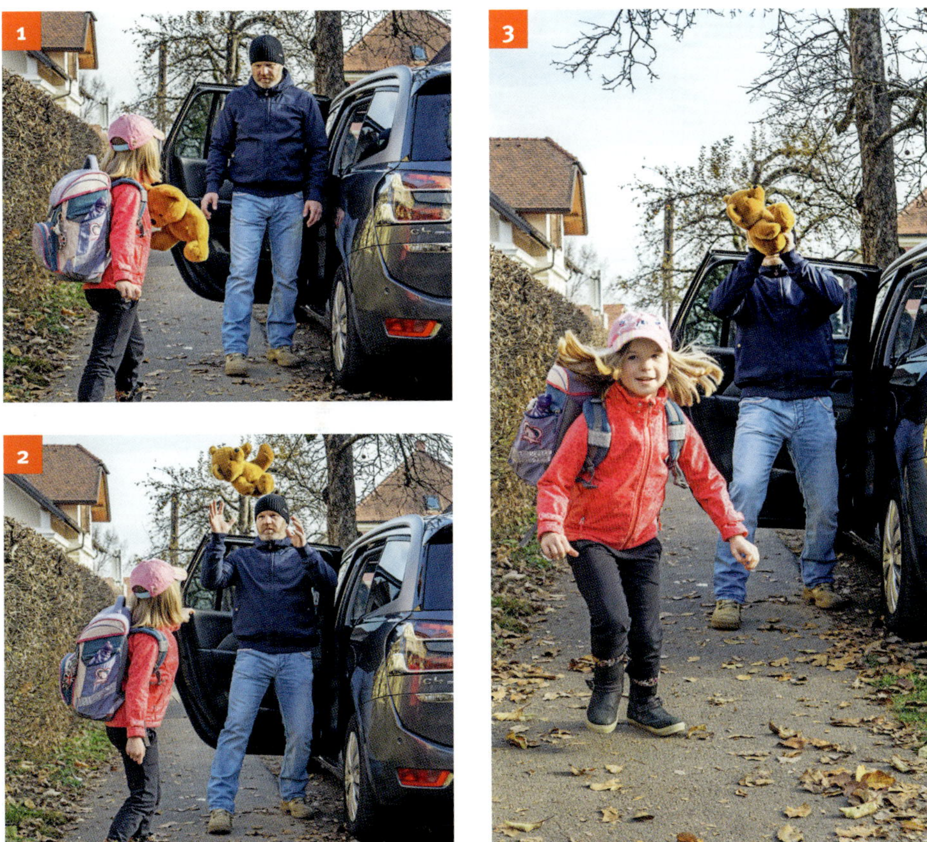

Fangreflex (© Swen Gruber)

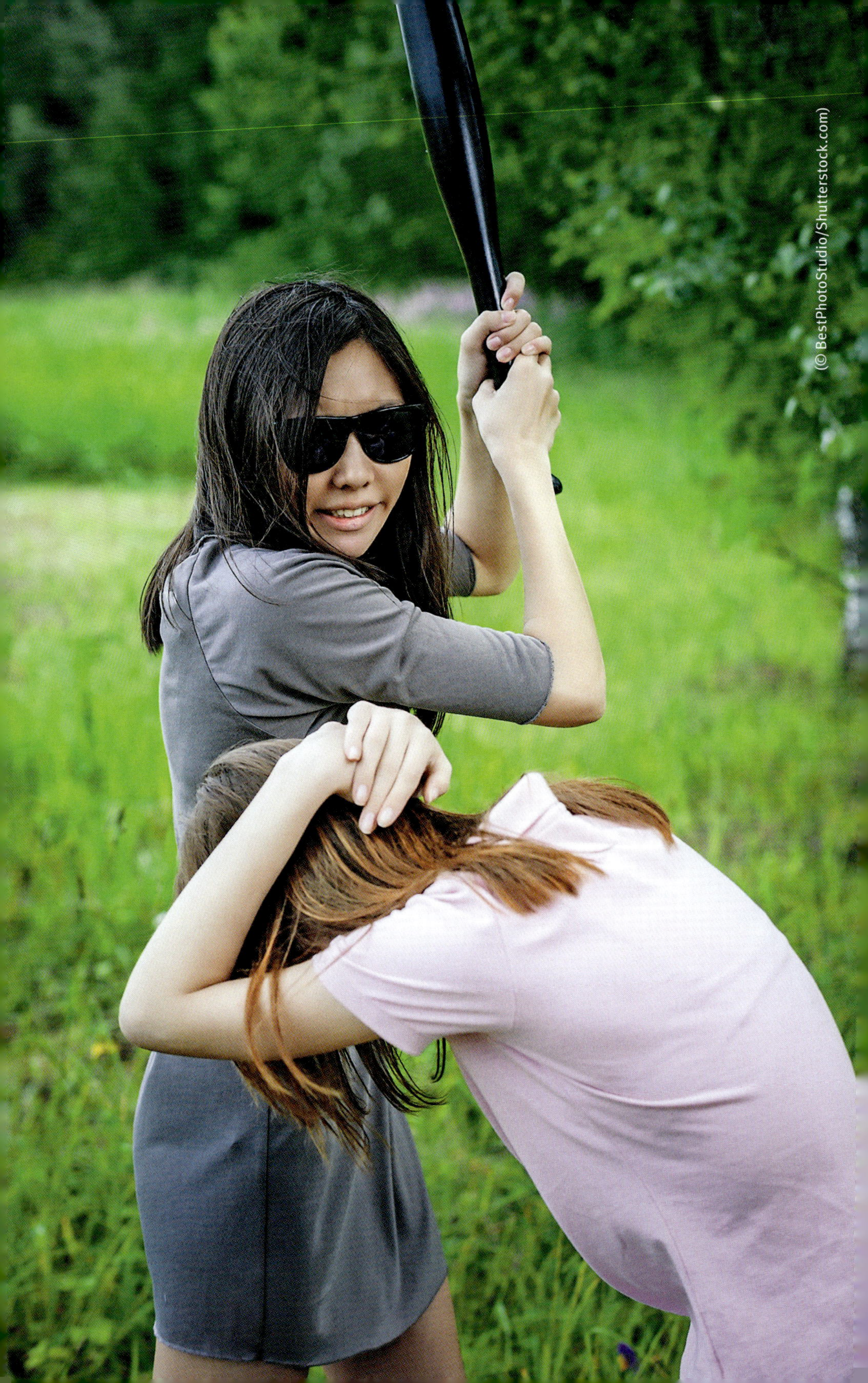

- Handtücher, Decken, Gürtel etc. können auch als Schutz und zur Ablenkung von Angriffen genutzt werden, um etwa dem Täter die Sicht zu nehmen.
- Ein Taser ist ein gutes Hilfsmittel, aber verboten.
- Schlagstöcke, wie ausfahrbare Teleskopstöcke, Baseballschläger. Ersterer kann unauffällig getragen werden. Es gibt auch Schlagstöcke mit Vorrichtungen zum Versprühen von Reizgas (sehr trainingsintensiv).

EINSATZ VON PFEFFERSPRAYS

Verschiedene Pfeffersprays

Seit dem Jahr 1991 wurde ich bereits selbst mit dem Pfefferspray mehrmals konfrontiert. Seit damals hatte ich die Möglichkeit, über 7.000 Pfeffersprays von über 30 verschiedenen Bauarten zu testen. Bevor ich einem Kursteilnehmer einen Spray bei einem Pfefferspray-Training in die Hand drücke, teste ich diesen vorab aus Sicherheitsgründen selbst.

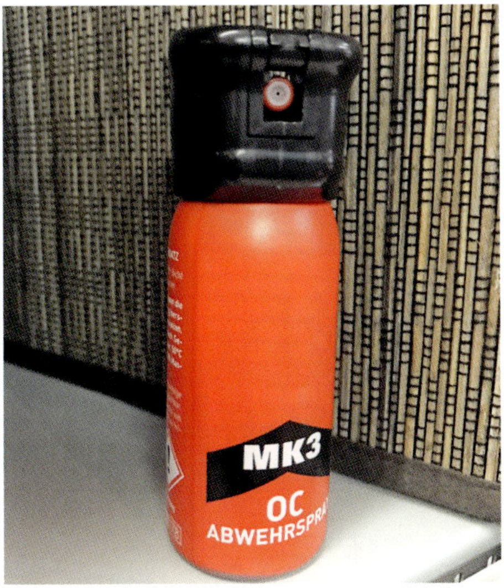

(© Swen Gruber)

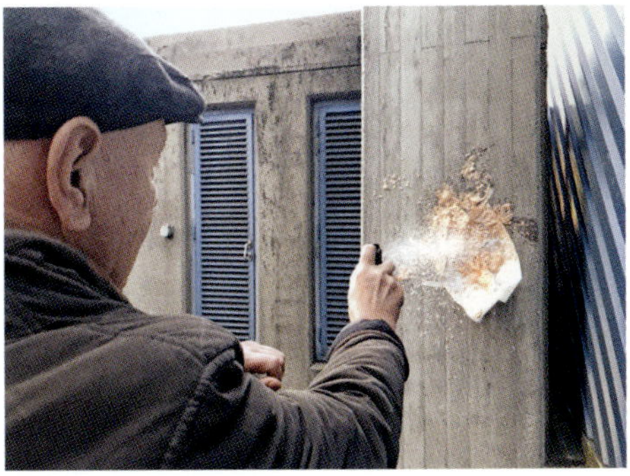

Die Anwendung eines Pfeffersprays sollte auch geübt werden. (© Closeprotection.at)

> **All diese Sprays haben, ohne dass ich sie vorher geschüttelt hatte, sofort funktioniert!**

Bei einem Pfefferspraytest von mehr als 30 verschiedenen Produkten mit verschiedenen Ablaufdaten (einige waren schon 5 Jahre, 3 Jahre, 2 Jahre und 1 Jahr abgelaufen), haben alle noch funktioniert. Nichtsdestotrotz sollten Sie Sprays, die über dem Ablaufdatum sind, umgehend durch neue ersetzen. Sehr viele davon waren aber mehr als selbstgefährdend. Bei diesem Test wurde meine Meinung weiter bestätigt, dass eine Einteilung von Pfeffersprays in zwei Gruppen unbedingt notwendig ist:

1. Sprays, die man sowohl drinnen als auch draußen verwenden kann und die darüber hinaus einigermaßen witterungs- und windstabil sind.
2. Die zweite Gruppe umfasst Sprays, die nur draußen unter großer Eigengefährdung eingesetzt werden können!

Da ich kein Wissenschaftler bin, werde ich auch nicht die Substanzen benennen, die in etwaigen Sprays enthalten sind. Ich werde versuchen, mich nur auf das essentiell Wichtige und Wesentliche für die sichere Anwendung von Pfeffersprays zu beschränken.

Die erste Gruppe von Pfeffersprays sind diese, die Sie gefahrlos drinnen und draußen verwenden können und die einigermaßen witterungs- und windstabil sind. Dazu zählen genau zwei Typen von Sprays: der Pfefferschaum (MK3 PEPPER FOAM, rote oder blaue Dose) und das Pfeffergel (MK3 PEPPER GEL, grüne Dose). Das Pfeffergel ist kein Gel, sondern auch eine flüssige Substanz. Alle anderen Sprays zählen zur zweiten Gruppe und sind aufgrund der erhöhten Eigengefährdung für uns nicht relevant.

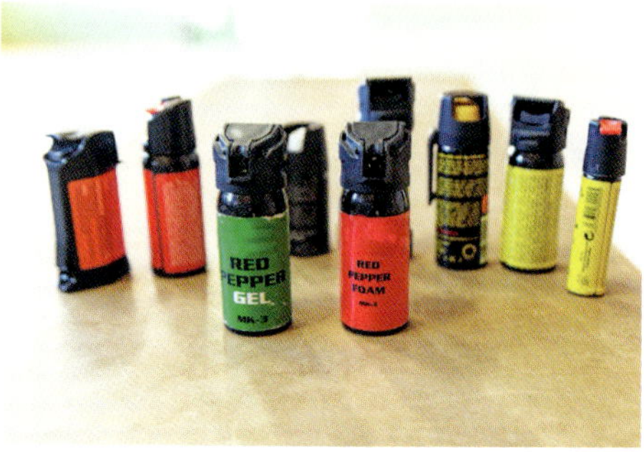

Gruppe von Pfeffersprays (© Swen Gruber)

Das Wichtigste beim Einsatz von Pfeffersprays und bei allen anderen Selbstverteidigungshilfsmitteln ist, die Situation vorab zu beurteilen und den Spray schon einsatzbereit in der Hand zu halten.

Anwendung

Folgende wichtige Informationen sind für beide Gruppen von Sprays gültig. Die Reichweite von Pfeffersprays beträgt je nach Größe 2–5 Meter, die Einsatzweite sollte bei allen Sprays mindestens 1,5 Meter betragen. Warum, ist relativ einfach erklärt: Bei größerer Entfernung vermindert sich die Treffsicherheit. Je größer die Entfernung, desto mehr Spray wird benötigt und bei einer eventuell größeren Anzahl von Angreifern ist dieser Faktor von großer Bedeutung. Die Pfeffersprays wirken bei 99 von 100 Personen, das ergibt eine Sicherheit von 99 %. Der

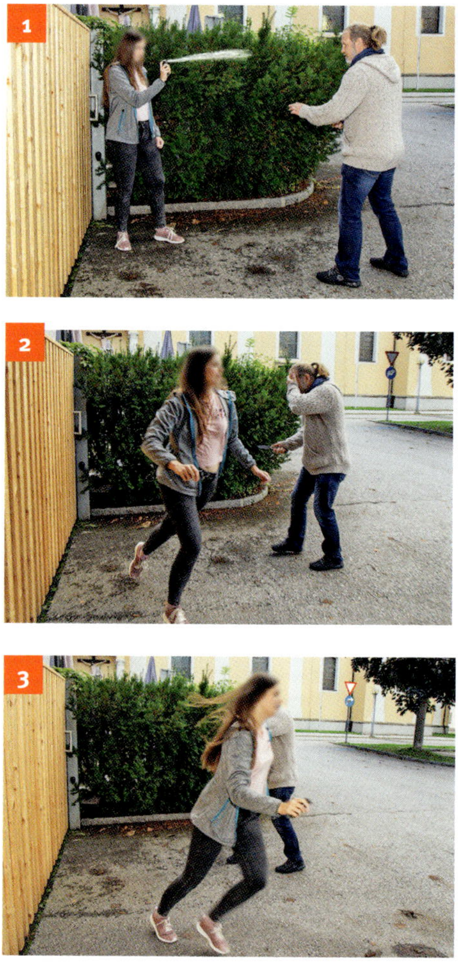

Gelungene Verteidigung mit einem Pfefferspray (© Swen Gruber)

Pfefferschaum verdeckt also durch seine Konsistenz auch dem einen von hundert, der auf den Pfefferspray nicht anspricht, die Sicht, sodass man die benötigten 1–2 Sekunden zur Flucht erhält. Aus eigener Erfahrung, weiß ich, dass 1 Sekunde Sprühen ausreicht.

Wenn man diese eine Sekunde vom Sprühen ins Ziel einhält, dann kann man je nach Größe des Sprays zwischen 4- und 12-mal sprühen. Für den Schaum und das Gel gilt 8- bis 12-mal. Der Spray wirkt nach ca. 1–3 Sekunden. Es ist sehr wichtig, das zu wissen, weil Sie in diesen 1–3 Sekunden noch mit Angriffen rechnen müssen. Am besten wäre es, nach dem Sprühen entgegen der Bewegungsrichtung zu gehen, um einem möglichen Angriff auszuweichen. *Sei einfach nicht da.* (Shaolin)

Wirkung eines Sprays

Reizung der Augen, der Schleimhäute und Übelkeit. Diese hält ziemlich genau 30 Minuten an, nach 45 Minuten sieht man auch keine Hautrötung mehr. Natürlich kann der Einsatz von Sprays auch zum Tode führen, wenn jemand allergische Reaktionen zeigt oder in Kombination mit Drogen- und erhöhtem Alkoholkonsum etc. in eine übermäßige Stresssituation verfällt. Als Erste-Hilfe-Maßnahme ist zu empfehlen, das Sprühopfer, soweit es geht, zu beruhigen, umgehend frische Luft zuzuführen und die betroffenen Stellen mit reinem Wasser zu kühlen. Aus- oder Abwaschen funktioniert nur bedingt, da sich die Substanz meist in den Poren festsetzt und deshalb sehr schwer zu entfernen ist.

Richtige Haltung und Handhabung des Pfeffersprays

Der Spray sollte in der stärkeren Hand gehalten werden, die andere dient zur Verteidigung des Pfeffersprays.

Wie schon erwähnt, sollte die Situation schon vorab beurteilt werden und der Pfefferspray schon einsatzbereit in der

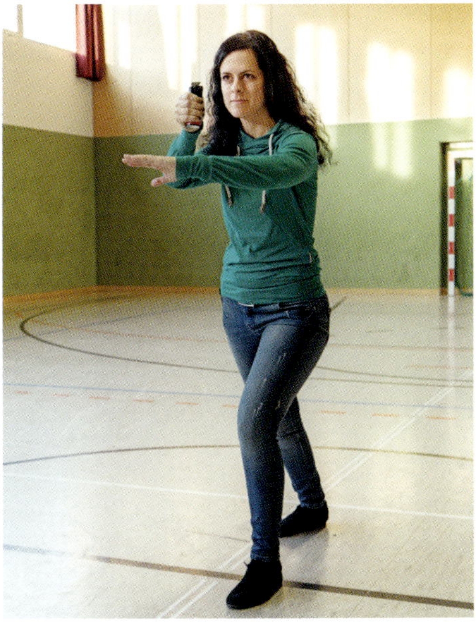

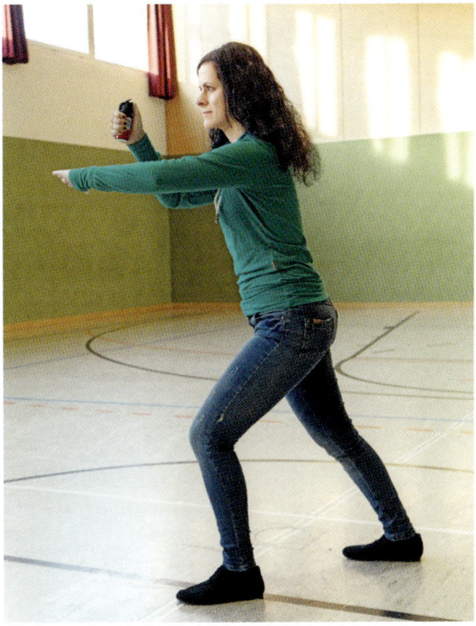

Richtige Haltung des Pfeffersprays (© Swen Gruber)

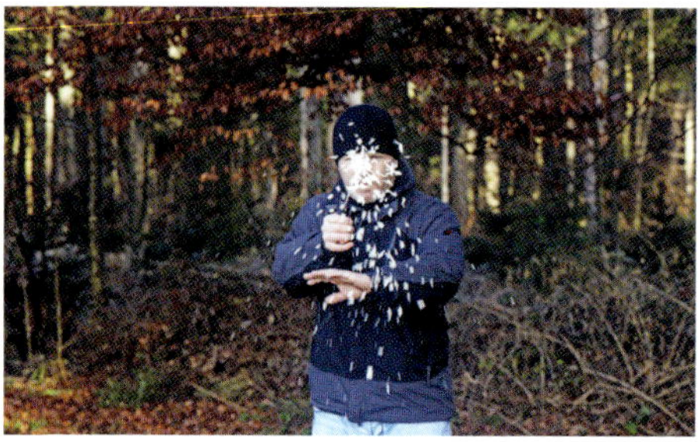

Pfefferschaum im Einsatz (© Swen Gruber)

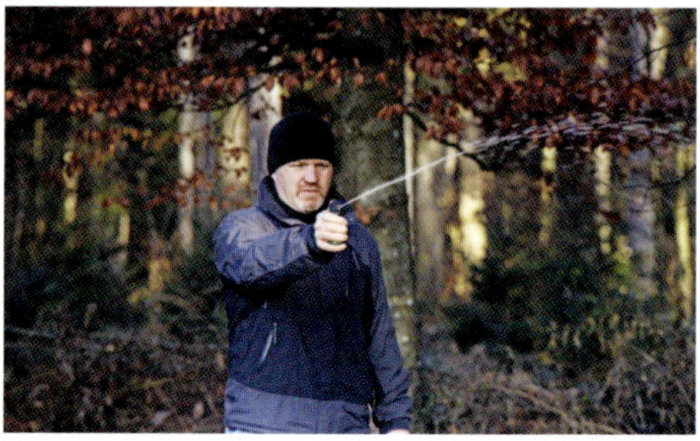

Pfeffergel im Einsatz (© Swen Gruber)

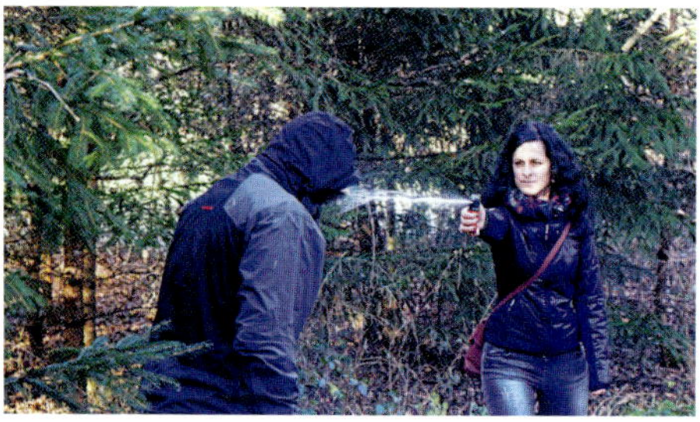

Wirkungstreffer mit Pfefferschaum (© Swen Gruber)

Hand sein. Es ist eher unrealistisch, dass Sie einen Spray in einer Angriffssituation aus Ihrer Handtasche nehmen können.

Bei Pfefferspray- oder Tränengasangriffen sollten Sie umgehend aus der Wirkungszone des Gases flüchten. Sofort für Frischluftzufuhr sorgen und die betroffenen Stellen, vor allem die Augen, mit kaltem Wasser kühlen. Angesprühte Kleidung umgehend entfernen. Das Abwaschen von betroffenen Stellen hilft nur bedingt, weil sich die Substanzen in den Poren festsetzen. Die verschiedenen Materialien verlieren aber ihre Wirkung spätestens nach ca. 45 Minuten. Ein Antispray hilft auch nur bedingt, da er nur die Wirkungsdauer verkürzt.

Grundsätzlich ist der Erwerb von Pfeffersprays in Österreich, Liechtenstein und der Schweiz ab 18 Jahren erlaubt.

Grundsätzlich ist der Erwerb von PTB-geprüften Pfeffersprays in Deutschland ab einem Alter von 14 Jahren erlaubt.

SELBSTVERTEIDIGUNG MIT WAFFEN

Der Einsatz von Waffen ist eher unrealistisch, weil Sie Waffen gesetzeskonform sicher aufbewahren müssen und Sie sie deshalb nicht sofort bei der Hand haben. Sehr viele Angriffe passieren nun einmal überraschend. Schließlich können Sie den Angreifer schlecht bitten, mal eben zu warten, bis man die jeweiligen Waffen einsatzbereit bei der Hand hat. Sie müssen auch Folgendes bedenken: Sie müssten die Waffe immer mitführen, um sie auch gegebenenfalls einsetzen zu können. Außerdem brauchen Sie zuerst vom Gesetz her die Genehmigung, Waffen führen zu dürfen. Mittlerweile ist es sehr schwer geworden, diese zu bekommen, und sie sind meist den Organen der staatlichen Sicherheit und etwaigen

Bediensteten eines Sicherheitsdienstes zur Ausübung ihres Berufs vorbehalten (siehe S. 25 ff.).

Bei Schreckschuss- oder Gaswaffen, je nach Munitionsart oder Erzeuger, dient der laute Knall eines Schusses zur Abschreckung oder bei der Gaswaffe das Verschießen von Reizgas zur Abwehr. Die meisten davon ähneln echten Schusswaffen, was den Nachteil haben kann, dass, wenn man Pech hat, der Täter eine echte Schusswaffe besitzt.

Einen entscheidenden Nachteil hat eine Bewaffnung meist, da sich die Spirale der Gewalt nach oben schraubt.

Außerdem müssen Sie beachten, dass eine Waffe so verwahrt wird, dass keine dritte Person dazukommt. Darüber hinaus gehört der Umgang mit dieser ständig trainiert, um die Eigen- und Fremdgefährdung auszuschließen.

SELBSTVERTEIDIGUNG GEGEN WAFFEN

Die einzige und wirklich realistische Abwehr gegen Schusswaffen jeglicher Art ist der sichere Abstand (Einsatzschussweite der Waffe)! Dem Angreifer die Waffe abzunehmen, bedarf aber sehr viel Übung und Glück! Es kommt aber auch immer auf den Grund an, warum Sie ein Täter mit einer Waffe bedroht.

Wenn er es auf Schmuck, Geld oder sonstige Wertgegenstände abgesehen hat, dann ist es relativ einfach: Geben Sie dem Täter das, was er haben will.

Die abhanden gekommenen Wertgegenstände können Sie ersetzen, die eigene Gesundheit und das Leben aber nicht. Bei Angriffen, die auf unseren Körper zielen, bleibt oft nichts anderes übrig, als sich zu verteidigen. Wie schon eingangs erwähnt: Ausweichen und Distanzhalten gewinnen hier besonders an Bedeutung. Die eigene Bereitschaft zur Kompromisslosigkeit muss mindestens so hoch sein wie die des Täters.

Die beste Möglichkeit ist, einen sicheren Abstand zu halten oder einen zu erlangen, um nicht getroffen oder angegriffen zu werden! Bewegliche Ziele sind schwer zu treffende Ziele.

Techniken zur Abnahme von Schusswaffen sind nur dann erfolgreich, wenn der Täter einen Fehler begeht. Wie soll ein Laie erkennen, ob dieser einen Fehler macht?

Bei Fehleinschätzung unsererseits oder leichtfertiger Überschätzung der eigenen Fähigkeiten könnten Sie dies mit dem Leben bezahlen.

Eine bessere Möglichkeit wäre sicher, sich zu personifizieren, das heißt, klarzumachen, dass der bewaffnete Täter einen Menschen vor sich hat, und ihn dadurch zu bewegen, die Waffen nicht einzusetzen.

Heldenmut tut selten gut!

MESSERABWEHR

Bei einem Messerangriff ist Flucht immer die beste Alternative! Wenn Sie aber nicht mehr wegkommen, haben Sie als unbewaffnete Person keine realistische Überlebenschance! Die angeführte Technik gilt nur für diese vorab beschriebene Situation, um Ihre Überlebenschance ein wenig zu steigern. Hände nach oben geben, stabiler Stand und Kampfstellung (Beschwichtigungshaltung, Handflächen zeigen zum Täter) einnehmen und versuchen, sich so teuer als möglich zu verkaufen! Durch Einnahme dieser Haltung schützen Sie Ihre lebenswichtigen Organe und bekommen dadurch in dieser aussichtslosen Situation noch eine geringe Überlebenschance. Egal, welche Angriffstechnik der Täter benutzt, Sie sollten versuchen, die Messerhand oder die vordere Hand mit gestreckten Armen im V-Griff zu fixieren.

Als Folgetechnik sollten Sie die Angriffsrichtung des Täters durch ruckartiges Ziehen an seinem Arm verlängern und ihn gegen die Wand laufen lassen, um danach die Möglichkeit zur Flucht zu haben.

Bei 0%iger Chance ist es auch egal, ob der Angreifer mit einem oder sogar mit zwei Messern angreift.

Die Frage taucht während der Kurse immer auf: „Was ist, wenn ein Messerwerfer vor mir steht?" Es ist nicht mög-

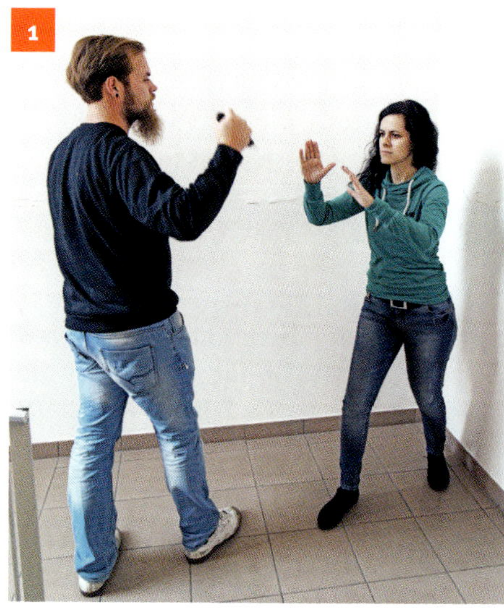

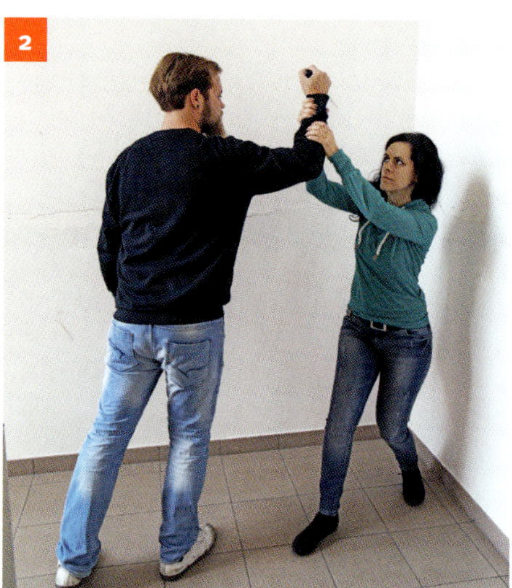

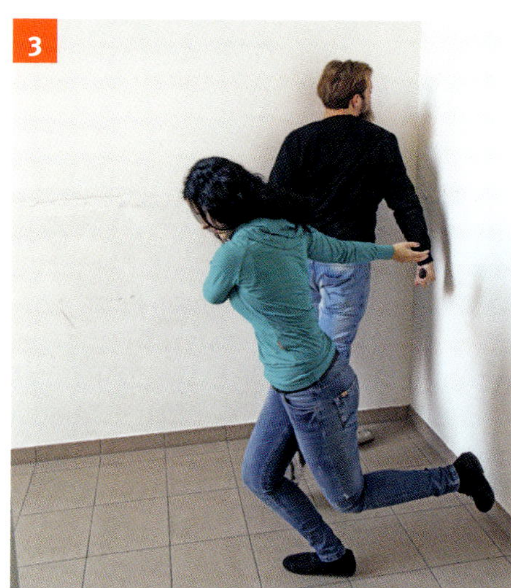

Abwehrtechnik gegen einen Messerangriff von oben mit Folgetechnik (© Swen Gruber)

lich, jedes Messer zu werfen, da beim Wurfmesser die Klinge schwerer ist als der Griff. Bei allen anderen ist es meist umgekehrt. Sollte man eines der anderen Messer als Wurfmesser benutzen, erhöht die Schwerkraft die Wahrscheinlichkeit, dass man eher vom Griff als von der Klinge getroffen wird. Darüber hinaus wirft in den meisten Fällen keiner mehr ein Messer aus Stichdistanz (0–2 Metern).

Sollten Sie weiter entfernt sein oder/und die Möglichkeit zur Flucht haben, ist diese immer vorzuziehen – das gilt auch bei Messerwerfern! Bewegliche Ziele sind schwer zu treffende Ziele.

Ein Sessel, ein Handtuch oder andere Gegenstände zwischen sich und den Täter zu bringen, sind prinzipiell gute Lösungen.

Messerangriff heißt dennoch nicht gleich Sterben: Im Jahr 2006 gab es einen Überfall auf eine Postfiliale in Österreich, wo ein Postbeamter mit etwa dreißig Messerstichen angegriffen wurde. Er konnte dem Täter noch einige Zeit nachlaufen. Der Postbeamte überlebte diesen Angriff.

1

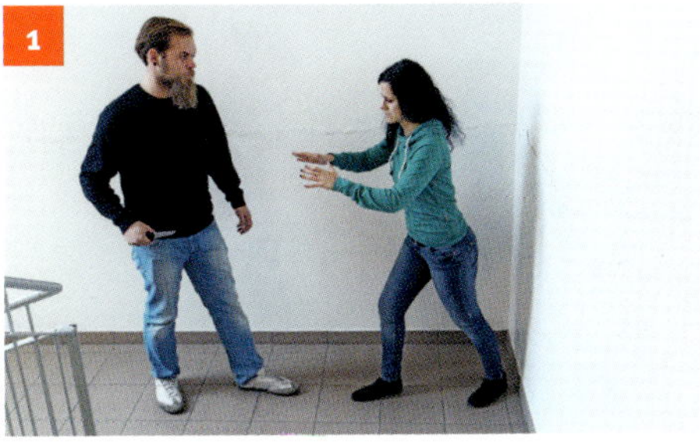

2

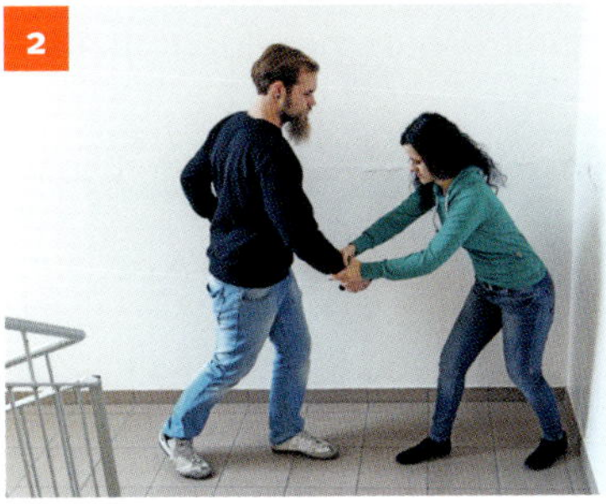

3

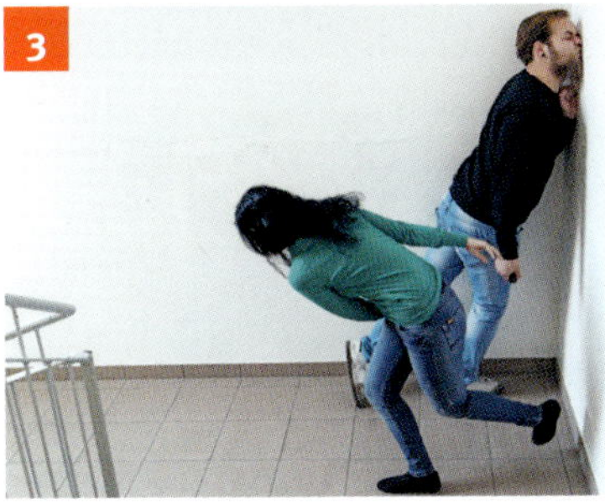

Abwehrtechnik gegen einen Messerangriff mit Folgetechnik (© Swen Gruber)

EINSCHÄTZEN VON SITUATIONEN

Egal in welcher der drei gängigsten Areale (Wald, enge Gassen und Tiefgarage) Sie unterwegs sind: Entscheidend für die eigene Sicherheit ist, einen sicheren Abstand zu Objekten oder Gegebenheiten zu halten, die mögliche Verstecke für einen Täter sind, um Ihre eigenen Reaktions- und Aktionszeiten für eventuell benötigte Gegenmaßnahmen gewährleisten zu können.

Übertreiben Sie dies aber nicht, sondern finden Sie ein geeignetes Mittelmaß, um nicht hinter jedem Busch einen Täter zu vermuten!

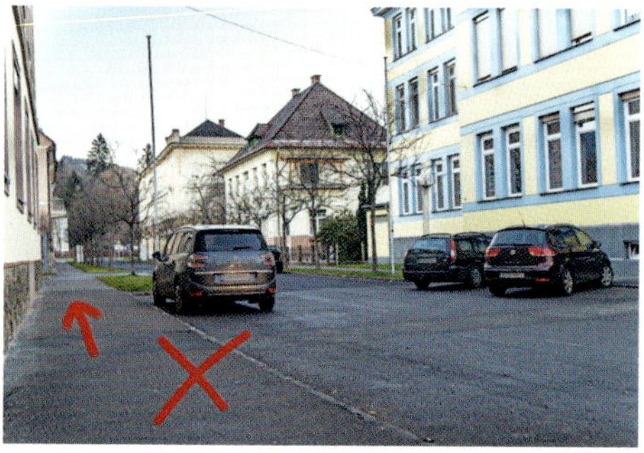

Parallel geparkte Autos (© Swen Gruber)

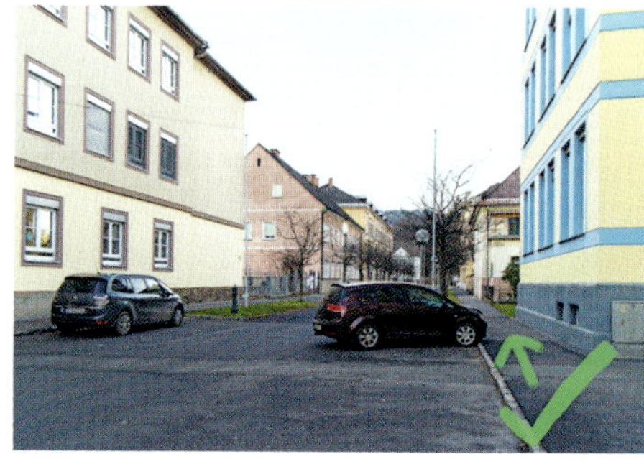

Quer geparkte Autos (© Swen Gruber)

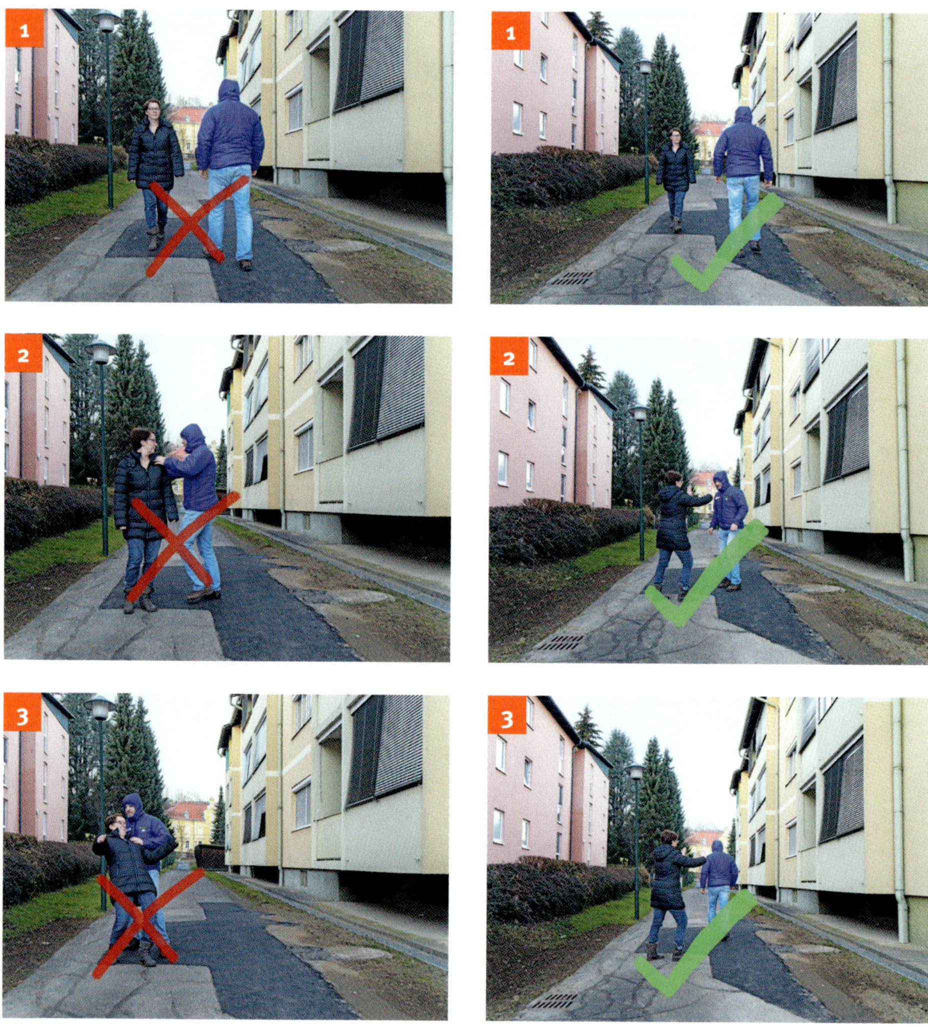

Richtig nach hinten blicken, wenn jemand entgegenkommt und Sie nicht mehr die Straßenseite wechseln können. (© Swen Gruber)

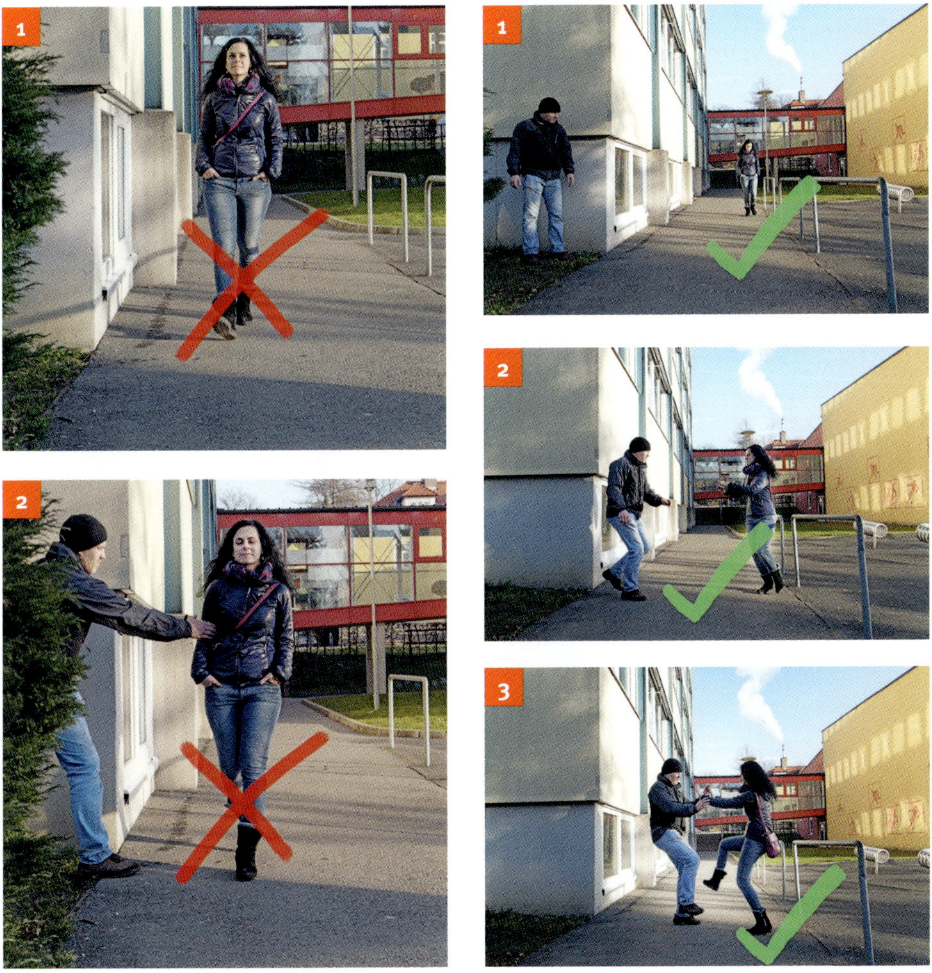

Verhalten in engen Gassen (© Swen Gruber)

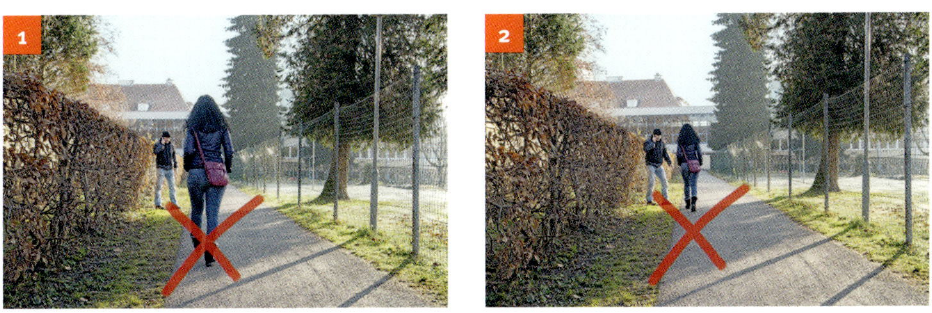

Verhalten in engen Gassen – schlechtes präventives Verhalten! (Teil 1) (© Swen Gruber)

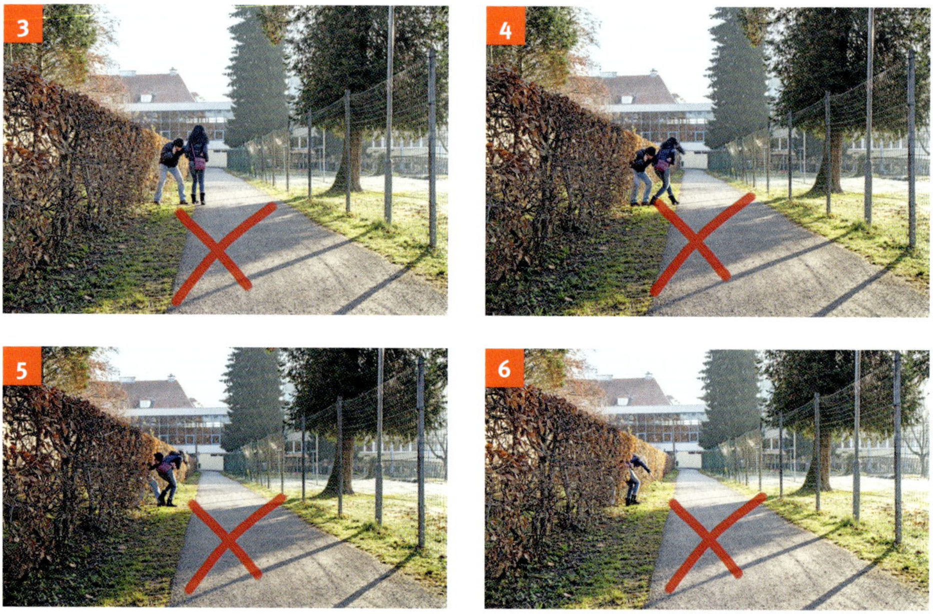

Verhalten in engen Gassen – schlechtes präventives Verhalten! (Teil 2) (© Swen Gruber)

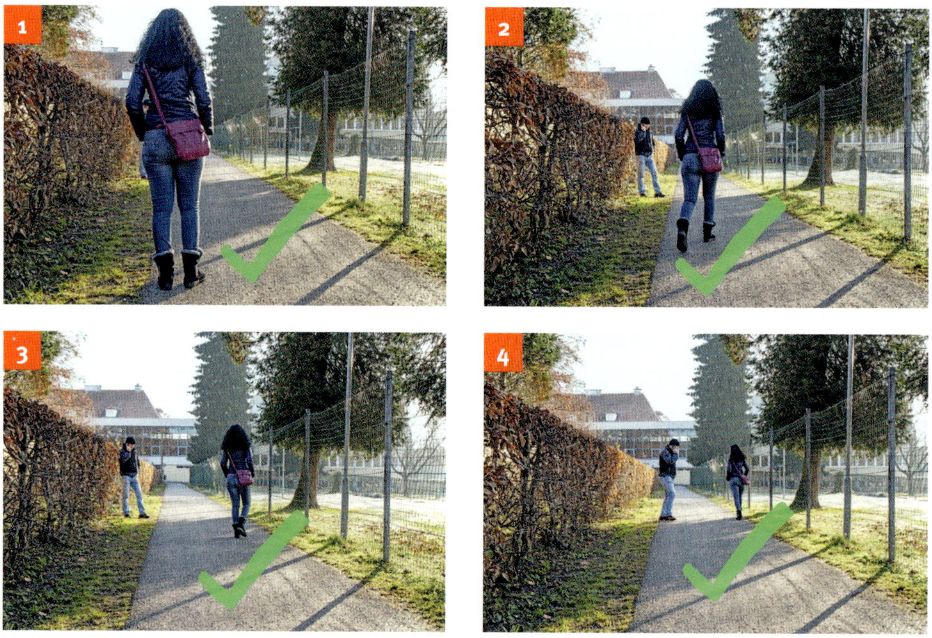

Verhalten in engen Gassen – gutes präventives Verhalten! (© Swen Gruber)

MERKSÄTZE UND KLUGE SPRÜCHE

- Der Geschwindere – der Gesündere! (Wildwestjargon)
- Geduld ist eine Tugend! (Quelle unbekannt)
- In der Ruhe liegt die Kraft! (Konfuzius)
- Manchmal ist es besser, einen Schritt rückwärts zu machen, in Wirklichkeit macht man zwei nach vorne! (Quelle unbekannt)
- Schnelligkeit oder Kraft der Ausführung einer Technik sind der Schlüssel zum Erfolg! (Quelle unbekannt)
- Traue niemandem, nur dir selbst! (Markus Schimpl)
- Ein guter Kampf ist ein Kampf, der nie stattfindet! (Shaolin)
- Einfach nicht da sein! (Shaolin)
- Wenn nichts mehr geht, Schienbeintritt oder Pferdetritt (auf das Scheinbein des Gegenübers)! (Markus Schimpl)
- Die Einfachheit siegt vor der Komplexität! (Shaolin)
- Dort, wo ich nicht hinsehe, greif ich nicht hin, hinschlagen kann ich! (Markus Schimpl)
- Der Weg der Geradlinigkeit ist der einfachere und effektivere! (Markus Schimpl)
- Mit einfachen, wenigen Techniken, die aber universell einsetzbar sind, zum Erfolg! (Markus Schimpl)
- Eine Technik ist dann gut, wenn sie funktioniert, wie auch immer diese in der Ausführung aussieht! (Markus Schimpl)
- Einem Auto, in dem jemand sitzt, bei dem die Tür offen ist oder in das man nicht hineinsieht, oder einem Lieferwagen sollte man ausweichen oder vorsichtiger sein! (Markus Schimpl)

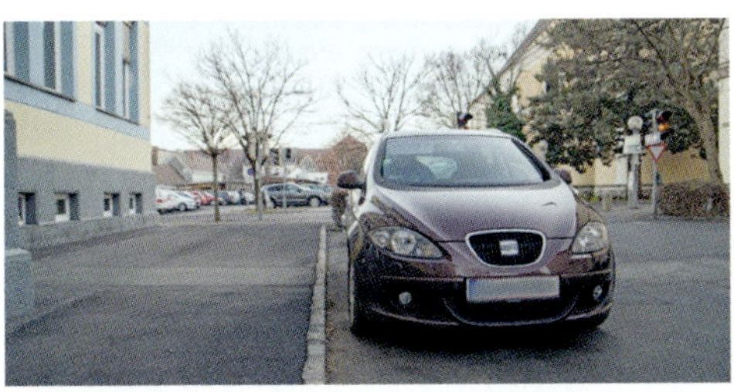

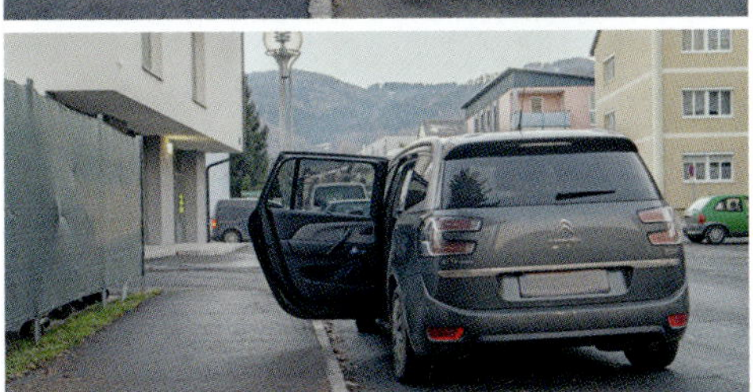

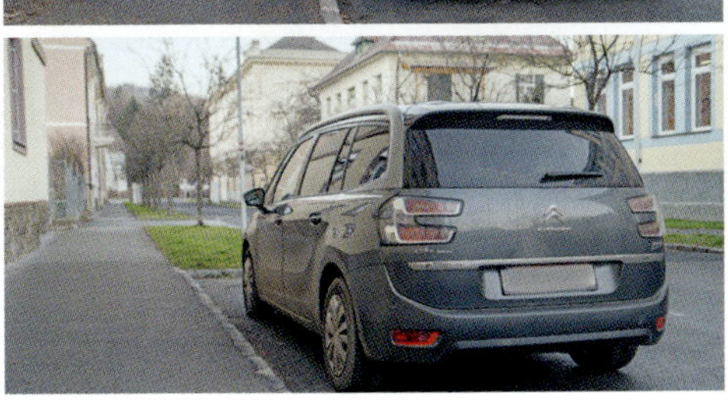

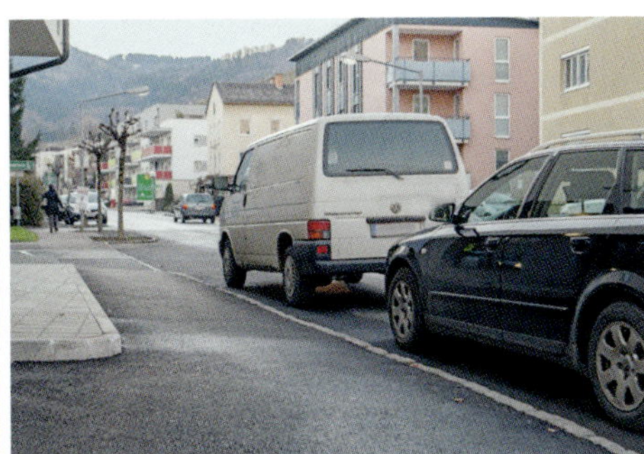

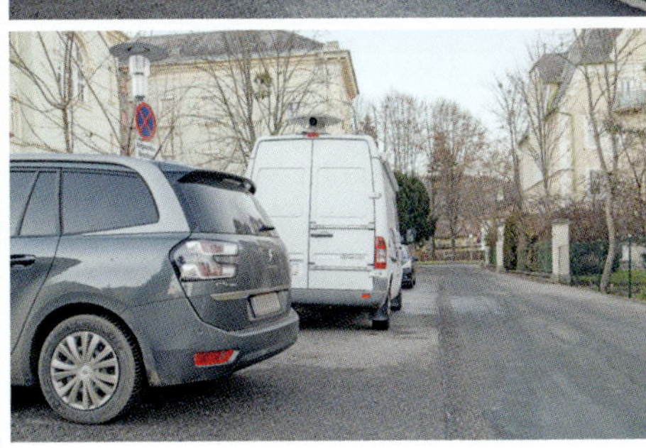

Einem Auto, in das Sie nicht hineinsehen, oder einem Lieferwagen sollten Sie besser ausweichen. (© Swen Gruber)

SPEZIELLE TIPPS UND TRICKS FÜR DIE ALTERSGRUPPE DER 15- BIS 99-JÄHRIGEN

In dieser Altersgruppe besteht die Möglichkeit, sich unter Einsatz von Hilfsmitteln und unter Anwendung von Verteidigungstechniken bei Angriffen am Stand und am Boden vom Angreifer zu lösen, um die Flucht zu ergreifen.

ABWEHR AM STAND (*SIEHE GRUNDLEGENDES FÜR ALLE UND SPEZIELLE TIPPS UND TRICKS FÜR 11- BIS 14-JÄHRIGE, S. 89 FF.*)

ABWEHR AM BODEN

Dazu ist Folgendes zu bemerken: Die Wahrscheinlichkeit wegzukommen, ist sehr gering. Wie schon erwähnt, benötigte ich, um im Bodenkampf gut zu werden, viele Jahre sehr gutes Training. Aber Fakt ist auch, dass die Wahrscheinlichkeit, am Boden zu landen, geringer sein sollte, wenn Sie einerseits durch ein optimal präventives Verhalten möglichen Gefahren aus dem Weg gehen oder andererseits einen stabilen Stand wählen.

Wir werden uns in diesem Kapitel mit Befreiungstechniken der drei häufigsten Angriffsarten befassen. Alle unten angeführten Techniken sind selbst entwickelt und basieren auf dem System des Gleichgewichtsbruches.

Entscheidend für den Erfolg einer Technik sind die Schnelligkeit der Ausführung, der dadurch gewonnene Überraschungseffekt und die mentale Stärke, die Abwehr voll durchzuziehen.

Das Opfer befindet sich in Bauchlage. Der Täter sitzt auf dem Opfer oder versucht, sich auf den Oberkörper des Opfers zu setzen

Die stärkere Hand des Opfers sollte „ruckartig und schnell" zum Rippenbogen gezogen werden, dann sollten Sie umgehend den eigenen Körper 90 Grad auf diese Hand drehen, um den Angreifer durch den dadurch gewonnenen Gleichgewichtsbruch abzuwerfen. Nun soll das Opfer in entgegengesetzter Richtung der Drehung aufstehen und die Flucht ergreifen. Bei dieser Technik ist es egal, ob der Angreifer zu würgen versucht, festhält oder Sonstiges anstellt.

Wichtig dabei ist nur: Sobald Sie einen Körperkontakt spüren, sollten Sie diese Technik ruckartig und schnell zur Anwendung bringen.

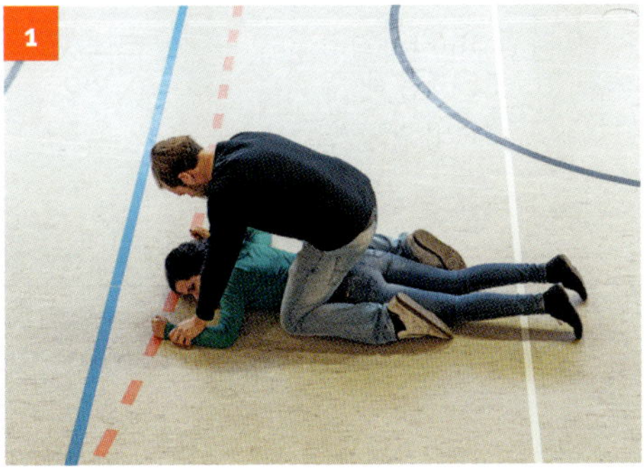

1

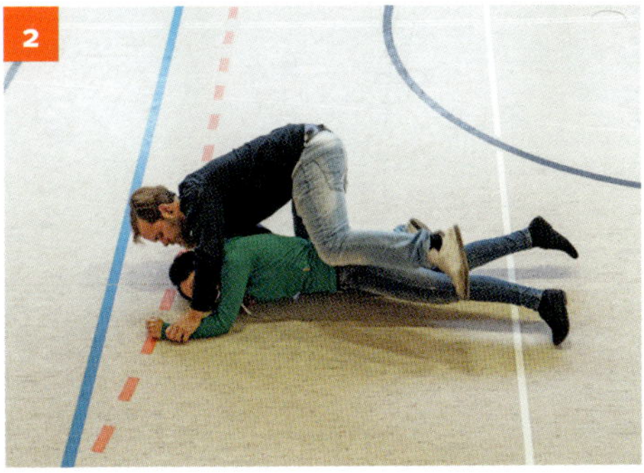

2

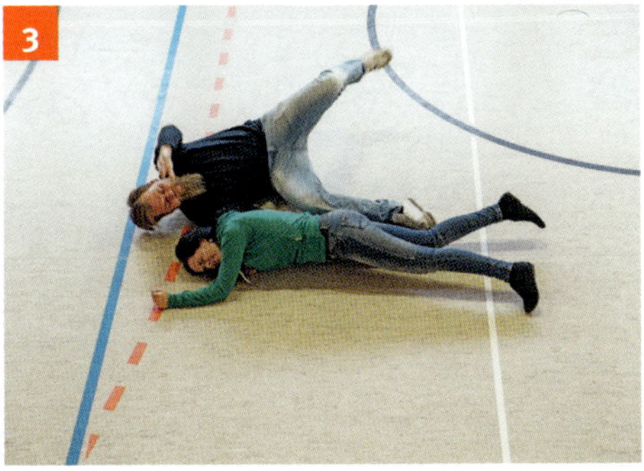

3

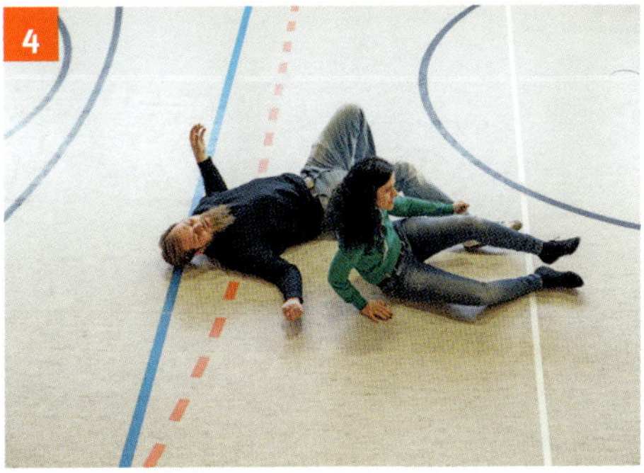

4

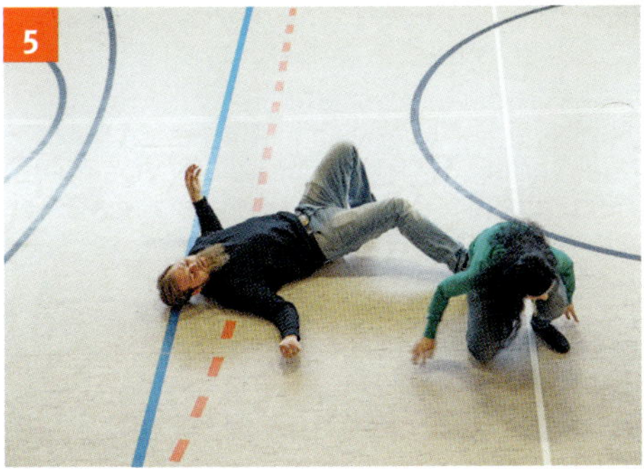

5

Der Täter sitzt auf dem Opfer, das in Bauchlage am Boden liegt. Durch eine ruckartige Drehung kann sich die Frau befreien. (© Swen Gruber)

Das Opfer befindet sich in Rückenlage. Der Täter sitzt auf dem Opfer oder versucht, sich auf den Oberkörper oder den Bauch des Opfers zu setzen

Nun erfüllt die Hüfte des Opfers den gleichen Zweck wie die Hand bei der vorher beschriebenen Befreiungstechnik, egal ob der Angreifer am Bauch oder auf der Brust sitzt. Je näher er dem Kopf ist, desto leichter besteht die Möglichkeit zu entkommen, da Sie nur mehr sehr wenig an Impuls benötigen, um den Gleichgewichtsbruch herbeizuführen. Zum optimalen Einsatz der Technik sollten beide Beine soweit wie möglich zum eigenen Gesäß gebracht werden, im Idealfall berühren sich Fersen und Gesäß. Danach sollte das Gesäß ruckartig, schnell und so hoch wie möglich gehoben werden, um durch den damit erlangten Gleichgewichtsbruch den Angreifer in Verlängerung zur Kopfrichtung abzuwerfen und die Flucht in die Gegenrichtung antreten zu können.

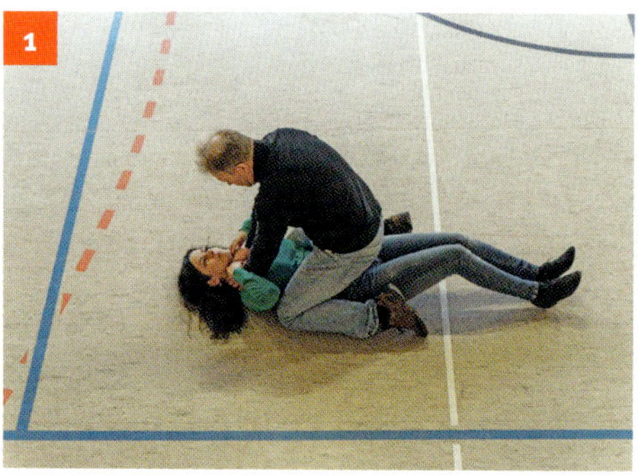

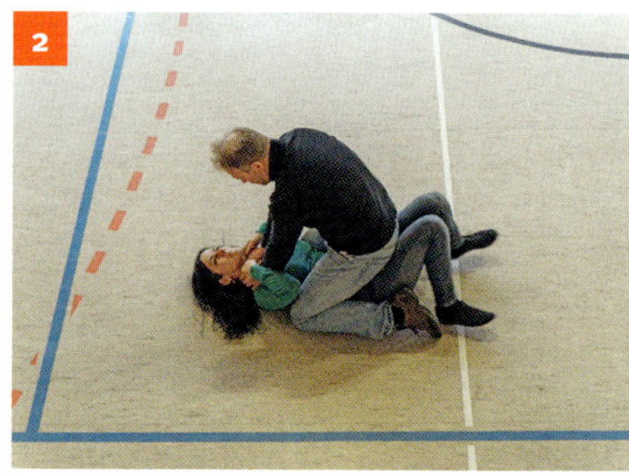

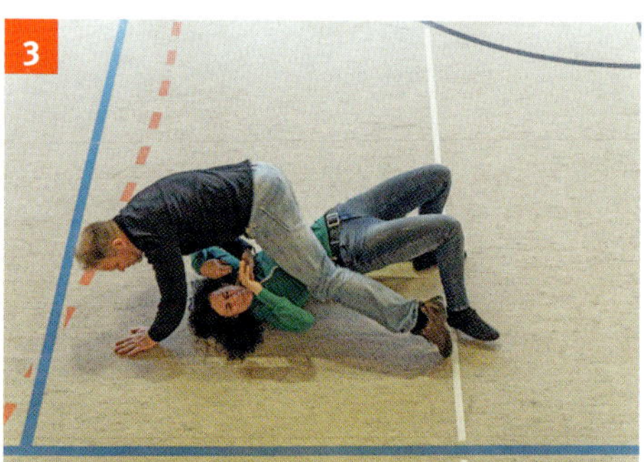

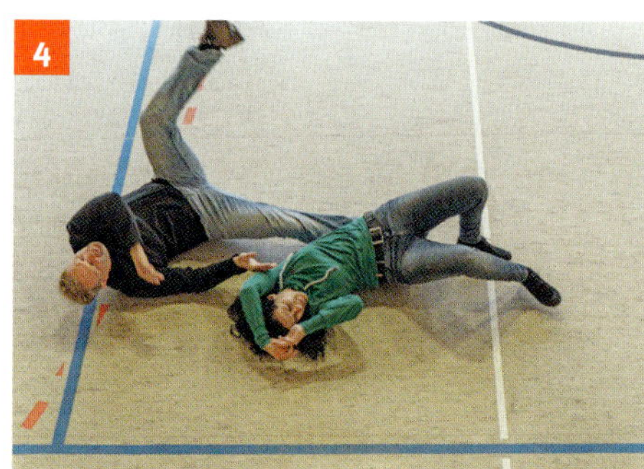

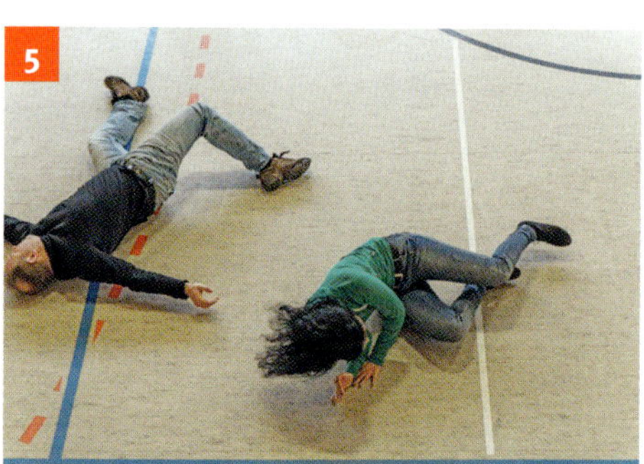

Das Opfer befindet sich in Rückenalge, der Täter versucht, sich auf das Opfer zu setzen. Durch das ruckartige Anheben des Gesäßes verliert der täter das Gleichgewicht, sodass das Opfer sich befreien kann. (© Swen Gruber)

Das Opfer befindet sich in Rückenlage. Der Täter befindet sich schon zwischen den Beinen des Opfers oder versucht gerade …

Nun erfüllen die Beine des Opfers den gleichen Zweck wie die Hand und die Hüfte bei den beiden zuvor beschriebenen Befreiungstechniken.

Das Becken sollte so ruckartig und rasch wie möglich auf das stärkere Bein gedreht werden, dieses ist abgewinkelt und angezogen, die Fußsohle befindet sich im Idealfall am Knie des Angreifers und wird durch eine ruckartige Streckbewegung – einen Tritt – komplett gestreckt, um das Gleichgewicht des Angreifers zu brechen. Nun sollten Sie sich in die entgegengesetzte Richtung drehen und aufspringen, um die Flucht zu ergreifen.

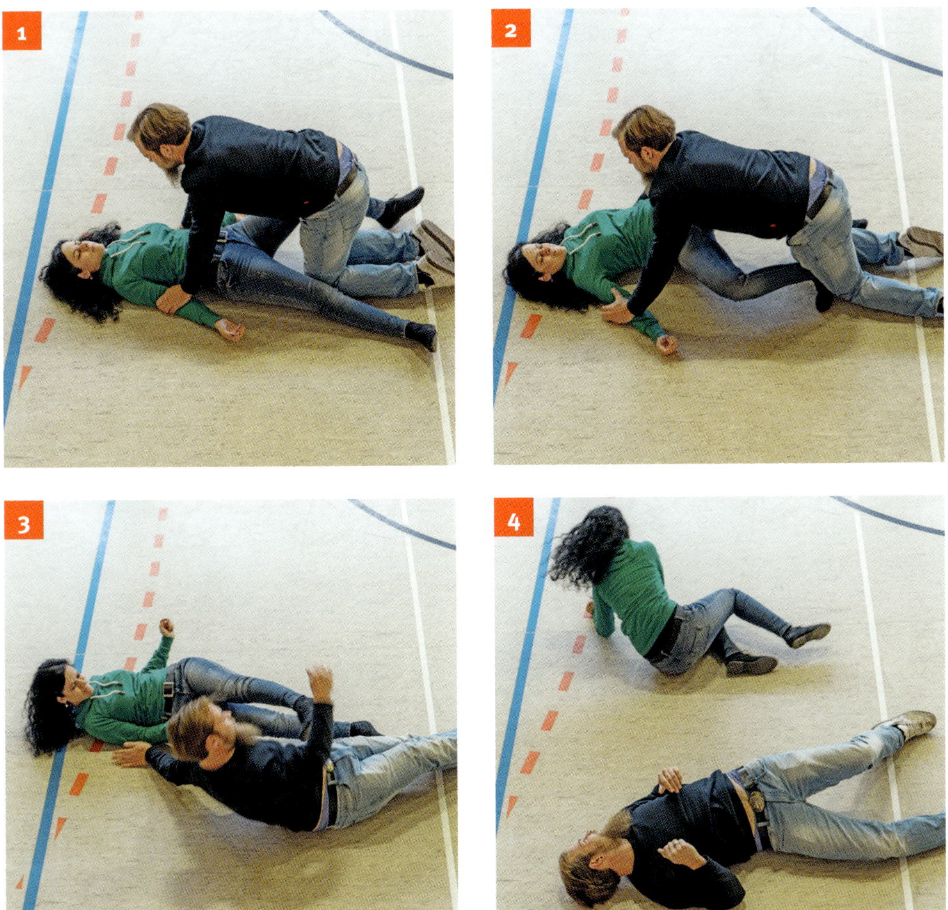

Das Opfer liegt in Rückenlage, der Täter befindet sich zwischen seinen Beinen. Mit der Kombination aus einer Drehung des Beckens und einem kräftigen Tritt durch das stärkere Bein kann sich das Opfer befreien. (© Swen Gruber)

Das Opfer befindet sich in Rückenlage. Der Täter befindet sich schon zwischen den Beinen des Opfers und ein zweiter Täter hält das Opfer an den Armen. Beide versuchen gerade ...

Nun erfüllen die Beine des Opfers den gleichen Zweck wie die Hand und die Hüfte bei den beiden zuvor beschriebenen Befreiungstechniken. Das Becken sollte so ruckartig und rasch als möglich auf das stärkere Bein gedreht werden, dieses stärkere Bein ist abgewinkelt und angezogen und die Fußsohle befindet sich im Idealfall am Knie des Angreifers und wird durch eine ruckartige Streckbewegung – einen Tritt – komplett gestreckt, um das Gleichgewicht des Angreifers zu brechen. Nun wieder mit einer Rollbewegung in die entgegengesetzte Richtung drehen, aufspringen und die Flucht ergreifen.

> Das Ziel muss es sein, durch Ablenken und Schocken möglichst unverletzt und schnell wieder auf die Beine zu kommen, um die Flucht antreten zu können.

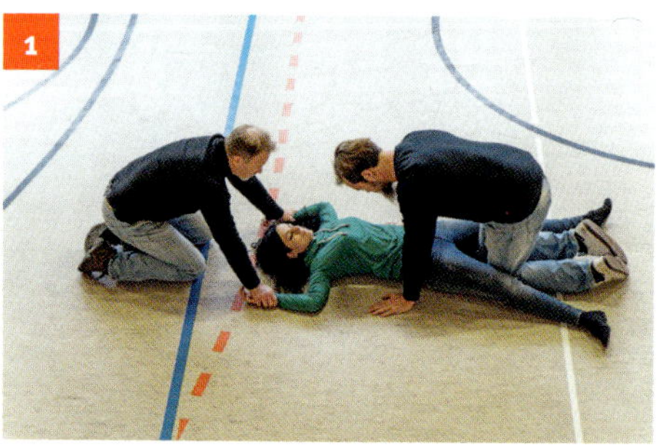

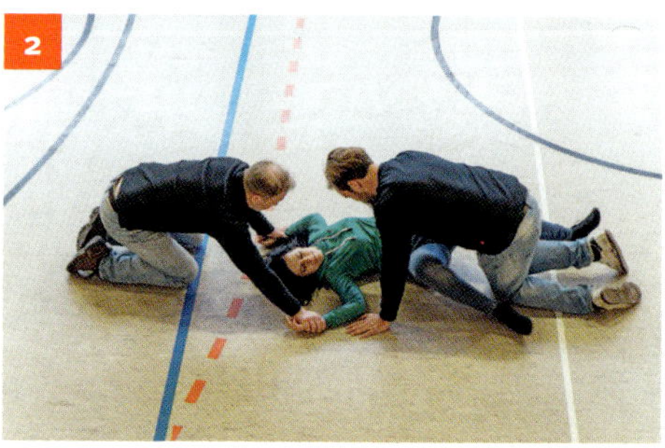

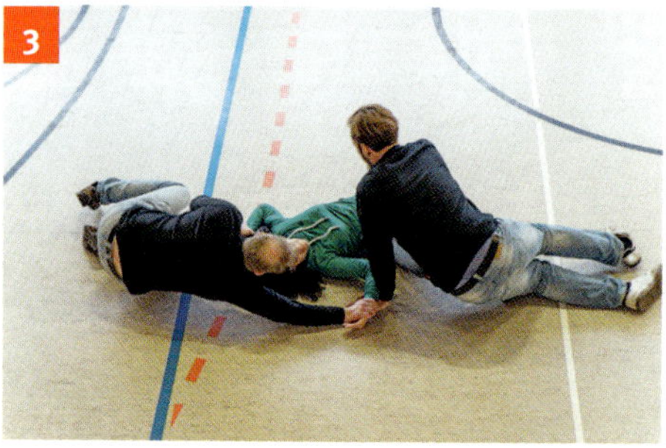

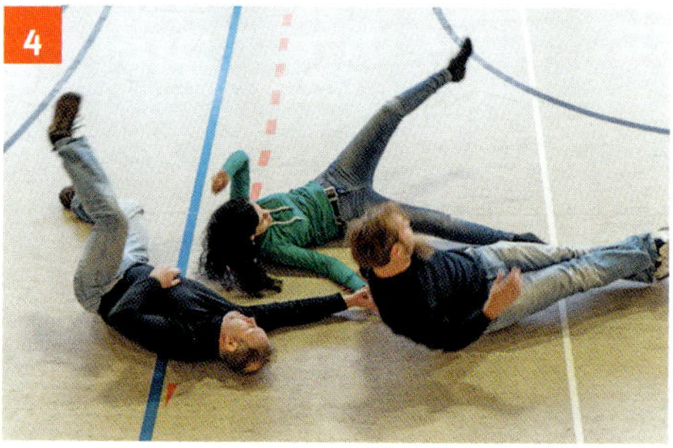

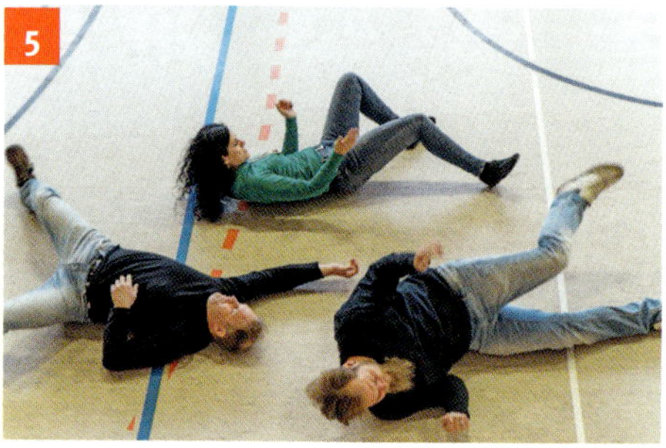

Das Opfer wird in Rückenlage von einem Täter an den Händen festgehalten, während der zweite gerade versucht ... Mit der Kombination aus einer Drehung des Beckens und einem kräftigen Tritt durch das stärkere Bein kann sich das Opfer befreien.
(© Swen Gruber)

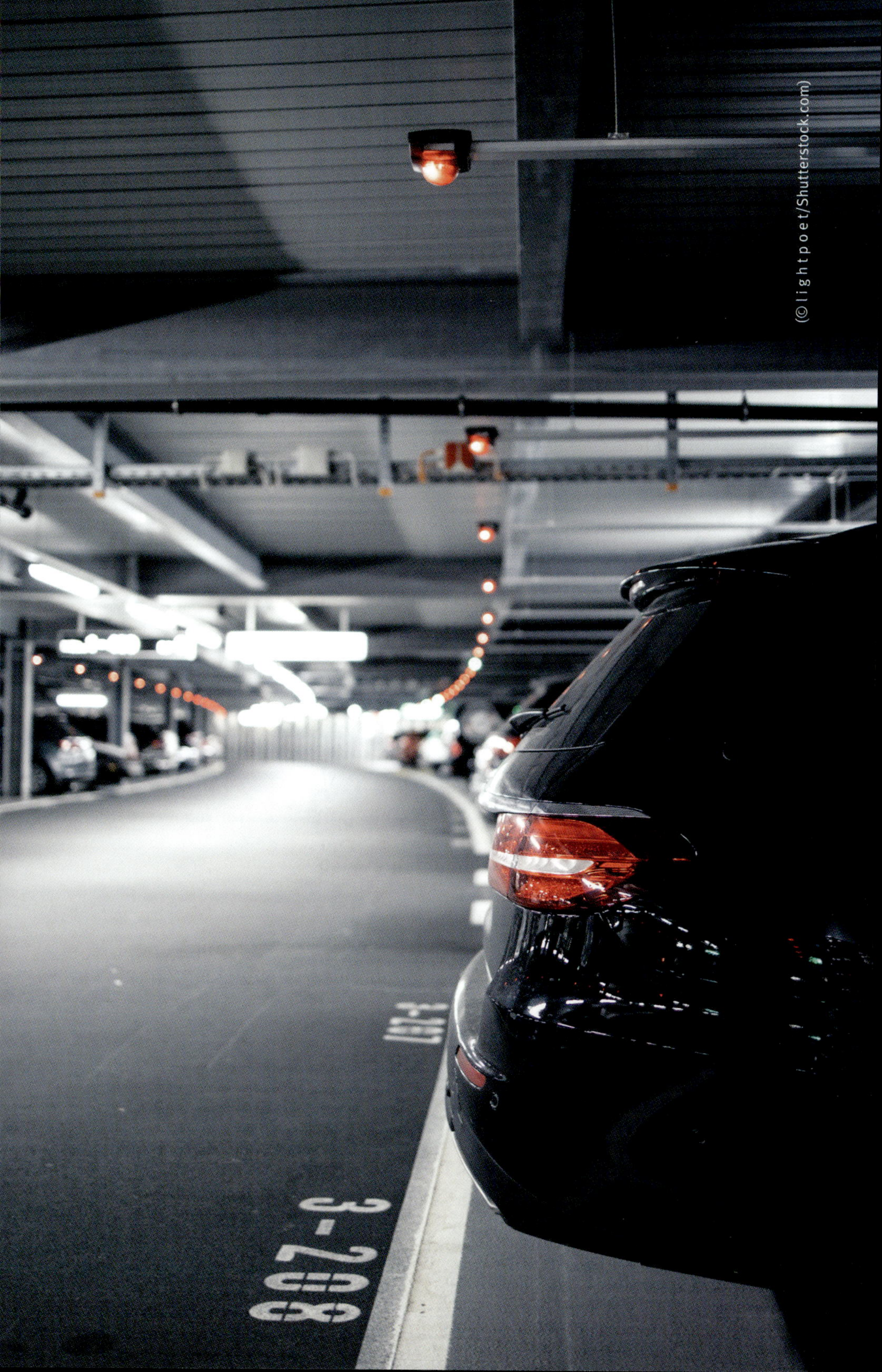

(©lightpoet/Shutterstock.com)

VERSCHIEDENE WEITERE GEFAHRENSITUATIONEN

Verhalten beim Autostoppen

Das Autostoppen sollte aus Sicherheitsgründen unterlassen werden!

Verhalten im Taxi

Vorweg: Taxifahren ist nicht gefährlich. Trotzdem sollten Sie etwas Vorsicht walten lassen, vor allem dann, wenn Sie alleine unterwegs sind. Vor Verwendung des Taxis sollten Sie bedenken, dass auch ein Taxifahrer böse Absichten haben könnte. Um diesen Umstand zu meiden, per Telefon einfach einen verlässlichen Fahrer verlangen. Versuchen Sie immer, hinter dem Taxifahrer zu sitzen, da es im Falle des Falles leichter ist, die Situation zu kontrollieren. Bei Nacht oder in gefährlicheren Gebieten können Sie den Taxifahrer auch um Hilfe bitten, z. B. gegebenenfalls so lange zu warten, bis Sie im Haus sind.

Verhalten beim Autofahren oder Parken von Fahrzeugen

Im Parkhaus oder in der Tiefgarage kann ein Selbstverteidigungshilfsmittel (siehe S. 110 f.) einsatzbereit in der Hand getragen oder gegebenenfalls als Schlag- oder Stichwerkzeug oder Blendemittel eingesetzt werden. Darüber hinaus sind Sie auch emotional schon auf etwaige Angriffe vorbereitet und dadurch kein leichtes Opfer für den Täter.

Beim Langsamfahren sollte immer die Zentralverriegelung aktiviert sein, bei den neueren Automodellen aktiviert sich diese automatisch beim Wegfahren.

Anhalter sollten prinzipiell nicht mitgenommen werden.

Beim Abstellen oder Parken des Fahrzeugs sollte eher ein beleuchteter Parkplatz, im Idealfall auch neben dem Aus- oder Eingang gewählt werden. Vor allem in der Nacht oder in der Tiefgarage sollten Sie darauf achten, dass sich beim Aussteigen niemand in der Nähe aufhält.

Im Fahrzeug sollten keine Wertgegenstände durch die Scheiben von außen erkennbar sein, um keinen Einbruch zu provozieren.

Beim Zurückkommen zum Auto achten Sie darauf, ob sich jemand in der Nähe des Fahrzeuges aufhält oder ob etwa Einbruchsspuren am Fahrzeug zu erkennen sind.

Verhalten im Haus oder in der Wohnung

Klingelt jemand an der Haustür, sollten Sie nicht sofort öffnen, sondern sich vergewissern, wer vor der Türe seht. Falls vorhanden, Türspione oder Seitenfenster benutzen. Wenn Sie eine Türkette haben, sollten Sie diese auch verwenden. Unbekannte Personen, auch wenn sie z. B. behaupten, dass sie den Strom- oder Wasserzähler ablesen wollen, immer draußen warten lassen, während Sie sich den Ausweis zeigen lassen, oder erkundigen Sie sich bei der Firma. Falls dieser Jemand aber den Fuß in die Tür setzt oder versucht, mit Gewalt reinzukommen, wäre ein Pfefferspray von Vorteil. Dieser sollte aber schon einsatzbereit in der Hand sein.

Wenn jemand ein Glas Wasser trinken möchte, dann kann er das auch draußen tun. Will jemand dringend telefonieren, dann ebenfalls nicht ins Haus oder in die Wohnung hineinlassen und anbieten, den Anruf für ihn vorzunehmen. Will jemand das Klo benutzen, dann an die nächstgelegene Möglichkeit (Gasthaus oder öffentliche Toilette) verweisen.

Sollten Sie mit Telefonterror belästigt werden, könnten Sie den Anrufer mit extrem lauter Musik oder einer Trillerpfeife dazu bewegen, dass er sich das abgewöhnt. Auf alle Fälle sollten Sie aber auch die Polizei informieren, da gegen hartnäckige Belästiger eine Fangschaltung eingerichtet werden kann.

Reserveschlüssel, wenn es unbedingt sein muss, nur kurzzeitig an gut versteckten Orten aufbewahren, diese aber wechseln und niemals zweimal benutzen.

Besteht der Verdacht, verfolgt zu werden, nicht direkt nach Hause gehen. Ein möglicher Täter würde den Wohnort seines potentiellen Opfers kennen. Besser wäre es, die Polizei zu kontaktieren oder direkt zum nächstbesetzten Polizeiposten zu gehen.

Falls beim Nachhausekommen irgendetwas nicht stimmen sollte, am besten den Nachbarn fragen und um Unterstützung bitten. Sollte dieser nicht zur Verfügung stehen, umgehend die Polizei informieren.

Im Haus und in der Wohnung kann ein eigener Hund von Vorteil sein. Normalerweise schlägt ein Hund an, wenn etwas nicht stimmt, im Idealfall verteidigt er sein Herrchen oder Frauchen auch.

Ein Selbstverteidigungshilfsmittel zur Hand zu nehmen, ist immer eine gute Möglichkeit. Am besten eignet sich dazu ein Pfefferspray, aber bitte nur jene verwenden, die für den Innenbereich gefahrlos eingesetzt werden können (siehe S. 113 f.)!

Verhalten mit persönlichen Daten

Mit den persönlichen Daten sollten Sie sorgsam umgehen. Türschilder, Telefonbucheinträge usw. sparsam und geschlechtsneutral gestalten, den Anrufbeantworter nur mit der eigenen Nummer besprechen und nicht mit dem Namen. Schlüssel nicht mit Namen oder Adressen kennzeichnen.

Im Zeitalter der Sozialen Netzwerke, wie Facebook, Twitter, Instagram, kann das Posten oder Berichten, dass Sie auf Urlaub sind, zu Einbrüchen in der Wohnung oder im Haus führen.

> Beim Thema Urlaub ist noch etwas Wichtiges hinzuzufügen: Bitten Sie die Nachbarn darum, dass der Briefkasten womöglich täglich geleert und die Zeitung vor der Türe entfernt wird.

Verhalten im Allgemeinen

- *In der Ruhe liegt die Kraft.* Bevor Sie sich in eine körperliche Auseinandersetzung begeben, sollte das eigene Verhalten kontrolliert werden. Sie sollten eine brisante Situation nicht noch durch anzügliche Aussagen verschärfen, dies gilt erst recht im Verlaufe einer Auseinandersetzung. Sollte einer Ihrer Begleiter ausrasten, versuchen Sie, ihn zu beruhigen.
- Lassen Sie sich niemals in eine Ecke oder in die Enge drängen. Bei hellen, beleuchteten und offenen Gegebenheiten haben Sie eher die Möglichkeit zur Flucht.
- Bei einem von mehreren Angreifern durchgeführten Angriff sollen Sie möglichst die eigene Stellung so wählen, dass der nächste Angreifer zwischen Ihnen selbst und dem weiter entfernt stehenden Angreifer steht. Versuchen Sie immer, Ihren Rücken freizuhalten. Den größten psychologischen Erfolg bei mehreren Angreifern haben Sie, wenn Sie zuerst den Rädelsführer angehen (dieser wird oftmals auch der erste Angreifer sein).

- Versuchen Sie, äußerlich ruhig zu bleiben. Panik ist nach außen erkennbar und stärkt den Mut der Angreifer. Daher ist es wichtig, sich nicht vom furchterregenden Äußeren eines Gegners einschüchtern zu lassen. Auch große, starke Personen haben gewisse Stellen, an denen eben keine Muskeln sitzen und wo sie dadurch verletzbar sind. Das heißt aber nicht, dass Sie Ihr Gegenüber unterschätzen sollen! Körpergröße oder Statur sagen nichts über Brutalität oder Kampfkraft aus. Am besten ist es, sich nicht provozieren zu lassen und einfach nicht zu reagieren. Schon gar nicht sollen Sie von sich aus einen Streit anfangen, da die meisten Anstifter nur darauf warten. Ebenfalls sollen Sie auf Beleidigungen nicht reagieren, denn das würde dem Angreifer zeigen, dass er eine verwundbare Stelle gefunden hat. Sollten sich andere Menschen in der Nähe aufhalten, diese gezielt ansprechen, um sie dadurch aus der Anonymität zu holen, sie können dann auch schlechter wegschauen. Diese Personen bestimmt und direkt ansprechen, gleich wie bei der Leistung von Erster Hilfe. Der nächste wichtige Schritt ist die Konzentration auf die Techniken, die Sie selbst am besten beherrschen.
- Bei der Anwendung oder dem Erlernen von Selbstverteidigungstechniken gilt das Motto *Weniger ist mehr*, was bedeuten soll, dass wenige Techniken, die auch universeller einsetzbar sind, in Stresssituation eher funktionieren, als zu viele Techniken, die dann, wenn Sie sie brauchen, wahrscheinlich nur zögerlich oder gar nicht wirksam sind. Wer Hebel- oder Wurftechniken beherrscht, sollte sich diese bis zum letzten Gegner aufsparen. Vorher sollten Sie versuchen, mit Schlägen und Tritten zu arbeiten. Es gilt aber, den Körperkontakt zum Angreifer so weit, es geht, zu meiden, ansonsten werden Sie angreifbarer und darüber hinaus sind Sie in Ihrer Bewegungsfreiheit eingeschränkt. Die Verwendung von Selbstverteidigungshilfsmitteln (siehe S. 110 f.) empfiehlt sich, mit denen Sie sich notfalls den Täter vom Leib halten, dabei sind der Fantasie keine Grenzen gesetzt. Dabei ist es wichtig, den Angreifer immer so weit, wie es geht, zu beobachten und zu versuchen, Schwächen entsprechend auszunutzen und zu vermeiden, sich seinen Stärken auszusetzen. Auf keinen Fall dürfen Sie sich durch irgendetwas ablenken lassen. Sie sollen geduldig sein und nicht um jeden Preis auf den Gegner losstürmen. Wenn nötig abwarten, bis der Gegner einen Fehler begeht, und diesen dann umgehend und konsequent ausnutzen.
- Wenn Sie auf offener Straße von Unbekannten angesprochen werden, ist erhöhte Vorsicht geboten.
- In öffentlichen Verkehrsmitteln in der Nähe des Fahrers einen Platz suchen, da sich die Wahrscheinlichkeit eines Angriffes dadurch verringert. Tagsüber suchen Sie sich einen Platz neben mehreren Mitfahrenden. Zu später Stunde bei öffentlichen Verkehrsmitteln darauf achten, dass Sie sich eher ein Abteil suchen, wo sich niemand befindet und Sie idealerweise in der Nähe der Notbremse sind, diese sollte aber wirklich nur in Notfällen benutzt werden. U-Bahnen halten in der Regel nicht auf freier Strecke, sondern in der nächsten Station. Im Falle von S-Bahnen ist dies zwar anders, eine Hilfeleistung auf freier Strecke dauert jedoch meist länger als im Bahnhof. Es gibt unzählige Beispiele, wo Frauen in

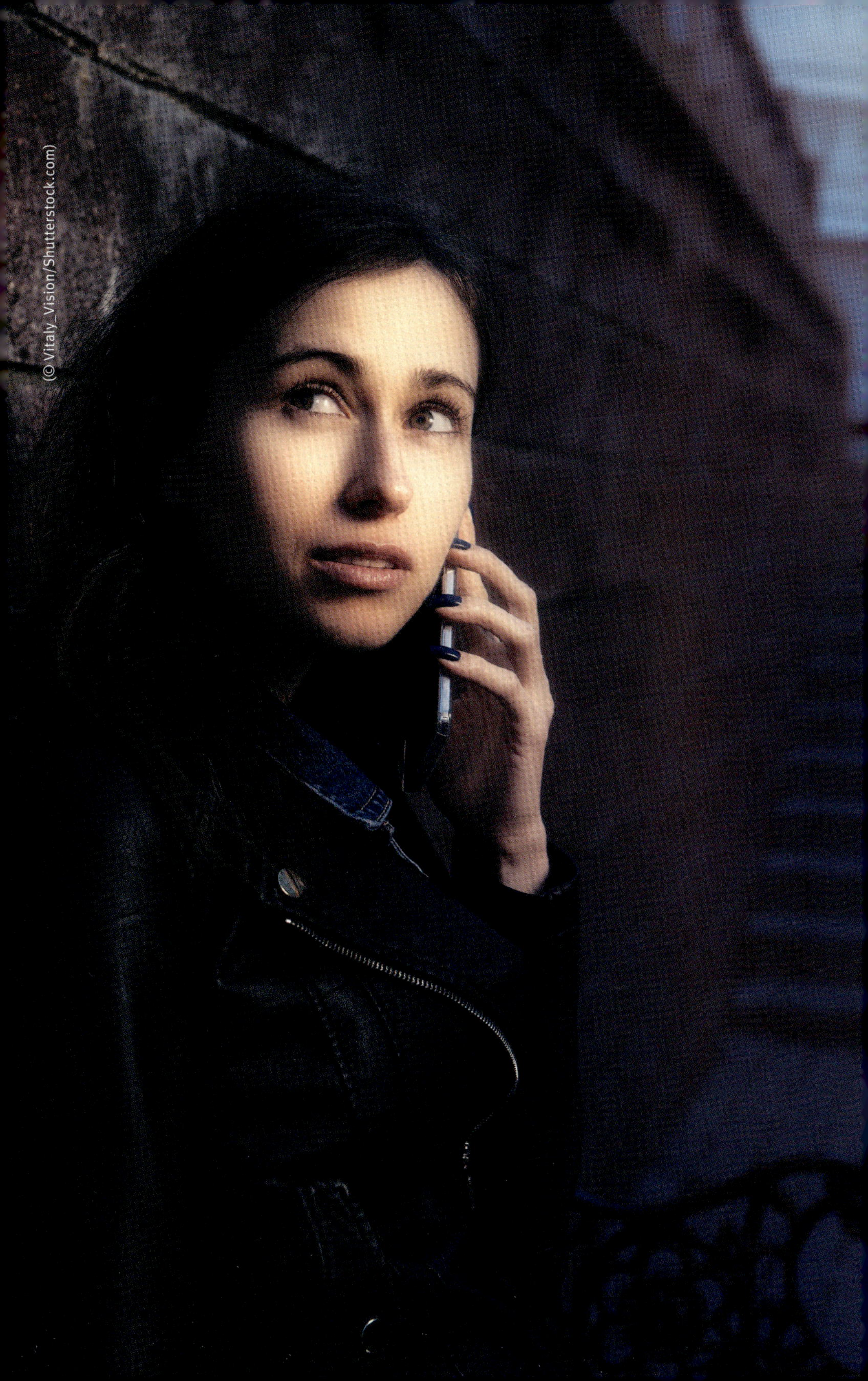
(© Vitaly_Vision/Shutterstock.com)

vollbesetzten U-Bahnen angegriffen oder sogar vergewaltigt worden sind, ohne dass jemand zu Hilfe gekommen wäre. Also Sie können sich offensichtlich nur auf sich selbst verlassen.

- Vor allem, wenn Sie alleine unterwegs sind, sollten Sie mehr Aufmerksamkeit auf Ihre Umgebung legen. Dunkle, schlecht beleuchtete Orte meiden, keine Ablenkung durch MP3-Player oder Handy zulassen. Zum Thema Handy: Sehr oft habe ich von Kursteilnehmern gehört, dass ihnen bei anderen Selbstverteidigungskursen gelehrt wurde, sie sollen, wenn sie verfolgt werden, das Handy zur Hand nehmen und so tun, als ob sie mit der Polizei oder mit jemandem anderen telefonieren. Wenn Sie schon telefonieren, halten Sie das Handy nicht ans Ohr, weil Sie sich damit die Wahrnehmung der kompletten Seite nehmen. Eher das Hände vor dem Körper halten und mit Lautsprecherfunktion telefonieren. Vernünftiger wäre es aber, ein Selbstverteidigungshilfsmittel einsatzbereit zur Hand zu nehmen und sich auf den sicheren Abstand zu möglichen Tätern zu konzentrieren.
- Oft wird auch dazu geraten, statt Hilfe Feuer zu schreien. Beides dient dazu, Hilfe herbeizuholen, wichtiger sollte aber sein, sich darauf zu konzentrieren, dass Sie wegkommen. Meistens ist es nämlich der Fall, dass keiner in der Nähe ist, der helfen könnte bzw. auch wirklich hilft.

Verhalten bei Hundeangriffen

Da in den Medien immer wieder über Angriffe von Hunden berichtet wird, stellt sich die Frage, was Sie im Falle eines solchen Angriffs machen können. Pauschal kann man nicht alle Hunde in ihrem Verhalten vergleichen. Nichtsdestotrotz sollten Sie, egal welcher Art oder Rasse der Hund angehört bzw. welches Verhalten der angreifende Hund zeigt, vor allem ein dementsprechendes Selbstbewusstsein an den Tag legen, obwohl dies sicher in gewissen Situationen schwerfallen mag.

Normalerweise beißt ein Hund nicht sofort, außer man nimmt ihm sein Fressen weg oder provoziert ihn. In den meisten Fällen bellt oder knurrt der Hund, bevor er beißt. Gute Ratschläge sind sehr oft: ruhig bleiben (wenn möglich), keine hastigen schnellen Bewegungen machen, nicht weglaufen, sondern warten, bis der Hund da ist, ihm nicht direkt in die Augen schauen, aber danach trachten, dass Sie ihn noch im Auge behalten können. Niemals hingreifen oder ihm gar den Rücken zudrehen. Auf keinen Fall sollten Sie weglaufen, da ein Hund durch den natürlichen Jagd- bzw. Beutetrieb mit sehr großer Wahrscheinlichkeit nachläuft und sich die Situation dadurch umgehend weiter verschärft.

Begegnungen mit einem Hund, was tun?

- Wie erkenne ich, wenn ein Hund mich beißen will?
  - Eindeutige Zeichen sind Bellen, Knurren und Zähnefletschen
- Was tue ich, um aus dieser brenzligen Situation unbeschadet zu entkommen?
  - Ruhe bewahren (leichter gesagt als getan).
  - Direkten Augenkontakt meiden, immer mit der Körpervorderseite zum Hund blicken.
  - Niemals den Rücken zuwenden.
  - Langsam seitlich wegbewegen.
  - Auf keinen Fall mit schnellen Bewegungen weglaufen, da sonst der Jagdtrieb des Hundes aktiviert wird und dieser Sie als seine Beute, sein

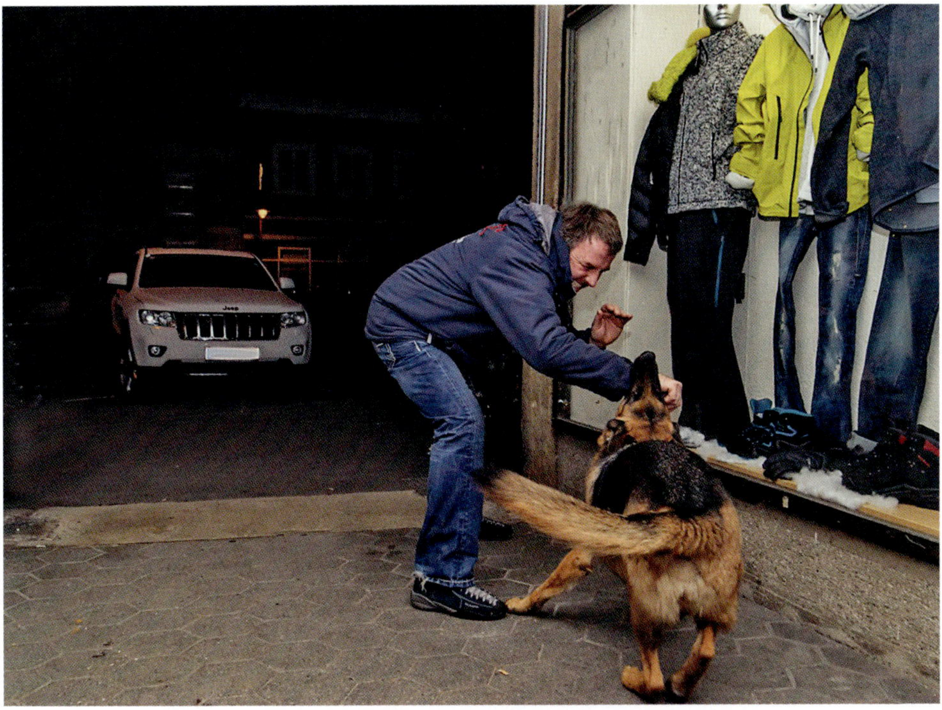

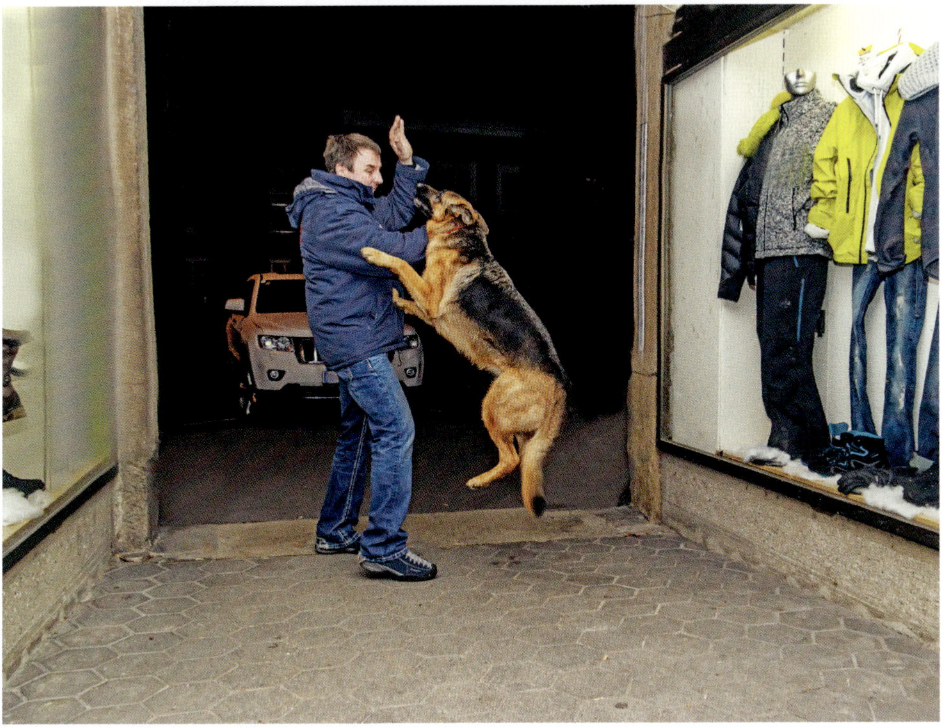

(© Swen Gruber)

Fressen sieht. Da der Hund ja bekanntlich vom Wolf abstammt, hat er den so genannten Jagdtrieb.

Einen Pfefferspray einzusetzen, funktioniert in den meisten Fällen, da die Riechorgane eines Hundes noch viel sensibler sind als die des Menschen.

Eine Taschenlampe mit mindestens 200 Lumen Lichtstärke einzusetzen funktioniert sehr gut, da der angreifende Hund dem Lichtkegel ausweicht. Sie sollten den Hund nur immer dem direkten Lichtstrahl in die Augen aussetzen, somit ergibt sich, dass Sie sich mit dem Hund mitbewegen müssen, um zu verhindern, dass er dem Lichtkegel ausweicht und von hinten zuschnappt.

Irgendeinen Stock, Schirm, ein Fahrrad oder sonstiges Hilfsmittel zwischen den Hund und sich zu bringen, reizt den Hund zwar mehr, aber Sie schützen sich dadurch vor dem direkten Zugriff und dem Biss des Hundes.

Wenn vorhanden und zeitlich überhaupt noch möglich, eine Jacke oder ein anderes Kleidungsstück um die schwächere Hand (mit der Sie nicht schreiben) wickeln, um diese zu schützen. Dann können Sie im schlimmsten Fall diese Hand dem Hund zum Beißen hinhalten, der Hund nimmt normalerweise das, was man ihm gibt. Nachdem der Hund zugebissen hat, fügen Sie ihm mit der starken Hand einen Handballenstoß oder Faustschlag mit voller Härte, Wucht und Kraft auf die Schnauze zu, bis er benommen ablässt. Diese Technik funktioniert auch, wenn Sie kein Kleidungsstück zum Schutz zur Verfügung haben, allerdings ist es immer noch besser, der Hund beißt Sie in die Hand als ins Gesicht und Sie können die von vornherein verworrene Situation überhaupt nicht mehr kontrollieren.

Einige Freunde von mir haben Diensthunde, die haben auf meine Frage „Was machst du, wenn dein Hund durchdreht und dich angreift?“ bestätigt, dass sie mit der schwächeren Hand abgeschlossen haben, bevor sie etwas anderes riskieren, was nicht oder nur zum Teil funktionieren würde. Eine große Position einzunehmen und den Hund anzuschreien, funktioniert leider nur bei Hunden, die feige sind oder Schwäche zeigen, bei anderen Hunden kann dies zur weiteren Eskalation der Situation beitragen.

In einer ausweglosen Situation ohne vorhandene Deckungsmöglichkeit können Sie sich bei einem Angriff des Hundes umgehend auf den Boden werfen, sich tot stellen und dabei Knie und Kopf zum Schutz der lebenswichtigen Organe (Embryohaltung) anziehen.

Verhalten bei K.-o.-Tropfen

Dieses Kapitel beinhaltet wichtige Informationen zur Wirkungsweise und zum Einsatz von K.-o.-Tropfen sowie praktische Verhaltenstipps.

Was sind K.-o.-Tropfen?

Unter dem Begriff K.-o.-Tropfen werden flüssige Drogen subsumiert, die in geringer Dosis stimulierend und enthemmend, in höherer Dosierung betäubend und einschläfernd wirken. Eine Überdosis kann auch zum Tod führen. K.-o.-Tropfen werden meist gezielt Frauen und Mädchen, aber auch Männern tagsüber oder zu später Stunde in Diskotheken, Bars oder auf Festen unbemerkt ins Getränk gemischt, um die betäubten Opfer auszurauben oder zu vergewaltigen. Die K.-o.-Tropfen sind farb- und geruchlos, schmecken salzig bis seifig, sind jedoch in Mixgetränken kaum wahrnehmbar. Täter können Fremde, Bekannte, aber auch vermeintliche „Freunde“ aus dem persönlichen Umfeld sein.

Wirkung von K.-o.-Tropfen

Nach der Einnahme der K.-o.-Tropfen werden die Opfer zunächst willenlos und leicht manipulierbar. Dann wird ihnen übel und schwindelig.

Zeichen für eine Vergiftung durch solche Tropfen sind:

- plötzlicher Schwindel
- Übelkeit
- Wahrnehmungsschwierigkeiten
- Bewusstseinstrübung
- Dämmerzustand („Gefühl, wie in Watte gepackt zu sein")
- Willenlosigkeit
- eingeschränkte Beweglichkeit bis hin zur Regungslosigkeit
- Erinnerungslücken bis hin zur Amnesie

In diesem willenlosen Dämmerzustand, ähnlich dem eines schweren Alkoholrausches, hat der Täter Zeit, das Opfer an einen anderen Ort zu bringen. In weiterer Folge führen K.-o.-Tropfen im Endeffekt meist zur Bewusstlosigkeit und Verlust der Erinnerung.

Die Opfer erwachen dann meist mit bruchstückhafter oder fehlender Erinnerung an unbekannten Orten oder aber auch zu Hause, ohne zu wissen, wie sie dorthin gekommen sind. Dieser Filmriss hinterlässt großes Unwissen bei den Opfern sowohl was die Identität des Täters als auch das ihnen angetane Gewaltverbrechen betrifft. Diese Unwissenheit ist sehr belastend, beschämend und verunsichernd, sollte aber nicht von einer Anzeige bei der Polizei abhalten.

Wichtig!
Schuld ist immer derjenige, der Ihnen diese Tropfen verabreicht hat!

Klare Anhaltspunkte für sexuelle und körperliche Übergriffe sind blaue Flecken, Unterleibsschmerzen oder Spermaspuren sowie zerrissene oder fehlende Kleidungsstücke.

Schutzmaßnahmen und Verhaltensregeln

Es gibt in vielen Ländern, wie auch in Österreich, Deutschland und der Schweiz, leider immer wieder Fälle, wo Täter K.-o.-Tropfen einsetzen. Dies ist kein Grund zur Panik. Die folgenden Tipps und Verhaltensregeln bieten keinen 100%igen Schutz, können aber dazu beitragen, im Nachtleben und auf privaten Partys sicherer unterwegs zu sein.

Der Täterkreis kann größer sein als gedacht: Fremde, neue Bekannte, aber auch vermeintliche „Freunde".

- Daher dürfen Sie das eigene Getränk nie unbeobachtet und unbeaufsichtigt stehen lassen!
- Vereinbaren Sie mit Freundinnen und Freunden, gegenseitig auf die gemeinsamen Getränke aufzupassen.
- Keine offenen Getränke von fremden Personen annehmen.
- Getränke-Einladungen nur annehmen, wenn der Weg des Glases von der Schank bis in die eigene Hand verfolgt werden kann.

- Gehen Sie beim gemeinsamen Ausgehen mit Freunden auch wieder gemeinsam nach Hause.
- Blind Dates oder Internet-Verabredungen immer an öffentlichen Orten vereinbaren, die einem bekannt sind, und eine Vertrauensperson darüber informieren.
- Dem Instinkt vertrauen!
- Bei Unwohlsein in einem Lokal oder auf einer privaten Party lieber den Ort verlassen.
- Bei plötzlichem Schwindel, Übelkeit oder Enthemmung sofort mit der Bitte um Beistand an eine Vertrauensperson oder, wenn alleine, ans Barpersonal wenden. Im Zweifelsfall den Euronotruf 112 anrufen.
- Bei dem Verdacht auf K.-o.-Tropfen, ohne zu zögern, sofort einen Arzt oder ein Krankenhaus aufsuchen, bevor die volle Wirkung der Substanzen einsetzt. Auch bei freiwilliger Einnahme der verbotenen Substanzen machen sich Gewalt- oder Sexualtäter strafbar.
- Bei Beobachtungen durch Dritte die betroffene Person über die Beobachtung sowie das Barpersonal informieren bzw. die Polizei einschalten.
- Verhaltensauffällige Personen nicht alleine lassen!
- Bei Bewusstlosigkeit der Person sofort die Rettung verständigen.

Achtung!
Menschen unter Einfluss von K.-o.-Tropfen können auf Außenstehende wie stark Betrunkene oder unter Drogeneinfluss stehende Personen wirken.

Strafrechtliche Verfolgung

K.-o.-Tropfen sind nur maximal 12 Stunden im Urin und 6 Stunden im Blut nachweisbar. Für eine strafrechtliche Verfolgung des Täters ist daher rasches Handeln erforderlich.

Beweissicherung

Aufgrund der kurzen Nachweisbarkeitsdauer ist es sehr wichtig, umgehend in ein Krankenhaus zu fahren oder gleich die Rettung zu alarmieren. Vorab sollte das Rettungs- oder Krankenhauspersonal über den Verdacht auf K.-o.-Tropfen informiert werden. Im Krankenhaus müssen dann Blut- und Harnproben abgenommen werden. Diese werden toxikologisch untersucht und bieten somit einen möglichen Beweis in einem Strafverfahren.

Für die weitere Beweisstücksicherung ist die Aufbewahrung der getragenen Kleidungsstücke im ungewaschenen Zustand in einem sauberen Papiersack sehr wichtig.

Weiters sollten Freundinnen oder Freunde, die zur selben Zeit am Tatort waren, kontaktiert und befragt werden, ob sie etwaige Beobachtungen zu den Geschehnissen gemacht haben. Das Erstellen von Gedächtnisprotokollen dieser Zeugen, aber auch des Opfers selbst, soweit es sich erinnern kann, wird empfohlen, denn diese könnten für die polizeiliche Ermittlungsarbeit bei zukünftigen Vernehmungen von großem Nutzen sein.

Wer den Verdacht hat, unter Einfluss von K.-o.-Tropfen geraten zu sein, sollte den EU-Notruf 112 wählen!

ZIVILCOURAGE MIT KÖPFCHEN

Zivilcourage ist immer ein heikles Thema, deshalb sollte sie immer unter dem Motto „Zivilcourage mit Köpfchen" gesehen werden.

Diese Zeit sollten Sie sich nehmen, um die beste und gefahrloseste Lösung für sich und das bzw. die Opfer zu finden!

In den meisten Fällen haben Sie, bevor Sie unterstützend und helfend eingreifen, nur 1–2 Sekunden Zeit, um Entscheidungen zu treffen.

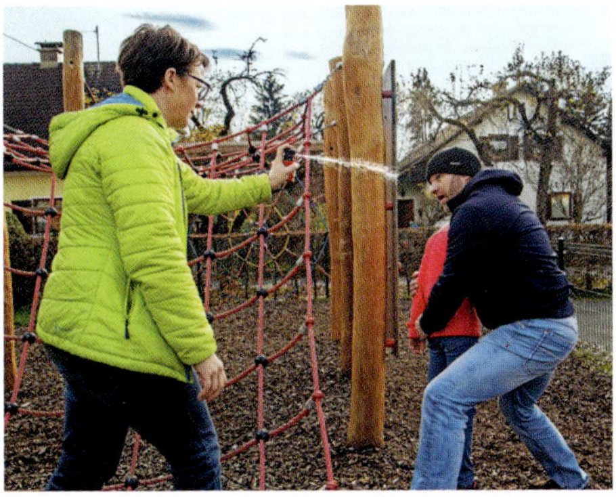

Zivilcourage mit Köpfchen (© Swen Gruber)

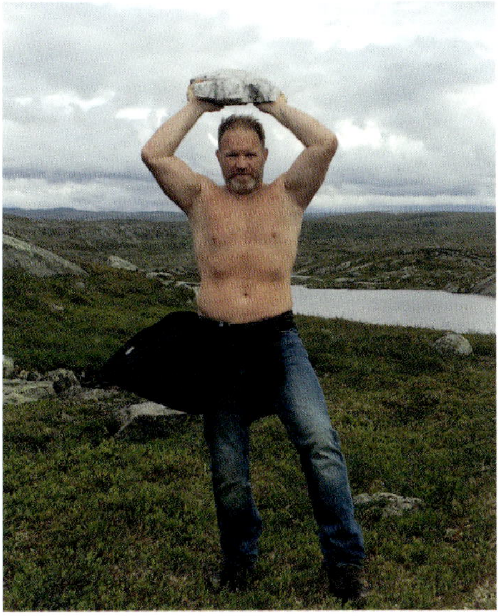

Man sollte nur das stemmen, was man auch in der Lage ist zu heben. (© Closeprotection.at)

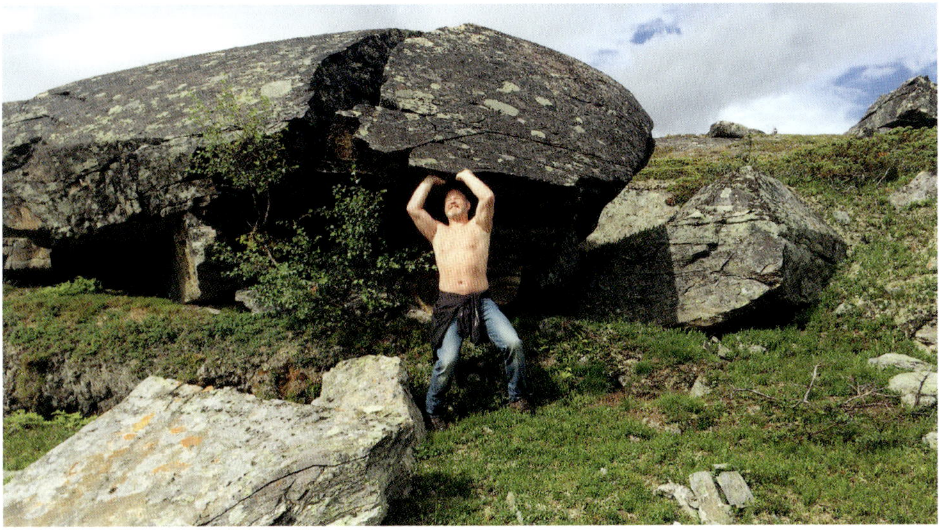

Selbstüberschätzung kann oft zu Problemen führen, die man nicht mehr meistern kann. (© Closeprotection.at)

TIPPS UND TRICKS ZUR DEESKALATION

ENTSTEHUNG VON GEWALT: WIE KOMMT ES EIGENTLICH ZU ANGRIFFEN, GEGEN DIE WIR UNS LETZTENDLICH VERTEIDIGEN MÜSSEN?

Meistens erfolgen Angriffe von Personen, die ein Problem mit irgendjemandem oder mit irgendetwas haben, sie sehen die Gewalt als einzige Möglichkeit der Konfliktlösung. Oftmals erfolgen Angriffe aber auch von Personen, die sich leicht durch unbedeutende Kleinigkeiten provozieren lassen.

Wenn Sie die Probleme einer Person kennen oder wissen, wodurch sich jemand provozieren lässt, können Sie sehr vielen Angriffen schon von vornherein aus dem Weg gehen. Personen, die Vorlieben für Schusswaffen haben oder für ihre übermäßige Gewalt bekannt sind, sollten Sie ohnehin aus dem Weg gehen. Sie können auch nicht erkennen, ob gewisse Personen eventuell in ihrer Kindheit selbst Opfer von Gewalt oder Missbrauch gewesen sind und dadurch einen schweren seelischen und geistigen Schaden erlitten haben. Daher können Sie diese Personen auch nicht von vornherein meiden.

> Was bleibt, ist, einfach präventiv zu gewissen Zeiten gewisse Orte zu meiden, da gewisse Personen oder Personengruppen dort häufig zugegen sind.

Wenn vorbeugendes Verhalten nichts geholfen hat, bleibt leider nur mehr die aktive Selbstverteidigung. Der Angreifer hat meist ein Problem, vielleicht im privaten oder auch beruflichen Umfeld, vielleicht Minderwertigkeitskomplexe oder ein psychisches Problem, verursacht durch Gewalt oder Missbrauch. Jeder Mensch braucht ein Ventil, um mal so richtig Dampf abzulassen. Bei einem Angreifer kann dies aber zu Gewaltanwendung führen. Gewalt kann aber auch aus Missverständnissen entstehen, ein falsches Wort kann genügen. Dabei kann insbesondere der Umgang mit anderen Kulturkreisen problematisch sein. Manchmal ist es sogar besser, eine gesunde Zurückhaltung in Mimik, Gestik und Sprache zu üben. Da wäre eine dementsprechende Anpassung die richtige Antwort, um nicht etwas heraufzubeschwören, was nicht notwendig ist. Leider ist es trotz jahrzehntelanger Predigten von Toleranz immer noch Realität und wird es wohl auch weiterhin bleiben, dass jemand, der nicht angepasst ist, als eine Art Fremdkörper angesehen wird.

Auch das Provozieren durch dumme, unüberlegte Sprüche über Religionen, Minderheiten, Randgruppen usw. sollte vermieden werden. Durch den Konsum von Alkohol und Drogen wird meist die natürliche Hemmschwelle von Täter und Opfer herabgesetzt , wodurch oft Gewaltsituationen entstehen. Alkoholisierte Menschen provozieren eher und fühlen sich durch ihren berauschten Zustand stark. Die Hemmschwelle zur Anwendung von Gewalt ist dann besonders niedrig, wenn durch ungünstige Erziehung Gewalt als Mittel zur Konfliktlösung zugelassen oder gar gefördert wurde. Auch die Dauerberieselung durch einschlägige Medien, die solches propagieren, fördert Gewalt. Leider sind einige bekannte Sportler auch nicht gerade Vorbilder, was gewaltfreie Konfliktlösung betrifft.

Geisteskrankheit wird sehr oft latent mit Gewaltbegehung oder Gewaltbereitschaft assoziiert. Dem ist nicht so, niemand ist als Gewalttäter geboren worden, auch Geisteskranke nicht. Gewalttäter von Geburt an gibt es nicht. Gewalt muss erst erlernt werden. Es wurde versucht, nachzuweisen, dass Gewalttäter ihre Neigung vererben. Ein entsprechender Beweis konnte jedoch nicht erbracht werden. Nach wie vor wird allerdings behauptet, dass eine gewisse Neigung zu Gewalttaten genetisch übertragen wird. Doch die meisten Ursachen von gewaltbereiten Tätern liegen tiefer, meist in der Vergangenheit und der Umgebung des Täters.

VERBALE UND NONVERBALE DEESKALATION

Deeskalation muss schon beginnen, bevor es zu einem vermeintlichen An- oder Übergriff kommt.

> Heldenmut tut selten gut. Ein vermiedener Kampf ist ein gewonnener Kampf.

Auch wenn Sie glauben, noch so tolle Tricks auf Lager zu haben, gegen mehrere Gegner werden sie nur bedingt helfen. Am Beginn von Konflikten stehen meist harmlose Auseinandersetzungen. Ein wenig provozieren, das falsche Wort – und schon finden wir uns in einer Rauferei wieder. Gewalt kann auch mit Gewalt beantwortet werden, aber ich bin eher für die sanftere Variante, man weiß ja nie, wie eine Eskalation am Ende ausgeht. Am besten ist es, einfach wegzugehen oder mit ruhigen Worten und einer offenen Handhaltung zu beschwichtigen und den Aggressor vielleicht noch auf ein Getränk einzuladen (das gilt nur für Aggression unter „echten Männern“).

Wenn Sie nicht wissen, wer der Angreifer war, einfach ruhig bleiben, wenn möglich nach dem Grund der Eskalation fragen und Aufklärung betreiben, um zu versuchen, dadurch die Situation so schnell wie möglich zu beruhigen. Während der Gespräche immer erwähnen, dass Sie einfach nur in Ruhe den Tag/

Abend genießen möchten, ohne jemandem einen Vorwand für eine neue Eskalation zu geben. Das Verwenden von Reizwörtern sollte komplett vermieden werden. Entschuldigen Sie sich eher für etwas, auch wenn's vielleicht schwerfällt.

> Die nonverbale Körperhaltung und Körpersprache sollten auch dementsprechend gewählt werden.

Daher sollte die Kampfstellung mit der offenen Handhaltung zum Beschwichtigen des Gegenübers bevorzugt werden, da sich gewisse Situationen schlagartig ändern können und Sie jederzeit und umgehend in der Lage sein sollten, sich zu verteidigen.

Wenn mehrere Personen zusammenstehen, sollten Sie versuchen, immer zuerst mit dem Rädelsführer zu kommunizieren und dann mit den anderen, um diesen nicht noch weiter zu reizen und die Situation dadurch weiter anzuheizen. Diesen Rädelsführer sollten Sie auch während Konversationen zwischendurch mit anderen in der Gruppe nicht aus den Augen lassen. Bleiben Sie, so gut es geht, ruhig und zeigen Sie keine Angst, auch wenn Sie sie verspüren. Mit einem sicheren Auftreten können Sie die Einstellung des Angreifers vielleicht etwas beeinflussen.

Es gibt aber auch Situationen, in denen die passive Variante mit einem netten Gespräch, dem Weggehen oder dem Einladen des Angreifers auf ein Getränk nicht funktioniert. Deshalb sollten Sie sowieso immer auf alles gefasst sein, stabil stehen und vielleicht ein Selbstverteidigungshilfsmittel zur Hand nehmen oder einfach nur Ihre Hände für eine etwaige Abwehr bereithalten. Sollte es aber zu Schlägen oder Tritten kommen, haben Sie wohl vorab kein optimales präventives Verhalten an den Tag gelegt und gewisse Dinge einfach übersehen.

Es gibt auch Situationen, in denen eine Konfrontation unvermeidlich ist, weil diese plötzlich und unvorbereitet auftritt.

> In 95 % der Angriffe haben Sie die Möglichkeit, diesen auszuweichen oder sie zu umgehen, in nur 5 % geht dies nicht mehr, da diese überraschend aufgetreten sind und Sie dadurch nicht mehr aus der Situation gelangen.

SELBSTBEHAUPTUNG UND UMGANG MIT SCHWIERIGEN SITUATIONEN

Wie kommt es eigentlich zu Angriffen oder Übergriffen, gegen die wir uns im schlimmsten Fall letztendlich verteidigen müssen? Meistens erfolgen Angriffe von Personen, die ein Problem mit irgendjemandem oder mit irgendetwas haben. Sie sehen die Gewalt als einzige Möglichkeit der Konfliktlösung. Aber auch durch psychische Krankheiten können solche Übergriffe ausgelöst werden.

> Deeskalation ist das Verhindern von Konflikten und sich aufschaukelnden Prozessen. Dabei wird aggressives Verhalten eines Gegenübers beruhigt und/oder entschärft.

Leider kann nicht jede Situation deeskaliert werden.

- Nur wenn Sie Ihre eigenen emotionalen Grenzen kennen und die Situation nicht schon komplett außer Kontrolle ist.
- Bei Situationen, die außer Kontrolle sind, ist es besser, wenn möglich, die Flucht zu ergreifen.

3 wichtige Ebenen der Kommunikation bei Aggression

- Körpersprache
  - Aufrechte Körperhaltung (nonverbale Signalwirkung)
  - Arme leicht abgewinkelt mit offenen Fingern vorm Körper (Schutz- oder Beschwichtigungshaltung)
- Stimmlage
  - Ruhige, entspannte, aber bestimmte Stimme
- Inhalt (Wortwahl)
  - Defensive Wortwahl

> Es gibt kein Patentrezept. Was dem einen hilft, kann beim anderen eine gegenteilige Wirkung erzeugen. Handeln Sie aus dem Bauch heraus.

Einige Fertigkeiten können Sie sich aneignen, aber zuerst sollten Sie sich selbst kennen. Selbsterkenntnis ist der erste Weg zur Deeskalation.

ÜBUNGEN FÜR SCHÜLER UND LEHRER ZUR SELBSTBEHAUPTUNG UND ZUM UMGANG MIT SCHWIERIGEN SITUATIONEN IM KLASSENZIMMER

Die drei folgenden Übungen sind als Möglichkeit für Eltern, Lehrer, Nachmittagsbetreuer etc. gedacht, mit den von ihnen betreuten Kindern Selbstbehauptung und den Umgang mit schwierigen Situationen immer wieder zu üben. Auch ohne Trainer lassen sich diese Übungen einfach mit den Schülerinnen und Schülern im Klassenzimmer durchspielen.

Übung 1: Deeskalation durch Körpersprache (Schutz-/Beschwichtigungshaltung)

> Zeitaufwand: je nach Intensität 20–50 Minuten

Der Lehrer holt 3 Kinder nach vorne und stellt sie nebeneinander hin, wie auf dem Bild auf S. 144 ersichtlich. Die Kinder werden darauf hingewiesen, dass der Lehrer nun an ihrer Schulter drücken wird, und bekommen die Aufgabe, so gut wie möglich dagegenzudrücken, ohne mit den Füßen einen Schritt zu machen.

Stabiler Stand

Bei der ersten Variante (im Bild rechts), bei der die Beine des Kindes ganz zusammenstehen, ist es in keine Richtung möglich, richtig dagegenzudrücken. Bei der zweiten Variante (Bursche in der Mitte) kann nach links und nach rechts gut dagegengedrückt werden, nach vorne und hinten würde man aber umfallen.

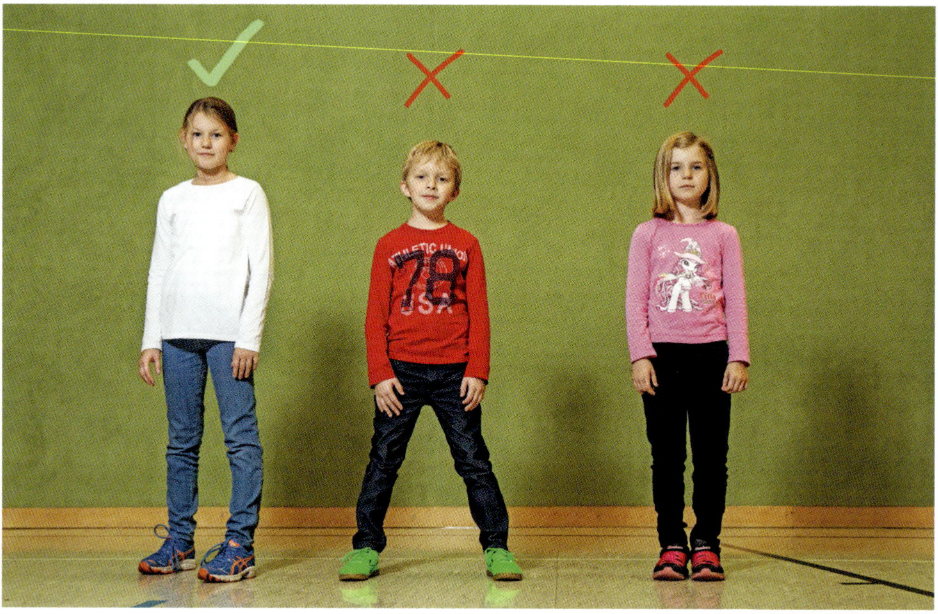

Ausfallschritt (links), Schulterbreiter Stand (Mitte) und Beine geschlossen (rechts) (© Swen Gruber)

Bei der dritten Variante (im Bild links) kann man in alle vier Richtungen gut dagegendrücken.

Die Kinder gehen wieder zurück in den Halbkreis und die Lehrerin oder der Lehrer beginnt damit, den richtigen Stand mit den Kindern aufzubauen.

Dafür stellen sich zunächst alle schulterbreit hin, dann wird nach Rechts- beziehungsweise Linkshändern gefragt. Die Rechtshänder gehen mit dem linken Bein einen kleinen Schritt nach vorne, drehen die Zehenspitzen ein wenig nach innen und beugen die Knie. Die Linkshänder gehen mit dem rechten Bein einen kleinen Schritt nach vorne, drehen die Zehenspitzen ein wenig nach innen und beugen ebenfalls die Knie.

Nun wird die Frage behandelt, wie man sich denn im stabilen Stand bewegen kann, ohne ihn zu verlassen. Das heißt, es bewegt sich immer das Bein zuerst, welches näher an der Richtung ist, in die man gehen möchte, und das zweite Bein zieht hinterher. Der Lehrer zeigt das vor und dann stellen sich die Kinder in zwei bis drei Reihen, hintereinander auf. Sie bekommen die Aufgabe, dem Lehrer zu folgen, dürfen dabei aber nur in seine Augen sehen. Ist diese Übung beendet, suchen sich alle Kinder einen Partner, wobei darauf geachtet wird, dass jeder einmal mit jedem zusammenarbeitet, und alle üben danach dasselbe zu zweit.

Der Übungsbereich wird dafür allerdings eingegrenzt und die Kinder müssen auf einige Dinge achten: Einer von beiden hat die Führung, das heißt, er gibt vor, in welche Richtung sich die beiden bewegen, muss aber gleichzeitig darauf achten, im Übungsbereich zu bleiben und in kein anderes Übungspärchen hineinzulaufen. Das Wichtigste ist allerdings wieder, dass die Kinder sich gegenseitig in die Augen sehen.

Diese Übung wird immer wieder verfeinert, nach ein paar Übungsrunden werden die Kinder wieder in den Halbkreis gerufen und es kommt eine Aufgabe hinzu. Zunächst ist dies das Hochnehmen der Arme, sodass man über die Fingerspitzen sehen kann.

In der Fachliteratur wird dieser Stand als „Kampfstellung" (Schutzhaltung) bezeichnet. Im Selbstbehauptungskurs für Volksschüler (Altersgruppe 6.–10. Lebensjahr) wird der Ausdruck nicht verwendet, sondern als „Stabiler Stand mit Reaktionsübungen" bezeichnet, um nicht falsche Hoffnungen einer Abwehr zu wecken. Für uns ist diese Stellung die Schutz-/Beschwichtigungshaltung.

In einer „Schutzhaltung" muss man standsicher und beweglich sein, seine Deckung wahren und den Überblick behalten. Man wählt immer die offene Handhaltung (Beschwichtigungshaltung), da man damit zusätzliche Möglichkeiten zur Deeskalation (Beruhigen einer Situation) besitzt.

Sie teilt sich in den „Unterbau" und den „Oberbau". Der „Unterbau" ist die Stellung der Beine, welche die Standfestigkeit und Beweglichkeit sichert. Der „Oberbau" ist die Stellung der Arme, die Deckung und Überblick gewährleistet.

Standfestigkeit bedeutet den Erhalt des Gleichgewichts und ist somit von enormer Bedeutung.

Gleichgewicht besagt, dass der Schwerpunkt des Körpers sich stets über seiner Auflagefläche befindet, sobald er sich aber verschiebt, geht auch das Gleichgewicht verloren. Das heißt also, die Standfestigkeit hängt von der Auflagefläche und der Lage des Schwerpunktes ab.

Drei Arten zu stehen:

Eine gute „Kampfstellung/Schutzhaltung" muss also, genau genommen, zwei gegenteilige Kriterien erfüllen. Darum muss ein Kompromiss zwischen bestmöglicher Standfestigkeit durch möglichst viel Auflagefläche und optimaler Beweglichkeit durch einen nicht zu tief sitzenden Schwerpunkt gefunden werden.

Diesen Kompromiss bildet die mittlere Darstellung am Bild oben. Die Auflagefläche ist groß genug, um Standfestigkeit zu sichern und der Schwerpunkt sitzt dennoch nicht zu tief. Das Gleichgewicht wird durch die Synthese von Standfestigkeit und Schnelligkeit gesichert.

Reaktionsspiel

In der weiteren Übungsreihe folgt nun ein Reaktionsspiel, wobei jeweils derjenige, der gerade nicht führt, versuchen muss, den anderen am Kopf zu berühren. Der andere sollte mit seinen Armen schneller sein und die Hand vor seinem Kopf „wegschieben". Hier ist es allerdings enorm wichtig, auf die Formulierung zu achten. Das Wort „abwehren" darf auf keinen Fall verwendet werden.

Dieses Reaktionsspiel wird auch noch um eine Stufe gesteigert, indem beide Partner gleichzeitig versuchen, den Kopf des anderen zu berühren. So konzentrieren sich die Kinder am Ende auf ganz

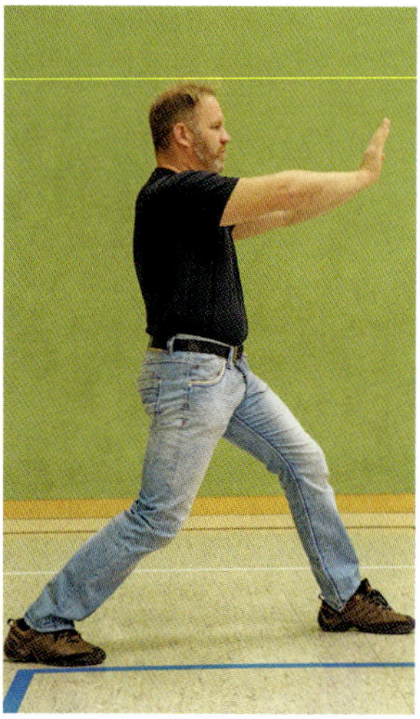

Große Auflagefläche
Tiefer Schwerpunkt
Gute Stabilität

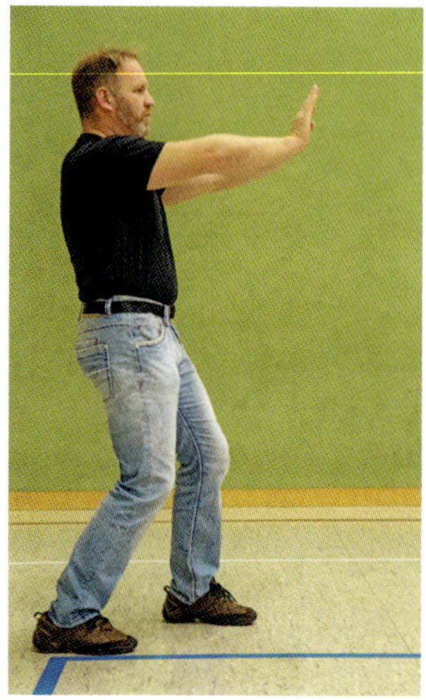

mittlere Auflagefläche
mittlerer Schwerpunkt
mittlere Stabilität

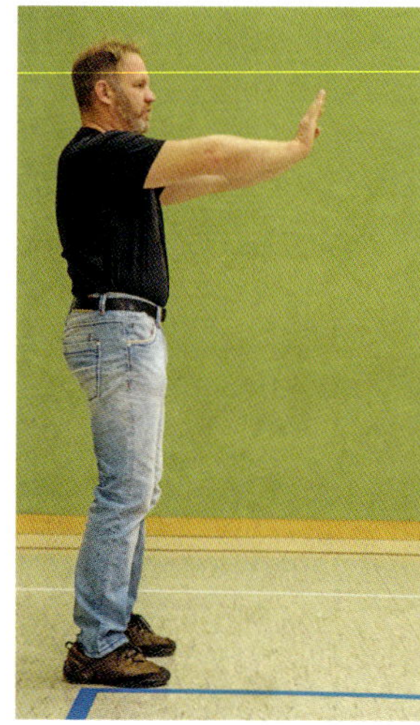

kleine Auflagefläche
hoher Schwerpunkt
schlechte Stabilität

andere Dinge, wobei die aufrechte Körperhaltung bzw. dem Partner in die Augen zu sehen, automatisiert wird!

Der tiefere Sinn solcher Übungen ist es, die der Arm-Bein-Koordination zu steigern, ein besseres räumliches Verständnis zu bekommen und die Reaktion zu schulen.

Primäres Ziel dieser Übungsreihen ist jedoch, die aufrechte Körperhaltung und das dadurch einhergehende selbstbewusste Auftreten zu erlangen.

Darüber hinaus wird das Bewegen im sicheren Stand geübt, um auf etwaige gefährliche Situationen vorbereitet zu sein, schneller reagieren zu können und dadurch z. B. einem möglichen Schlag, so gut es geht, die Wirkung zu nehmen.

Übung 2: Deeskalation durch Stimme, Wortwahl und Körpersprache

Zeitaufwand: je nach Intensität 20–50 Minuten
Voraussetzungen für diese Übung: Übung 1

Ziel bei dieser Übung sollte es sein, einige wichtige Erfahrungen über sich selbst zu machen, wie man vermutlich in solchen oder ähnlichen Situationen reagiert, um zu wissen, ob man überhaupt in der Lage wäre, Situationen zu beruhigen.

Wichtige Tipps zum eigenen Verhalten vorab:

Kurz ein-, zweimal tief durchatmen und auf Folgendes konzentrieren:

- Eigen-Deeskalation (bei sich selbst)

  - Mit bestimmter ruhiger Stimme auf die eigene Situation aufmerksam machen, dabei nicht drohend oder beleidigend wirken und vor allem Körperkontakt vermeiden.
- Fremd-Deeskalation (eigene Haltung unter Einbeziehung des Gegenübers)
  - Eigenschutz geht immer vor Fremdschutz!
  - Um das aggressive Gegenüber nicht zu provozieren, sollte man sich dem Betroffenen in Beschwichtigungshaltung nähern, um Hilfe zu leisten.

Beim anschließenden Rollenspiel sollte zumindest jedes Kind einmal (egal ob bei Übungsbeispiel 1 oder 2) in die Rolle des Aggressors (Radaubruders) und der Rolle des Deeskalierenden (Beruhigenden) schlüpfen.

Übungsbeispiel 1: Zwei streitende, randalierende Schüler (mittleres Level, kleine Rangelei). Zwei bis vier Schüler versuchen, zu beruhigen und Hilfe herbeizuholen.

Annahme: Die Rangelei findet in der Pause in der Ecke der Klasse statt, alle Schüler bis auf die zwei Radaubrüder und ein weiterer Schüler befinden sich in der Klasse. Zwei weitere Schüler stehen beim Eingang der Klasse und der Rest der Klasse im Gang. Bei dieser Übung befinden sich die restlichen Schüler am besten im gegenüberliegenden Eck der Klasse, um alles mitverfolgen zu können und zu lernen.

Übungsbeispiel 2: Zwei bis drei nur verbal streitende, sich anschreiende Schüler (hohes Level an verbaler Auseinandersetzung). Die ganze Klasse befindet sich im Raum, die Schüler müssen sich nun selbst organisieren und versuchen, die Situation zu beruhigen und Hilfe herbeizuholen.

Annahme: Diese verbale Auseinandersetzung findet mitten in der Klasse am Ende der Pause statt, keine Lehrperson befindet sich in der Klasse.

Übung 3: Selbstverteidigungshilfsmittel, Wurfübung zur Aktivierung des Fangreflexes

Zeitaufwand: je nach Intensität 10–30 Minuten
Voraussetzungen für diese Übung: keine

Ein Selbstverteidigungshilfsmittel (Alarmpieps, Taschenlampe ...) kann man realistischerweise nur dann einsetzen, wenn man eine mögliche gefährliche Situation schon vorzeitig erkannt hat und das Hilfsmittel bereits einsatzbereit in der Hand hält, das heißt, z. B. den Finger auf dem Einschaltknopf bei der Taschenlampe legen oder die Auslöseleine beim Alarmpieps spannen.

Fangreflex nützen: Jeder hat ihn. Das heißt, einfach einen Stift, eine Trinkflasche etc. in die Hand nehmen. Wenn der Angreifer kommt, ihm den Gegenstand hinwerfen, über 90 % fangen es und/oder schauen darauf und schon hat man 1–2 Sekunden zur Flucht.

Zu den guten Selbstverteidigungshilfsmitteln zählen:

- Alarmpieps: sollte über 140 Dezibel Lautstärke haben und sollte durch ein schrilles Geräusch einen Aggressor in die Flucht treiben. Bei Hundeangriffen ist der Alarmpieps nutzlos.
- Taschenlampe: ab 200 Lumen Lichtstärke bei Tag und Nacht wirksam. Dadurch wird der Angreifer geblendet, um 1–2 Sekunden zu gewinnen, um die Flucht ergreifen zu können. Selbst bei Hundeangriffen ist die Blendwirkung der Taschenlampe sehr gut. Da der Hund dem Lichtkegel ausweicht, sollte man diesen immer direkt anleuchten, bis er sich abwendet.
- Sand, Kies, Erde, Münzen oder Schnee ins Gesicht werfen und die Flucht ergreifen.

Wurfspiel

Man benötigt für diese Übung z. B. ein Päckchen Taschentücher, Textmarker oder andere stumpfe Gegenstände. Zwei Schüler stehen in einem Abstand von ca. 2–4 Metern mit dem Gesicht einander gegenüber.

Der eine wirft den gewählten Gegenstand so genau wie möglich zur Körpermitte des Gegenübers, dreht sich um und läuft weg, um die Flucht zu simulieren.

Man kann diese Übung auch etwas intensivieren, indem man die werfende Person 10–20 Liegestütz oder Kniebeugen machen lässt und nach Beendigung der Übung den Gegenstand zur Körpermitte des Gegenübers wirft. Dadurch übt man die benötigte Treffsicherheit in einer Stresssituation.

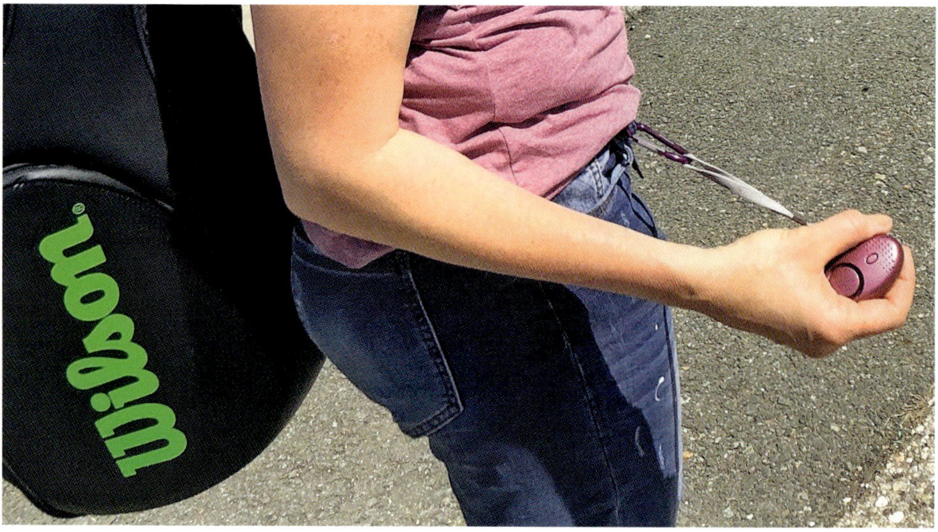

Taschenalarm (© Closeprotection.at)

EINIGE GESCHICHTEN UND VORFÄLLE, DIE MIR ODER ANDEREN WIDERFAHREN SIND

- Manchmal ist es klüger, man mischt sich nicht ein: Ein Teilnehmer, der bei mir schon sehr viele Stunden an Spezialtraining genossen hatte, profitierte von meiner Erfahrung bei einer Rauferei in einem Abendlokal, die direkt vor ihm vonstattenging. Ein Streit zweier Personen war eskaliert. Er wollte umgehend eingreifen und erinnerte sich an einige meiner Geschichten. Er machte daraufhin einige Schritte rückwärts und erkannte, dass zwei Gruppen gegeneinanderkämpften. In relativ kurzer Zeit war die Security da und schlichtete den Streit. Wenn er gleich hingegangen wäre, hätte er sicher einiges abbekommen, was in diesem Fall nicht notwendig gewesen wäre, da im Endeffekt zwei Gruppen gegeneinander gekämpft hatten und nicht, wie es zu Beginn den Anschein hatte, eine Person gegen eine andere Person.

- Abwehr eines Messerangriffs: Vor schon sehr langer Zeit war ich mit zwei Kameraden in Militär-Uniform in einer vollbesetzten Diskothek. An diesem Abend pöbelte uns jemand an, wir waren ganz entspannt und sagten zu ihm: „Bitte lass uns einfach in Ruhe!" Einige Minuten später tauchte er wieder auf, diesmal hatte er ein Messer in der Hand und wollte uns angreifen. Ich war der Erste von uns Dreien, der das erkannte, und „fixierte mit meinen beiden Händen seine Messerhand", danach nahm ich ihm das Messer ab.

- In die Augen schauen: Ich war als Teil des Inneren Personenschutzteams eines bekannten Politikers unterwegs in einer Bar mit idealem Backup (Polizisten in Zivil). Ich stand gegenüber dem Politiker, an einen Tisch gelehnt. Hinter mir war eine Frau und vor mir ein Mann. Die Frau wollte an mir vorbei, ihr vermutlicher Begleiter, der vor mir stand, wurde ganz ungehalten, da seine Frau anscheinend ein Problem hatte, an mir vorbeizukommen. Wir schauten uns gegenseitig in die Augen, die Situation drohte zu eskalieren, er wurde ziemlich ungehalten. Um die Situation zu beruhigen, versuchte ich ihm einfach nicht mehr direkt in die Augen zu schauen, sondern blickte leicht an ihm vorbei, aber so, dass ich ihn noch im Blickfeld hatte. Umgehend beruhigte sich die Situation.

- Nie mit Fremden mitfahren: Während meiner Zeit beim Militär, vor schon sehr langer Zeit, war ich mit Kollegen in Uniform zum Abendessen in einem Gasthof in der Nähe des Militärcamps. Wir waren schon am Rückweg zum Camp, als mir einfiel, dass ich meine Regenjacke im Lokal vergessen hatte. Ich fragte die zwei netten Burschen, die uns vom Lokal zum Camp brachten, ob sie mit mir nochmals zurück zum Gasthof fahren würden, um mein vergessenes Kleidungsstück zu holen. Sie sagten: „Na klar", ich holte die Jacke im Lokal und stieg wieder ins Auto. Sie fuhren mit mir anstatt zum Camp in eine andere Richtung weg, dies kam mir etwas komisch vor. Was sie vermutlich nicht wussten, war, dass ich mich in dieser Gegend bestens auskannte. Diesmal war mein Messer, das ich immer in der Schenkeltasche trug, sehr hilfreich. Im Nu war ich wieder sicher im Camp zurück.

- Pfefferspray gegen Wespen: Vor schon einiger Zeit hatte ich ein Wespennest unter dem Dach meiner Gartenhütte. Diese Insekten waren extrem aggressiv. Zusätzlich war dieses Nest so ungünstig positioniert, dass ich, um es herunterzuholen, durch die Enge und die dadurch verminderte Fluchtmöglichkeiten mich selbst in einem Übermaß gefährdete. Nach kurzer Überlegung fasste ich den Entschluss, es mit einem Pfefferschaum zu probieren. Von etwas mehr als 2 Metern Entfernung sprühte ich das Nest an, dies funktionierte tadellos und nach einigen Minuten konnte ich das Nest gefahrlos entfernen.

- Pfefferspray gegen Hunde: Auf einer EU-Mission im Süden Europas wurden einige unserer Soldaten beim Laufen direkt vor dem Camp von freilaufenden Hunden angegriffen. Auf Grund dieser Vorfälle beschloss ich, diese Hunde mit Pfefferspray abzuwehren. Beim ersten Mal erwischte ich drei von ihnen, dies führte dazu, dass für ca. drei Wochen keine Angriffe mehr stattfanden. Danach kamen sie wieder, ich sprühte einige von ihnen nochmals an. Von da an fanden keine Übergriffe mehr statt.

- Falscher Pfefferspray verwendet: In einer Wiener Großdiskothek wurde ein Abend schärfer als erwartet! In dem mit ca. 1.600 Besuchern gut besuchten Lokal wurde Pfefferspray der Kategorie „Alle Anderen" (siehe S. 110, nicht für den Einsatz drinnen geeignet!) auf der Tanzfläche versprüht. Die Diskothek musste umgehend evakuiert werden. Es entstand ein Schaden von ca. 80.000 Euro, weil die Leute, ohne zu bezahlen, das Lokal verließen und es dann auch noch gesperrt werden musste, um es vom Erbrochenen zu reinigen. Darüber hinaus gab es zum Glück nur einige Leichtverletzte. Dieser Abend hätte aber auch noch schlimmer ausgehen können, wie z. B. Tottrampeln durch Massenpanik beim Verlassen des Lokales usw. – und all das nur wegen des Einsatzes eines falschen Sprays!

- Rollerblade und Hunde: Vor einigen Jahren machte ich ein Rollerblade-Training und fuhr auf einer kilometerlangen Geraden. Plötzlich kam ein Hund und rannte mir nach, danach ein zweiter und sogar ein dritter. Sie kamen näher und näher. Ich fuhr mit den Rollerblades so schnell, wie ich konnte. „Was nun?", sagte ich mir. „Stehenbleiben und Treten ist eine schlechte Idee. Wenn ich stürze, dann fallen sie mich an." Ich entschied mich für Stehenbleiben, Hände zur Seite strecken, mich groß machen und laut schreien. Das funktionierte nicht schlecht. Zwei Hunde ergriffen umgehend die Flucht, der dritte blickte sich um, und als er seine Kumpane nicht mehr erblickte, suchte auch er das Weite. Da hatte ich wirklich Glück.

- Nordic Walking und Hunde: Unterwegs auf einem markierten Wanderweg passierte Folgendes: Ein Hund kam geradewegs bellend von einem Haus auf mich zu. Ich konnte gerade noch meine Nordic-Walking-Stöcke vor mich bringen, um den bellenden Hund auf Distanz zu halten. Natürlich trug meine Reaktion und die Tatsache, dass ich die Stöcke auf den Hund richtete, nicht zur Deeskalation bei, aber immerhin hatte er dadurch keine Möglichkeit, mich zu beißen. Es war auch weit und breit kein Hundebesitzer zu sehen. Die Tatsache, dass ich mich auf einem markierten Wanderweg befand, der Hund keinen Maulkorb trug und frei herumlief, würde mir vor Gericht sicher Recht geben. Egal! Besser ist es immer, sich, wenn möglich, unverletzt aus einer Affäre zu ziehen. Ich versuchte mich langsam, leicht seitwärts entlang, immer die Stöcke zwischen mir und dem Hund haltend, zu entfernen. Nach einigen Metern war ich dann aus seinem Revier entfernt, woraufhin er sich beruhigte und zum Haus zurückging.

- Training mit Shaolin-Mönchen in Wien: Vor einigen Jahren hatte ich selbst die Ehre, mit den Shaolin-Mönchen in Wien zu trainieren – eine außergewöhnliche Erfahrung. Wenn ich einen Angriff startete, lag ich, ohne etwas zu spüren, plötzlich unverletzt am Boden. Einfach genial!

- Hund beim Laufen: Es ist schon einige Zeit her, da befand ich mich beim Laufen auf einem Feldweg auf einer riesengroßen ebenen Fläche. In ca. 400 Metern Entfernung war ein Mann mit seinem Rottweiler unterwegs. Der Hund, der nicht angeleint und ohne Maulkorb unterwegs war, lief direkt auf mich zu. Der Mann rief zwar nach dem Hund, dieser reagierte jedoch nicht. Ich stoppte umgehend, um den Hund nicht weiter zu reizen, meine Verletzungsgefahr aufgrund der angespannten Muskeln und Sehnen zu minimieren und wartete ruhig, bis der Hund bei mir war. Ich versuchte, mit ihm zu sprechen, er schnupperte ein bisschen herum und rannte wieder zu seinem Besitzer zurück.

- Prävention mit Fahrrad: Bei einem meiner bewaffneten Personenschutzaufträge im Ausland, diesmal für einen Scheich in Frankreich, musste ich in der Früh zu Dienstbeginn und am Abend zu Dienstschluss mit dem Fahrrad zum Anwesen hin- bzw. wegfahren. Auf diesem Weg durchquerte ich jedes Mal ein relativ großes Waldstück. Dabei hatte ich die Waffe im Rucksack versorgt und in einer Hand einsatzbereit einen Pfefferspray.

- Nicht immer ist auf den Hund Verlass: Eigener Hund verschwand bei Terrasseneinbruch im Nebenzimmer: Eine Kursteilnehmerin erzählte mir, dass ein Einbrecher versuchte, über die Terrasse einzudringen. Sie hatte einen Labrador, welcher, ohne zu bellen, sofort ins Nebenzimmer verschwand. Sie zog sich auch umgehend in einen Nebenraum zurück und rief die Polizei. Ihr passierte Gott sei Dank nichts.

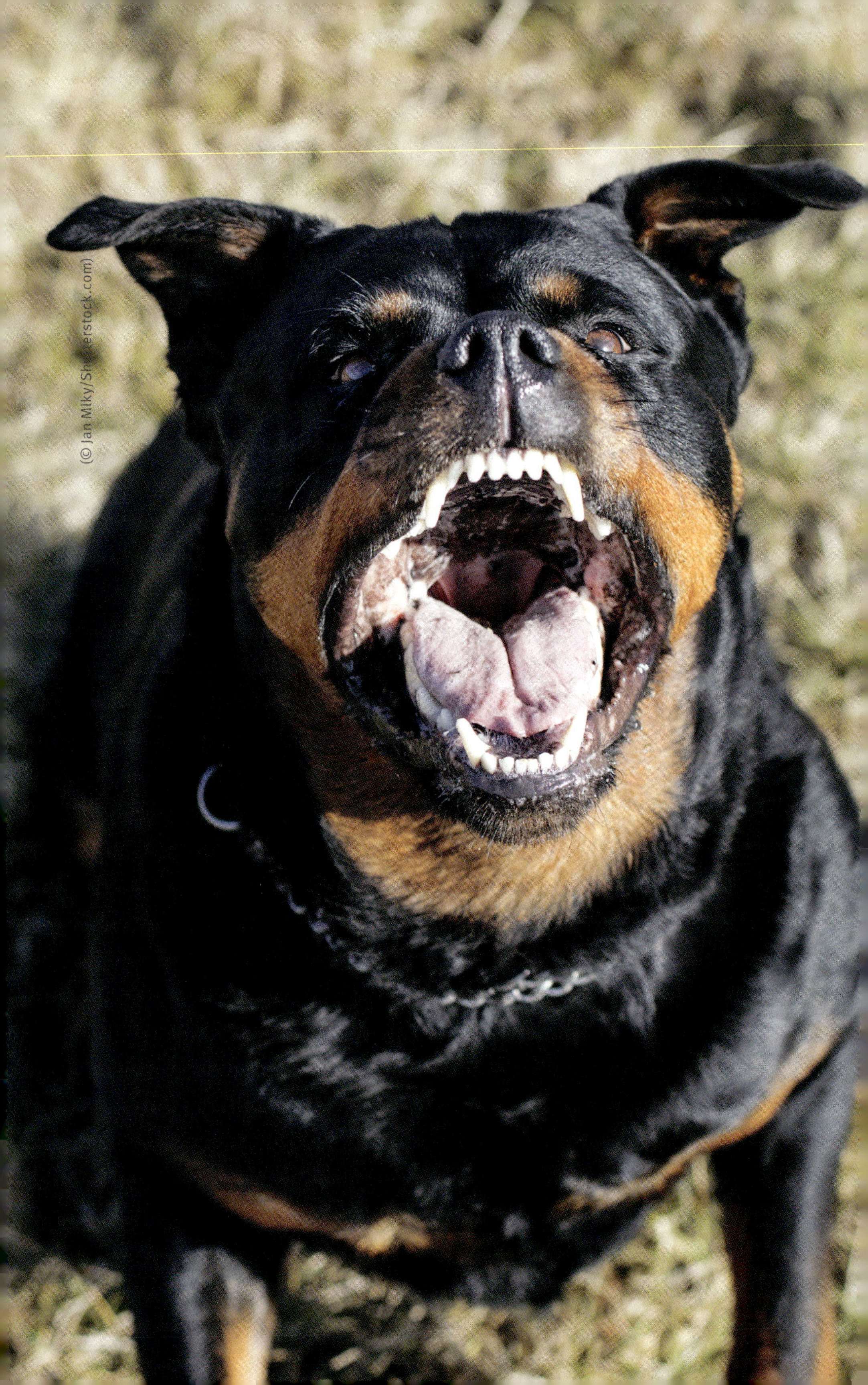

- Zwei Rottweiler mit uns im selben Raum: Ein Freund von mir bat mich, ihn zu einem Schrotthändler zu begleiten, da er einige Teile für sein Auto benötigte. Als wir ankamen, bat uns der Besitzer in sein Büro, wo sich zwei Rottweiler befanden. Mein Freund gab ihm eine Liste der benötigten Teile und daraufhin verschwand der Schrotthändler aus seinem Büro, um die Sachen zu holen. Nun konnte ich erleben, wie gedehnt sich die Zeit anfühlt, wenn man wenige Minuten mit zwei Rottweilern auf engstem Raum verbringt, die ihre Dominanz erkannten und ausspielten. Diese Minuten des Wartens fühlten sich an wie eine Stunde.

- Besser weitergehen, als sich in Gefahr zu begeben: Eines Tages war ich in einer großen Stadt im Norden Österreichs unterwegs und ging mit einem meiner Freunde über den Hauptplatz, als plötzlich jemand auf uns zukam und uns anpöbelte. Ich war relativ ruhig, bemerkte, dass vier weitere Personen in der Nähe waren, und sagte zu meinem Freund: „Lass uns weitergehen!" Mein Freund war schon ziemlich aufgebracht und gereizt, schlussendlich brachte ich ihn aber dazu, weiterzugehen. Wir hatten auch einiges an Selbstverteidigungshilfsmitteln mit, aber es ist immer besser, Gefahren aus dem Weg zu gehen. Als ich meinen Freund fragte, ob er auch die anderen vier Personen gesehen hatte, verneinte er. Zu guter Letzt bedankte er sich bei mir. „Manchmal ist es besser, einen Schritt rückwärts zu machen, in Wirklichkeit macht man aber zwei nach vorne."

- Taxifahrt in den Wald: Eine Kursteilnehmerin von mir stieg in ein Taxi ein, aber der Taxifahrer führte sie nicht zum Ziel, sondern steuerte mit ihr ein abgelegenes Waldstück an. Als er stehenblieb, reagierte sie umgehend und ergriff die Flucht direkt in den Wald. Der Taxifahrer folgte ihr nicht. Ihr ist im Endeffekt nichts passiert, weil sie die Situation früh genug erkannt und dadurch auch die Möglichkeit bekommen hat, schnell und überraschend zu reagieren.

- K-o.-Tropfen Männergruppe: Bei einer Präsentation über Selbstverteidigung und Prävention vor einer Gruppe von Frauen, kamen sehr viele Themen zur Sprache. Bei dem Punkt K.-o-Tropfen erzählte mir eine Teilnehmerin, dass ihr Mann und seine Männerrunde vor kurzem Opfer eines Angriffes mit K.-o.-Tropfen geworden sind. Sie entkamen nur, weil einige dieser Runde nichts getrunken hatten. Schlussendlich stellte sich heraus, dass der Täter mit dem Barmann unter einer Decke steckte. Gott sei Dank war nichts passiert. Tipps und Tricks dazu sind auf S. 136 ff. nachzulesen.

- Traue nichts und niemandem: Eine meiner Kursteilnehmerinnen des Selbstverteidigungskurses, ca. 20 Jahre alt, wurde auf dem Nachhauseweg von einem ca. 19-jährigen Mädel angesprochen und um Hilfe gebeten: „Kannst du mir dein Handy borgen, ich hab' ein Problem?". Die Kursteilnehmerin übergab ihr daraufhin ihr Handy. Einige Zeit später, aus der Bewusstlosigkeit erwacht, fehlten ihr das Handy, die Handtasche und das Geld. Man kann jemandem helfen, aber man sollte sich die Zeit nehmen, um sich zu vergewissern, ob noch jemand anderes in der Nähe ist. Ansonsten wäre es im Hinblick auf die eigene Sicherheit klüger, auf Hilfeleistung zu verzichten.

- Ok, das war vielleicht nicht notwendig, aber effizient: Einer anderen Kursteilnehmerin passierte Folgendes: Sie ging auf einem Gehsteig, ein Mann kam ihr entgegen. Sie wechselte aus Angst vor ihm die Straßenseite, er auch und kam auf sie zu. Sie gab ihm eine Ohrfeige. Der Mann stand wie perplex da, in der Zwischenzeit flüchtete sie bereits.

- Es gibt nichts, was es nicht gibt: Wieder eine andere Teilnehmerin meines Selbstverteidigungskurses wurde in ihrem Leben bereits dreimal angegriffen, zweimal wurde sie dabei vergewaltigt und beim dritten Angriff konnte sie sich verteidigen. Der Angreifer versuchte im Sommer, sie beim Verlassen der Umkleidekabine in diese zurückzudrängen. Sie hatte einen stabilen Stand und setzte die Handballenstoßtechnik ein, dabei verlor der Angreifer das Gleichgewicht und stürzte zu Boden. Die Frau konnte unversehrt die Flucht ergreifen.

- Was kann ich besser machen: Vor einigen Jahren wollte eine Frau ihre ersparten 10.000 € zur Bank bringen. Sie ging zu ihrem Auto, das in der Tiefgarage ihres Wohnhauses abgestellt war. Ein Mann nahm ihr in der Tiefgarage, bevor sie ihr Auto erreichte, das Geld ab und flüchtete. Eine präventiv bessere Möglichkeit wäre gewesen, ein Taxi zu rufen, sich vor der Haustüre abholen zu lassen und direkt bei der Bank auszusteigen. Hätte sie nur 10 € für ein Taxi investiert, wären ihre 9.990 € sicher auf der Bank gelandet!

- Traue niemandem: In einer Schule wurden drei Kinder von einem Mann angesprochen, ob sie nicht mitkommen wollen. Als diese verneinten, stieg der Unbekannte aus dem Auto und folgte ihnen. Die Kinder verhielten sich richtig, sie hielten genug Abstand zu ihm und gingen in die Schule zurück. Die Frau Direktor informierte umgehend die Polizei und der Täter konnte relativ rasch festgenommen werden. Dieser soll bei der Polizei ausgesagt haben, er wollte die Kinder zu seinen eigenen machen. Alle drei Kinder hatten einige Monate vorher einen meiner Selbstbehauptungskurse besucht.

- Traue niemandem: Ein älterer, sehr einflussreicher Mann sprach einen unbekannten Buben an und wollte ihn mitnehmen. Das Kind hatte einige Monate vorher bei mir einen Selbstbehauptungskurs besucht. Er reagierte richtig, drehte früh genug um, ging zur Schule zurück und informierte den Direktor, welcher umgehend die Polizei informierte. Sie fanden heraus, wer der Mann war. Er behauptete: „Ich habe meinen Enkel mit dem Buben verwechselt."

- Messerangriff bedeutet nicht, gleich zu sterben: Im Jahr 2006 gab es einen Überfall auf eine Postfiliale in Nordösterreich, bei dem ein Postbeamter mit dreißig Messerstichen angegriffen wurde. Dieser konnte dem Täter noch einige Zeit nachlaufen. Der Postbeamte überlebte diesen Angriff, das heißt, man stirbt nicht gleich durch ein paar Messerstiche, außer sie treffen lebenswichtige Organe.

- Sei, soweit es geht, unsichtbar: Ich war in Kriegs- und Krisengebieten unterwegs und musste natürlich jeden Tag Termine wahrnehmen und Lebensmittel besorgen. Wenn man in so einem Land ist, wo man als blauäugiger Blonder ein Exot ist, sollte man zumindest, so gut es geht, Bewegungen meiden oder reduzieren und darüber hinaus noch eine dementsprechend unauffällige Kleidung tragen.

- Der Versuch, ein Fahrrad unter dem Hintern zu stehlen: Ein Freund von mir war mit seinem Rad unterwegs zur Arbeit. Er musste an einer Ampel anhalten. In diesem Moment kamen zwei Männer und wollten ihm sein Rad, auf dem er gerade saß, wegnehmen. Er konnte sich mit einem gezielten Tritt verteidigen und die Flucht mit dem Rad antreten.

- Leben in fremde Hände legen, auf das Bauchgefühl und die Menschenkenntnis vertrauen: Ich musste auch lernen, dass es grundsätzlich in Krisen- oder Kriegsgebieten nicht ausbleibt, sein Leben in die Hand von Einheimischen zu legen. In erster Linie sollte man diese Gebiete ja meiden, aber es gibt manchmal berufliche Gründe, die es nötig machen, diese Gebiete zu bereisen. Sollte ein vertrauensvolles Netzwerk von Einheimischen bestehen, sollte man dieses, wenn möglich, weiter ausbauen und auch nutzen. Trotzdem ist immer Vorsicht geboten (Traue nichts und niemandem!). Einheimische besitzen ihre Netzwerke, kennen die Gegenden besser und darüber hinaus sind sie sehr hilfreich beim Umgang mit den Gepflogenheiten in ihrer Heimat. Bei der Wahl des Fahrzeuges und der Kleidung in solchen Gebieten gilt die einfache Regel: Je unauffälliger, desto sicherer!

- Präventive Maßnahmen sind wichtig: Bei einem Selbstverteidigungskurs einer großen Firma war eine Frau anwesend, die erst kürzlich zweimal innerhalb von nur drei Monaten an zwei verschiedenen Stellen ins Gebüsch gezogen worden war und der Täter die Hand in ihre Hose geschoben hatte. Ich hatte die Möglichkeit, mit ihr nach dem Kurs zu sprechen, und wir sahen uns mit Hilfe von Google Earth die Stellen an, wo diese beiden Vorfälle passiert waren. Beide Stellen waren ähnlich. Auf der einen Straßenseite war verbautes Gebiet und auf der anderen Seite waren Büsche. Durch die Witterung im Winter hatte sie beide Male die Seite mit den Büschen gewählt, da es dort wärmer gewesen war. Präventiv gesehen, war das aber eine schlechte Entscheidung gewesen.

- Hundeangriff: Glück gehabt und gut reagiert: Ein Kamerad von mir war beim Militär während der Ausbildung in einer Gruppe von Leuten im Freien, als plötzlich ein freilaufender Hund auf die Gruppe zurannte. Mein Freund hatte noch Zeit, seine Jacke um die Hand zu wickeln, sein Messer zu ziehen und sich vor die Gruppe zu stellen. Der Hund biss ihn in die Hand und mein Kamerad machte den Hund mit seinem Messer kampfunfähig.

- Überlege, wenn du kannst, dann handle, sonst kann es dein Leben kosten: Ich war im Dienst auf Standby, die geladene Waffe neben mir, als plötzlich Schüsse vor meinem kleinen Haus zu hören waren. Es war ca. 5:00 Uhr in der Früh. Als ich dies hörte, nahm ich die Waffe im Anschlag in meine Hand und überlegte kurz, was ich machen sollte. Ich entschied mich, die Polizei anzurufen und im Haus zu bleiben. Nach ca. 10 Minuten ging ich mit meiner Waffe im Anschlag über die Terrasse ins Freie, sah im Nachbarhaus Licht, die Türen waren offen, aber kein Mensch war zu sehen. Als ich auf Höhe des zweiten Nachbarhauses war, sah ich die Nachbarn bei Bier und Wein sitzen. Ich versorgte meine Waffe und ging hinein. Sie erzählten mir, dass sie Hochzeit feierten und deshalb mit einer echten Waffe in die Luft geschossen hatten, die Polizei wusste Bescheid. Ich bat sie, sie mögen mich doch bitte nächstes Mal auch informieren, wenn sie vor meiner Haustüre mit echten Waffen schießen. Stellt euch vor, ich gehe während oder nach dem Schießen hinaus und der Nachbar richtet vielleicht noch die Waffe grob in meine Richtung, dann wäre wahrscheinlich keine festliche Stimmung mehr aufgekommen. Ach ja, der Vorfall passierte in Österreich, als ich Sicherheitsleiter für eine reiche Persönlichkeit war.

- Prävention in der Tiefgarage: Vor einigen Jahren besuchte ich an einem Sonntag in Wien einen Freund von mir. Ich fuhr in eine Tiefgarage, zog das Parkticket und fuhr direkt zum Lift hin. Es waren nur sehr wenige Autos geparkt und darüber hinaus war es auch sehr dunkel. So entschied ich mich, mit dem Pfefferspray, einsatzbereit in meiner Hand, das Auto zu verlassen und in Richtung Lift zu gehen. Der Lift war kaputt, die Aufgänge nicht oder nur schwach beleuchtet, deshalb entschied ich mich, nach meinem Bauchgefühl zu handeln. Ich ging zum Auto zurück, stieg ins Auto ein und fuhr zur Ausfahrt der Parkgarage. Da ich ja schon ein Parkticket hatte, parkte ich das Auto neben der Ausfahrt und ging die Rampe hinauf ins Freie. Präventiv war das in diesem Fall sicher eine gute Entscheidung!

- Interlimb-Reflex: Bei dem Situationstraining einer Spezialausbildung mit Pflegehelferinnen und Pflegehelfern im psychiatrischem Dienst passierte Folgendes: Zwei Helfer kamen in den Übungsraum. Die Übungsinformation war, dass jemand im Zimmer durchdrehte. Die Übenden waren vorbereitet und nahmen den Pfefferspray einsatzbereit in ihre Hand. Als die beiden das Zimmer betraten, ging der Darsteller im Situationstraining (role player) auf die beiden zu, die eine Kursteilnehmerin mit dem Pfefferspray in der Hand berührte den role player mit der freien Hand. Da wir einen mit Licht adaptierten Übungspfefferspray verwendeten, sah ich, dass die Kursteilnehmerin ihn zum Einsatz brachte, und deshalb unterbrach ich die Übung zu einer umgehenden Besprechung. Alle wunderten sich, warum ich unterbrach. Ich sagte: „Schauen wir uns das Ganze auf Video an, um diese Frage zu klären." Am Video konnte man sehen, wie aufgrund der Körperberührung der Kursteilnehmerin und des role players der Pfefferspray zum Einsatz kam, was aber nicht notwendig gewesen wäre, da sich der role player ruhig und gelassen verhalten hatte. Was da passiert war, ist relativ einfach zu erklären. Der Finger war am Auslöser des Pfeffersprays, die andere Hand der Teilnehmerin berührte den role player und dadurch löste sie den Pfefferspray aus. Dies wird Interlimb-Reflex genannt (siehe S. 36), welcher z. B. durch maximalen Kraftaufwand, Erschrecken ... ausgelöst werden kann. Bei dieser Übung hätte das Sprühen ins Gesicht vermieden werden können, indem man einfach den Pfefferspray Richtung Boden hält.

- Cooler Einsatz eines Elektroschockers einer rüstigen 75-Jährigen: Vorab: Ich halte nichts von Elektroschockern, weil er beim Einsatz am Körper des Täters angehalten werden muss und die Gefahr dadurch besteht, dass er abgenommen wird und gegen mich selbst zum Einsatz kommt. Bei einem Selbstbehauptungsworkshop in Graz fragte mich die eingangs genannte 75-jährige Dame, ob sie mir kurz einen Vorfall schildern dürfe, der ihr vor einigen Wochen in Graz passiert war. Sie war durch die Grazer Innenstadt gegangen und drei Jugendliche kamen auf sie zu. Sie hatte ein ungutes Bauchgefühl und nahm den in Ungarn gekauften Elektroschocker aus ihrer Hosentasche. Die Jugendlichen fragten sie nach einer Zigarette, doch sie antwortet: „Ich bin Nichtraucherin." Daraufhin kam einer der Jugendlichen bis auf 20 Zentimeter auf sie zu und sagte mit bestimmter Stimme: „Gib mir Geld." Daraufhin setzte die Dame den schon vorbereiteten Elektroschocker an den Oberschenkel des jungen Mannes und betätigte den Auslöser. Der junge Mann sprang umgehend von ihr weg und alle drei ergriffen die Flucht. Danach sagte ich zu den Teilnehmern des Seniorenworkshops: „Wenn man es so cool macht, dann ist auch der Elektroschocker sinnvoll."

- Es ist nicht alltäglich, dass jemand in einem Auto in einer Tiefgarage auf jemanden wartet: Einmal hatte ich einen Selbstverteidigungskurs mit praktischen Übungen in einer Tiefgarage. Ich war mit 10 Frauen zum Üben dort. Mir fiel ein Mann auf, der in einem Auto saß und wartete. Ich sagte zu den Kursteilnehmerinnen, dass es nicht normal sei, im Auto in einer Tiefgarage auf jemanden zu warten. Ich vermutete, dass es sich um einen Polizisten handelte. Siehe da, nach ca. 30 Minuten stieg er aus, kam auf uns zu und zeigte Dienstmarke und Ausweis. Er erzählte, dass in der Vorwoche Einbrüche an parkenden Fahrzeugen stattgefunden hatten.

- Bei einem meiner Selbstbehauptungskurse in einer Volksschule passierte Folgendes: Beim Training im Freien hatten zufällig zwei Kinder in der gleichen Übungsgruppe unterschiedliche Alarmpiepser mit. Als wir darüber sprachen, welches Hilfsmittel hilfreich sein könnte, zeigten sie die Alarmpieper her. Daraufhin probierten wir diese aus. Beim ersten war die Batterie leer und beim zweiten wurde der Piepston erst nach ca. 60 Sekunden lauter. Fazit: Wenn man schon Hilfsmittel bei sich trägt, sollte man diese kennen und diese vor allem, wie z. B. bei einem Rauchmelder, von Zeit zu Zeit auf ihre Funktion testen.

- Zivilcourage, bitte nicht so: Diese Situation passierte schon vor einiger Zeit in Deutschland in einer S-Bahn-Station. Fünf Personen prügelten einen Jungen, eine vollbesetzte S-Bahn stand zu diesem Zeitpunkt gerade am Bahnsteig. Einer von ca. 50 Insassen stieg aus und wollte helfen, er kam dabei ums Leben. Besser wäre es gewesen, sich einige Sekunden Zeit zu nehmen, um andere Insassen zu aktivieren und mit ihnen dem Jungen zu Hilfe zu kommen. Normalerweise hat man immer einige Sekunden Zeit zu überlegen. Diese sollte man auch nutzen, in erster Linie immer, um auf die eigene Sicherheit zu achten und dann auf die der anderen (safety first).

- Zivilcourage mit Köpfchen: Ein Kursteilnehmer von mir war am Weg zur Trafik und sah eine alte Frau, die von drei Männern umringt wurde. Er nahm den Pfefferspray einsatzbereit in die Hand, so wie er es bei meinem Kurs gelernt hat. So marschierte er auf die drei los und sagte: „Bitte lasst die alte Frau in Ruhe!" Die drei drehten sich in seine Richtung und wollten auf ihn losgehen, doch er sprühte nach und nach alle drei mit dem Pfefferspray ein. Die ältere Frau war inzwischen verschwunden. Diese Aktion war Zivilcourage mit Köpfchen. Der älteren Dame ist nichts passiert und die drei Männer hatten brennende Augen.

- Fangreflex: Folgendes Ereignis trug sich in einem Pflegeheim zu: Eine schon etwas verwirrte Bewohnerin tauchte in der Küche auf, ergriff ein großes Messer und bedrohte mit den folgenden Worten die anwesenden Personen: „Ich bring Euch alle um!" Geistesgegenwärtig ergriff die Köchin einen großen Topf und warf ihn der Frau mit dem Messer zu. Bei dieser wurde der Fangreflex ausgelöst, sie ließ umgehend das Messer fallen und fing den Topf auf, sodass niemand verletzt wurde.

Hör auf dein Bauchgefühl, um gefährlichen Situationen auszuweichen:

- Ein achtjähriges Mädchen spazierte auf einem Gehweg hinter ihrer Oma und ihrem Bruder. Ein Mann kam ihnen entgegen, ging an der Oma und ihrem Bruder vorbei, direkt auf das Mädchen zu und verprügelte es grundlos. Ich fragte das Mädchen später in einem meiner Kurse: „Was wolltest du eigentlich machen, als der Mann auf dich zukam?" „Ich wollte umdrehen", antwortete das Mädchen.

- Ein neunjähriges Mädchen, das von der Bushaltestelle kam, wurde vor der Haustüre des Hauses ihrer Tante von einem Mann unsittlich belästigt. Ich fragte sie, was sie ihrem Bauchgefühl nach hätte tun wollen. „Zur Bushaltestelle zurückgehen", antwortete sie. Auf die Frage, ob sie genug Abstand gehabt hätte, das zu machen, bejahte sie.

- Eine Mutter bedankte sich bei mir, weil meine Tipps und vor allem der Taschenalarm als Hilfsmittel ihrer Tochter geholfen hatten, sich aus einer gefährlichen Situation unbeschadet zu entfernen. Ihre 12-jährige Tochter war wie jeden Tag aus dem Bus ausgestiegen und hatte sich die letzten 500 Meter zu Fuß auf den Weg zur Wohnung ihrer Mutter gemacht. Ab Verlassen der Bushaltestelle hatte sie ein ungutes Gefühl, sie dachte sich: „Nimm den Alarmpieps einsatzbereit in die Hand und schau, ob dir wer folgt." Sie entdeckte einen Mann, der ihr folgte, und erhöhte ihr Tempo, so wie sie es bei den Selbstbehauptungskursen gelernt hatte. Auch der Mann ging schneller. Daraufhin aktivierte das Mädchen den Alarmpieps, woraufhin er flüchtete.

Nun bleibt zu hoffen, dass Ihnen das Buch gefallen hat und hilft. Bitte empfehlen Sie es weiter. Vielleicht sehen wir uns ja bei einem der nächsten Kurse oder Sie organisieren einen Gruppen- oder Individualkurs.

QUELLENVERZEICHNIS

- Jürgen Weineck: Optimales Training. Spitta Verlag 2004
- Sven Dickhaut, Ralf Lippmann: Judo Methodik. Meyer & Meyer Verlag 2012
- Waffengesetz 1996 (WaffeG), Bundesgesetz über die Waffenpolizei. Republik Österreich 1996
- Strafgesetzbuch Österreich. Republik Österreich
- Natascha Kampusch: 3096 Tage. List Verlag 2010
- Heinz Leymann: Mobbing. Psychoterror am Arbeitsplatz und wie man sich dagegen wehren kann. Rowohlt 1993
- Julia Brunhofer & Herbert Zwickl: Wenn die Schule zur Qual wird. In: SICHERHEIT BMI 05.–06.2022
- Bundesministerium für Inneres (o. J.): Selbstbehauptung und Selbstschutz für Kinder, Jugendliche und Frauen. Wien BKA
- Ursula Fassbender & Holger Schumacher: Starke Kinder wehren sich. Kösel Verlag 2004
- Gerhard Buzek: Das große Buch der Überlebenstechniken. Nikol Verlag 1998
- Li Hunag: Wie die Körperhaltung das Selbstbewusstsein stärkt: https://www.wissenschaft.de/erde-umwelt/wie-die-koerperhaltung-das-selbstbewusstsein-staerkt/
- Jürgen Friedrich: Methoden empirischer Sozialforschung. Rowohlt Verlag 1973
- Jeffrey A. Gray: The Psychologie of Fear and Stress. Mc Graw Hill Companies 1971
- Bundesrepublik Deutschland: Waffengesetz 2003 (1972)
- Schweiz: Bundesgesetz über Waffen, Waffenzubehör und Munition. Waffengesetz 1997
- Landespolizei Fürstentum Lichtenstein: Lichtensteinisches Waffengesetz 2009 (1971)
- https://www.ris.bka.gv.at/GeltendeFassung.wxe Abfrage=Bundesnormen&Gesetzesnummer=10006016
- https://www.bmi.gv.at/magazinfiles/2019/05_06/selbstschutz.pdf
- https://bmi.gv.at/magazin/2022_05_06/11_Mobbing.aspx

Aus unserem Programm

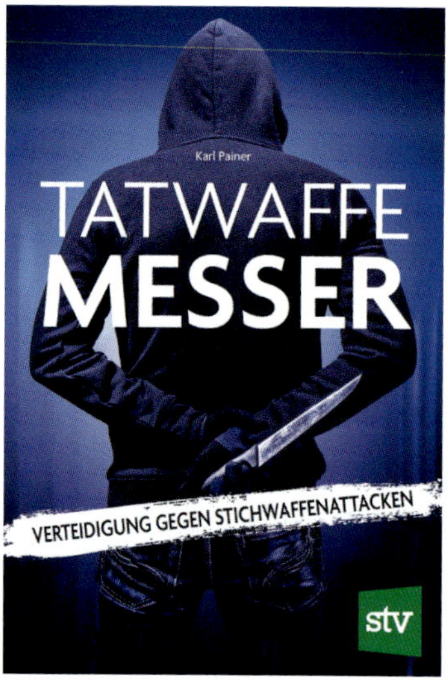

ISBN 978-3-7020-2015-6

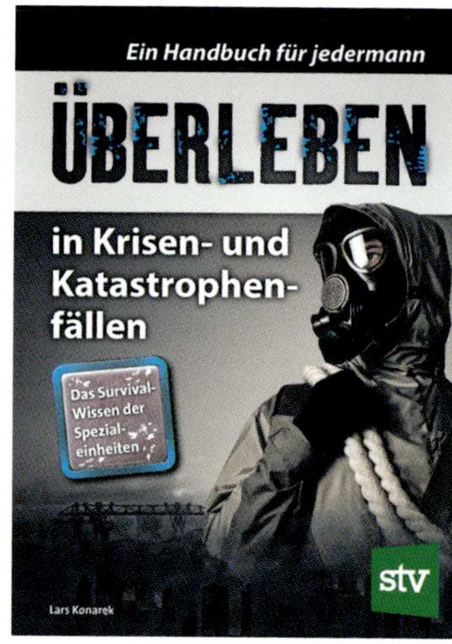

ISBN 978-3-7020-1482-7

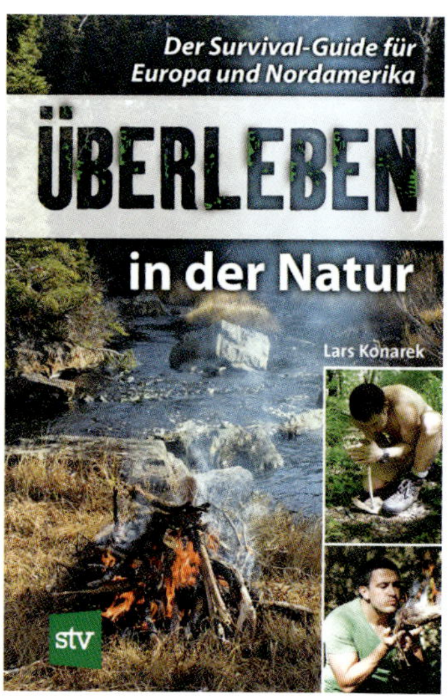

ISBN 978-3-7020-1390-5

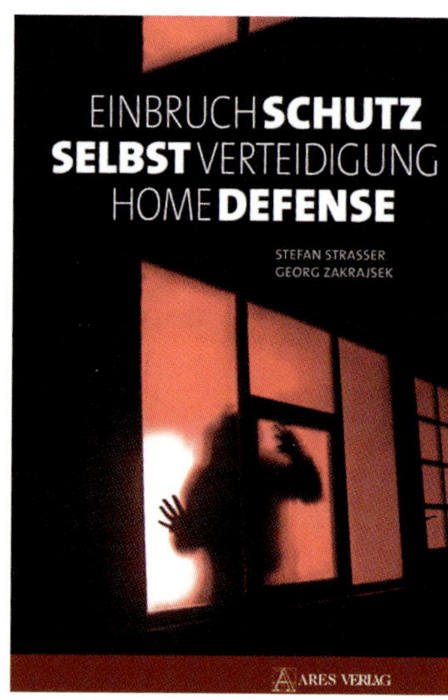

ISBN 978-3-902732-88-0

Leopold Stocker Verlag

Graz – Stuttgart

www.stocker-verlag.com